「十三五」国家重点图书出版规划项目

中医古籍名家点评丛书

总主编◎吴少祯

国家出版基金项目
NATIONAL PUBLICATION FOUNDATION

本草蒙筌

明·陈嘉谟◎著

范　颖　梁茂新◎点评

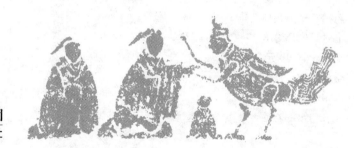

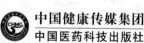

中国健康传媒集团

中国医药科技出版社

图书在版编目（CIP）数据

本草蒙筌／（明）陈嘉谟著；范颖，梁茂新点评 . —北京：中国医药科技出版社，2021.1

（中医古籍名家点评丛书）

ISBN 978 - 7 - 5214 - 2214 - 6

I. ①本… II. ①陈… ②范… ③梁… III. ①本草 – 中国 – 明代 IV. ①R281.3

中国版本图书馆 CIP 数据核字（2020）第 257837 号

美术编辑　陈君杞
版式设计　南博文化

出版　**中国健康传媒集团** | 中国医药科技出版社

地址　北京市海淀区文慧园北路甲 22 号

邮编　100082

电话　发行：010 - 62227427　邮购：010 - 62236938

网址　www. cmstp. com

规格　710 × 1000mm $^1/_{16}$

印张　22

字数　305 千字

版次　2021 年 1 月第 1 版

印次　2021 年 1 月第 1 次印刷

印刷　三河市腾飞印务有限公司

经销　全国各地新华书店

书号　ISBN 978 - 7 - 5214 - 2214 - 6

定价　**68. 00 元**

获取新书信息、投稿、为图书纠错，请扫码联系我们。

出版者的话

中医药是中国优秀传统文化的重要组成部分之一。中医药古籍中蕴藏着历代名家的思维智慧与实践经验。温故而知新，熟读精研中医古籍是当代中医继承、创新的基石。新中国成立以来，中医界对古籍整理工作十分重视，因此在经典、重点中医古籍的校勘注释，常用、实用中医古籍的遴选、整理等方面，成果斐然。这些工作在帮助读者精选版本、校准文字、读懂原文方面发挥了良好的作用。

习总书记指示，要"切实把中医药这一祖先留给我们的宝贵财富继承好、发展好、利用好"，从而对弘扬中医药学、更进一步继承利用好中医药古籍提出了更高的要求。为此我们策划组织了《中医古籍名家点评丛书》，试图在前人整理工作的基础上，通过名家点评的方式，更进一步凸显中医古代要籍的学术精华，为现代中医药的发展提供借鉴。

本丛书遴选历代名医名著百余种，分批出版。所收医药书多为传世、实用，且在校勘整理方面已比较成熟的中医古籍。其中包括常用经典著作、历代各科名著，以及古今临证、案头常备的中医读物。本丛书致力于将现有相关的最新研究成果集于一体，使之具备版本精良、校勘细致、内容实用、点评精深的特点。

参与点评的学者，多为对所点评古籍研究有素的专家。他们学验俱丰，或精于临床，或文献功底深厚，均熟谙该古籍所涉学术领域的整体状况，又对其书内容精要揣摩日久，多有心得。本丛书的"点评"，并非单一的内容提要、词语注释、串讲阐发，而是抓住书中的主旨精论、蕴含深义、疑惑谬误之处，予以点拨评议，或考证比勘，溯源寻流。由于点评学者各有专擅，因此点评的形式风格也或有不同。但其共同之点是有益于读者掌握、鉴识所论医籍或名家的学术精华，领会临床运用关键点，解疑破惑，举一反三，启迪后人，不断创新。

　　我们对中医药古籍点评工作还在不断探索之中，本丛书可能会有诸多不足之处，亟盼中医各科专家及广大读者给予批评指正。

中国医药科技出版社

2017年8月

余序

　　作为毕生研读整理、编纂古今中医临床文献的一员，前不久，我有幸看到张同君编审和全国诸多相关教授专家们合作编撰《中医古籍名家点评丛书》的部分样稿。感到他们在总体设计、精选医籍、订正校注，特别是名家点评等方面卓有建树，并能将这些名著和近现代相关研究成果予以提示说明，使古籍的整理探索深研，呈现了崭新的面貌。我认为这部丛书不但能让读者系统、全面地传承优秀文化，而且有利于加强对丛书所选名著学验主旨的认识。

　　在我国优秀、靓丽的文化中，岐黄医学的软实力十分强劲。特别是名著中的学术经验，是体现"医道"最关键的文字表述。

　　《礼记·中庸》说："道也者，不可须臾离也。"清代徽州名儒程瑶田说："文存则道存，道存则教存。"这部丛书在很大程度上，使医道和医教获得较为集中的"文存"。丛书的多位编集者在精选名著的基础上，着重"点评"，让读者认识到中医药学是我国优秀传统文化中的瑰宝，有利于读者在系统、全面的传承中，予以创新、发展。

　　清代名医程芝田在《医约》中曾说："百艺之中，惟医最难。"特别是在一万多种古籍中选取精品，有一定难度。但清代造诣精深的名医尤在泾在《医学读书记》中告诫读者说："盖未有不师古而有济于今者，亦未有言之无文而能行之远者。"这套丛书的"师古济今"十分昭著。中国医药科技出版社重视此编的刊行，使读者如获宝璐，今将上述感言以为序。

中国中医科学院

余瀛鳌

2017年8月

目录 | Contents

陈嘉谟，字廷采，号月朋子，徽州府祁门县（今安徽祁门县）人，约生于明成化丙午年（1486），约卒于明隆庆四年（1570）后，享年八十有余。其少时从举子业，寻以体弱多病，遂留意轩岐之术。陈嘉谟是明代新安医药学家之一，精研《素问》《难经》等医学经典，尤精本草。撰有《医学指南》和《本草蒙筌》。此二书，特别是后者，对清代以后本草学的发展产生了较大影响。

一、成书背景

陈嘉谟因体弱多病，何时放弃举子业，转习岐黄之术，已无从考据。但从《本草蒙筌》自序所云"凡三代以下诸名家有裨卫生者，罔不遍阅精绎之"，可知其博览历代医籍，精心整理，颇有心得。深感"不读《本草》，无以发《素》《难》治病之玄机"，爰对宋代《大观本草》，以及此间流行的王纶《本草集要》和汪机《本草会编》三书，详加研读，发现《大观本草》意重寡要，难得要领；《本草集要》词简不该；而《本草会编》杂采诸家，缺少评论。三书均有一定缺憾。正值"侨居郡城，适从游者日益，进思欲厘正是书，以引来学，而求免三者之弊。乃取诸旧本，会通而折中之"。

是书创自嘉靖己未年（1559），凡五易其稿，历时七载，至乙丑年（1565）二月成书，时年陈氏已八十高龄。书名"蒙筌"，乃为童蒙弟子所作，是初学本草者之启蒙读物。李时珍《本草纲目》高度评价此书，称其"创成对语，以便记诵，间附己意于后，颇有发明，便于初学，名曰蒙筌，诚称其实"。

二、主要学术成就

《本草蒙筌》全书分为总论与各论。总论涉及"出产择地土""收采按时月""藏留防耗坏""贸易辨真假""咀片分根梢""制造资水火""治疗用气味""药剂别君臣""四气""五味""七情""七方""十剂""五用""修合条例""服饵先后""各经主治引使""用药法象"等18项内容，主要论述野生家种、道地药材、采收季节和最佳药用部位、贮藏保管方法、真伪优劣鉴别、炮制方法、配伍宜忌、组方应用等问题。各论7卷，卷1~3为草部，卷4为木部，卷5为谷部、菜部、果部，卷6为石部、兽部，卷7为禽部、虫鱼部、人部，讨论各药气味、药性、升降、阴阳、归经、有毒、无毒、产地、形态、采收、炮制、主治、功用、配伍宜忌等内容。载药742种，草部198种，附药80种；木部71种，附药42种；谷部18种，附药34种；菜部16种，附药16种；果部26种，附药8种；石部40种，附药44种；兽部21种，附药7种；禽部9种，附药7种；虫鱼部36种，附药35种；人部11种，附药21种。总计740种。所谓附药，即主药名下，附以同类药物。陈氏对446种药物予以讨论，其余仅附录药名。

尚需指出，《本草蒙筌》最早刊本为明嘉靖四十四年（1565）本，书中无插图。明崇祯元年（1628）重刊时，在药物条目后增加了585幅墨线图，命名为《重刻增补图像本草蒙筌》。经比较，书中60%以上药图转录自《政和本草》，近10%来自《本草纲目》金陵本。

1. 阐释气味，发挥药性理论

药性理论虽始创于《神农本草经》，后代本草亦均有论述，但陈氏在前人基础上结合自己的临床实践，指出"气者天也。气有四：温热者天之阳，寒凉者天之阴。阳则升，阴则降。味者地也。味有六：辛、甘、淡者地之阳；酸、苦、咸者地之阴。阳则浮，阴则沉"，强调"治疗贵方药合宜，方药在气味善用"，由此可见，陈氏非常重视药性法象，并认为药物升降浮沉之能，是由气味参合而定。此外，在参考前期本草药性的基础上，不拘泥成见，提出自己看法，提供了药性与功能关系较全面的阐释和理论指导。

陈氏认为，在认识药物功效之前掌握药物气味特点方能提高用药的准确性，《本草蒙筌》中专设"治疗用气味"一篇，指出处方用药"有使气者，有使味者，有气味俱使者，有先使气后使味者，有先使味后使气者，不可一例而拘，有一药两味，或三味者，有一药一气，或二气者，"足见陈氏对药物气味的重视。可见，临床必须气味合参，并依据气味厚薄及升降浮沉之不同，对具体药物的气味阴阳合而视之，斟酌其宜，合理选用。例如主治咳喘之药物，味辛气温者可治寒邪郁闭之咳喘，味甘气寒者可治疗肺阴虚之咳喘，味酸者可治疗肺气不敛之咳喘等。由此可见，若药物未标识气味，临床用药则模糊盲目；标识气味后，则可有的放矢。陈氏在运用气味治病方面有着丰富的临床经验，至今仍为医家所效法。

在用药法象方面，陈氏主张据其形、色、性、味、体区分用药。从"形"可分"金木水火土"及"真假"，从"色"可分"青赤黄白黑"及"深浅"，从"性"可分"寒温凉平"及"急缓"，从"味"可分"辛酸咸苦甘"及"厚薄"，从"体"可分"虚实轻重平"及"枯润"。并分别指出治上宜"轻枯虚薄缓浅假"，治下宜"重润实厚急深真"，治中宜"平者"，其余随脏腑所宜处方。陈氏这些药性理论把药性与治疗紧密结合起来，反映其独特的学术见解，对后世处方用药均有一定的参考价值。

2. 承前启后，集成炮制理论

陈氏首次对中药炮制方法做了概括性的归类，指出："火制四：有煅、有炮、有炙、有炒之不同；水制三：或渍，或泡，或洗之弗等；水火共制造者，若蒸、若煮，而有二焉。余外制虽多端，总不离此二者"。《本草蒙筌》曰："凡药制造，贵在适中，不及则功效难求，太过则气味反失"。陈氏提出炮制杜仲宜"连炒去丝"，现代研究显示炒断丝后其降压之力倍增，故炮制要因药不同，因病而异，此乃炮制之原则。陈氏对具体药物的炮制亦予以明确，如黄连项下记载："火在上，炒以醇酒；火在下，炒以童便。实火朴硝，虚火酽醋；痰火姜汁，伏火盐汤。气滞火同吴茱萸，血瘀火拌干漆末。食积泻亦可服，陈壁土研炒之。肝胆火盛欲驱，必求猪胆汁炒"。又如大黄的炮制，陈氏提出了"欲使上行，须资酒制……如欲下行，务分缓速。欲速生使，投滚汤一泡便吞"。陈氏提出"因病殊治"的炮制理念，是把药物的炮制方法与中医的辨证论治特点紧密结合起来的学术思想，一直指导着临床实践。

北宋寇宗奭所著《本草衍义》倡导辨药性气味、阴阳厚薄、升降浮沉、补泻六气、十二经及随证用药之说，后世医家从此得到启发，并相应地提出有关炮制的创见，如《汤液本草》引张元素《珍珠囊》指出：大黄"酒浸入太阳经，酒洗入阳明经，余经不用酒"。陈氏则将其整理成章，对辅料之作用亦予以明确，如"酒制升提，姜制发散，入盐走肾脏，仍使软坚；用醋注肝经，且资注痛；童便制，除劣性降下；米泔制，去燥性和中；乳制，滋润回枯，助生阴血；蜜制，甘缓难化，增益元阳"等，如此叙述辅料制内容，全面简明，文字朴实，不仅解释辅料制的作用、目的；还提出可运用这些原则扩大药物使用范围，增加炮制品种。此等内容几乎被后来所有的医药书籍所转载，尤其对李时珍《本草纲目》影响甚大，同时亦激发了中医药界人士竞创炮制新品种的积极性。陈氏在前贤炮制方法基础上，不但保存了古代重要炮制文献，而且有所发挥。

《本草蒙筌》汇集了前人的中药炮制理论，尤其是高度概括了中药炮制分类、炮制方法、辅料炮制的基本原理等，对后世的中药炮制发展做出了巨大的贡献。

3. 鉴别真伪，准确应用正品

陈氏重视药材真伪鉴别，明确指出"药必求真，服才获效"，专设"贸易辨真假"一节，介绍了识别假药的要点，如：细辛"叶类马蹄，茎如麦蒿，其根甚细，其味甚辛……卖者多以杜蘅假代，殊不知气虽小异，入口吐人，不可不细择耳"；防己"状与木通近似，气吹小贝两头。卖家因难得真，多采似者假代。殊不知气味大异，无益有伤"；萎蕤"叶长而狭，表白里青，茎干黄精相同，强直似竹有节，故一名玉竹……根大如指，一二尺长，色黄多须，甘美可啖。开青花春末，结圆实夏初。入剂采根，竹刀刮净，蜜水浸宿，文火烘干。勿误取钩吻、黄精_{二物俱似萎蕤，但萎蕤节上有毛、茎斑，叶尖处有小黄点为异}，须仔细辨认真假"。再如肉苁蓉项下，陈氏指出当时市场多以草苁蓉压扁假充，又以金莲草根盐润充卖，"误服之反有损也"。

在白前、白薇之鉴别中，陈氏明确指出："白薇、白前，近道俱有。苗茎根叶，形色颇同。倘误采收，杀人顷刻，必辨认的实，方入药拯疴。白前似牛膝，粗长坚脆易断；白薇似牛膝，短小柔软能弯。仍噬汁味相参，庶不失于差误，此医家大关键，匪特一药为然。凡相类者，俱不可不细察尔"。《本草蒙筌》不仅从药物形态、气味各方面来鉴别药物，而且还提及多种混淆品种，如以荠苨指人参，古矿灰云死龙骨，苜蓿根谓土黄芪，苦薏当菊花，土当称独活等，对药材真伪和易混淆药的鉴别论述颇为翔实，为药材鉴别做出了贡献。

《本草蒙筌》全书中始终贯穿着药品质量至上的学术思想。陈嘉谟在长期的临床实践中，深切地体会到药品质量对于提高临床疗效的重要性，并分析了影响中药质量的诸多因素，强调要从中药的产地、品种、真伪、采收季节、炮制加工、储存保管等多方面严把质量关，以保证药品质量优良。

三、学习要点

1. 重视本草，疗病善用药物气味

《本草蒙筌》是继《大观本草》之后，《本草纲目》之前的一部重要的本草学专著，尤其在新安医学中有着突出的地位。陈嘉谟主要针对当时流行的本草学著作（如《本草集要》《本草会编》《大观本草》等）各有短长，不便学习与应用，遂取诸家本草会通而折衷之，本《会编》之体例，广《集要》之遗漏，约《大观》之繁琐，而间附己意，历经7年撰写，在其80岁高龄时编成《本草蒙筌》。从《本草蒙筌》中可以窥见陈嘉谟精研医学，尤精本草，正如其所谓："不读《本草》，无以发《素》《难》治病之玄机。是故《本草》也者，方药之根柢，医学之指南也"。

陈氏主张先把握药之气味特点，再明晰药物之功效，则可以增强临床用药的准确性，治病可达"沃水成沸"之效，这种观点在当今仍有重要意义。《本草蒙筌》中特设"治疗用气味"一篇，指出"方药在气味善用"，进而明确处方用药，有的使其味，有的使其气，有气味俱使，有先使气后使味，有先使味后使气，有一药两味或三味者，有药一气或二气者。由此可见，陈嘉谟非常重视药物气味的应用，在运用气味治病方面有着丰富的临床经验，至今仍为医家效法不逾，为后学者学习中医典籍以及临证用药提供了方法与思路。

2. 应变而施，临证凸显方药合宜

辨证论治是中医学治病的特色和优势体现。中医治病强调个体化治疗，注重因时、因地、因人制宜。由于时代的变迁，使得古今生活

方式与社会环境不同，因此在使用古方时，既要把握古方的制方思想及应用要点，了解医家的临床经验，又要在此基础上结合今病的具体情况加以化裁运用，做到方证合宜，才能效如桴鼓。

陈氏对一些医者生搬硬套古代方药而出现的贻误病情的现象感到痛心疾首，故在《本草蒙筌》中明确指出："尝悲世之医者，凡遇某病，不察虚实三因，则曰古方以某药治效，吾智不逮古人而敢不遵耶！殊不知病有标本久新，治有逆从缓急。医贵通变，药在合宜。苟执一定之方，以应无穷之证，未免虚虚实实，损不足益有余，反致杀人者有矣。安望以活人乎？搂厥所由，皆未深知本草故尔"。随着人类生存环境、生活方式的不断改变，疾病谱亦相应地发生着变化，切忌照本宣科，"执死方以医活人"，此即"医无定体，应变而施。药不执方，合宜而用"。陈氏之言可谓用心良苦，在当今仍有重要的现实意义。

3. 认真研读，把握内容独特见解

学习《本草蒙筌》，首先须对书中正文内容次序与阐述有所了解。书中按气味、升降、阴阳、有毒无毒、产地、形态、采收、炮制、主治、功用、用药配伍宜忌等次序论述，有些药物后附陈氏的按语。文句很精炼，其中不少句子用对仗句编写而成，适合通读口诵。后学者不仅要了解正文内容，还要认真研读药物之后所附有的按语，以了解陈氏对药物性味、产地、鉴别、炮制等的独到论述。如人参味甘、气温，《本草集要》认为"肺受火邪喘嗽，及阴虚火动劳嗽、吐血者勿用"，《本草蒙筌》则认为"肺中实热，忌之固宜；肺中虚热，用之何害……甘温补阳之剂，补足元阳，则火自退"。又云"天、麦门冬并入手太阴经，而能驱烦解渴，止咳消痰，功用似同，实亦有偏胜也。麦门冬兼行手少阴心，每每清心降火，使肺不犯于贼邪，故止咳立效；天门冬复走足少阴肾，屡屡滋肾助元，令肺得全其母气，故消痰殊功"。

《本草蒙筌》不仅为启蒙所用，其中许多陈氏的独特见解，又可作医者临证参考借鉴。正如《中国医籍提要》所谓"是书资料虽主要源于前人，然而，经过作者的精选和融会贯通，其内容较原三书（《大观本草》《本草集要》《本草会编》）更加全面而充实。如对每一药物的论述，不仅明其性味、归经及主治功用，而且更突出论述了药物的产地优劣、采集时间，药物的真伪鉴别、炮制等，颇便于初学者辨药、用药、制药之需"。

范颖　梁茂新
2020 年 4 月

1. 《本草蒙筌》点评，实分点校、注释和点评三部分，侧重于点评。

2. 《本草蒙筌》采用骈体文方式书写，旨在"创成对语，以便记诵"（李时珍语）。故句读时中间多半不予断开，以保留骈文对仗方式。

3. 校勘参考书目：以明嘉靖四十四年刻七卷本为影印底本（以下简称为底本）。主校本二部：①明崇祯元年刘孔敦增补本（补入明熊宗立《历代名医图姓氏》，简称增补本）；②《中国本草全书》（简称"本草全书"）、《续修四库全书》（简称"续修四库"）影印本。旁校本二部：①1988年人民卫生出版社点校本（简称"88蒙筌"）；②2009年中医古籍出版社点校本（简称"09蒙筌"）。

4. 点评参考书目：《神农本草经》《素问》《伤寒杂病论》《备急千金要方》《重修政和经史证类备用本草》《汤液本草》《本草纲目》《本草集要》《中华本草》《中药大辞典》《中华人民共和国药典》（2020版）。

5. 所引书目：《神农本草经》《名医别录》《唐本草》《开宝本草》《药性论》《重修政和经史证类备用本草》《日华子诸家本草》《本草拾遗》《本草集要》《本草会编》《大观本草》等。

6. 书名简称：点评、注释部分，《神农本草经》简称《本经》，

《名医别录》简称《别录》，《本草经集注》简称《集注》，《日华子诸家本草》简称《日华子》，《重修政和经史证类备用本草》简称《证类本草》，《本草衍义》简称《衍义》，《本草纲目》简称《纲目》，《备急千金要方》简称《千金要方》，《本草图经》简称《图经》。

7. 点评原则：凡有疑惑、混淆、争议者，必释其疑，辨其误，正其源。

本草蒙筌序 ◉

　　予少业举子，寻以体弱多病，遂留意轩岐之术。于凡三代①以下诸名家有裨卫生者，罔不遍阅精绎之。乃知医之为道，与吾儒实相表里，而其埋未始不一也。故夫医有《素》《难》，犹吾儒之有六经②也。其有《本草》，犹吾儒之《尔雅》诸训诂也。不观《尔雅》，无以达六经立言之奥旨；不读《本草》，无以发《素》《难》治病之玄机。是故本草也者，方药之根柢，医学之指南也。尝悲世之医者，凡遇某病，不察虚实三因，则曰古方以某药治效，吾智不逮古人而敢不遵耶！殊不知病有标本久新，治有逆从缓急。医贵通变，药在合宜。苟执一定之方，以应无穷之证，未免虚虚实实，损不足益有余，反③致杀人者有矣。安望以活人乎？揆厥所由，皆未深知《本草》故尔。然《本草》旧多有刻，如《大观》④，则意重寡要；如《集要》⑤，则词简不赅。至于吾邑汪石山续集《会编》，喜其详略相因，工极精密矣，惜又杂采诸家而讹。无的取之论，均未足以语完书也。予时侨居郡城，适从游者日益，进思欲厘正是书，以引来学，而求免三者之弊，乃取诸旧本，

---

① 三代：即夏、商、周三代。
② 六经：即《诗经》《书经》《礼经》《易经》《乐经》《春秋》。
③ 反：底本作"及"，据增补本改。
④ 大观：即《大观本草》，是《经史证类备急本草》的另一传本。
⑤ 集要：即《本草集要》。

会通而折中之。先之气味降升，有毒无毒；次之地产优劣，采蚤①采迟；又次之诸经所行，七情所具。其制度，其藏留，与夫治疗之宜及诸明贤方书应验者，靡不殚述。间亦旁掇旧文，窃附臆见，以扩未尽之旨。且虑其繁而不整也，为之砌②辑章句，排偶声律。重则删，略者补。吻者取，乖者遗。内附同种堪治者并朱书，外续异名相类者加圈别。首尾该贯，纤悉著明，其义增前，其文减旧。俾读者易记，无龃龉之患；考者易寻，免琐屑之劳。初学由此，日渐造夫精微，亦庶乎行远升高一助也。是书也，创自嘉靖己未，凡五易稿，七阅岁而始成。题其篇曰"本草蒙筌"，以授诸弟子。佥③曰先生嘉惠后学之心盛矣，岂惟以训二三子，须以公诸人人可也，固请寿④诸梓。因述颠末⑤以识岁月云。

嘉靖乙丑春二月吉日新安八十翁月朋陈嘉谟廷采序

---

① 蚤：通"早"，下同。
② 砌：增补本作"撰"。
③ 佥(qiān 签)：众人。
④ 寿：永存、长存。
⑤ 颠末：头绪。

本草蒙筌凡例 ◉

——书名蒙筌，为童蒙作也。筌者，取鱼具也。渔人得鱼，由于筌。是书虽述旧章，悉创新句，韵叶易诵，词达即明。俾童蒙习熟，济人祛病，立方随机应变，亦必由此得尔，故谓蒙之筌云。

——卷首总论，旧载甚繁，令人厌目。今惟举其要领，各立标题，发明大意。他如《集要》《会编》，增附《内经》、东垣诸书，自有原本，兹不复赘。

——卷数次序悉宗《集要》规式，先草部者，书以本草名，而药莫多于草也。次木部者，木草类也。次谷部、菜部、果部者，草木之余也。次石部、兽部、禽部、虫鱼部、人部者，块然者，石也；蠢然者，禽、兽、虫、鱼也。人灵万物，故终焉。

——部分品汇，旧多混淆，今悉厘正。凡生植成株者木，不成株者草。五加皮、卫矛、胡椒、藿香茎并柔小不成株也，旧载木部，今改草部。根叶可啖者菜，不可啖者草。生姜可啖者，旧载草部，今改菜部。紫苏、荆芥、薄荷、香薷、蓼实、蜀葵，惟煎液润颡以治病，非如菜之可啖也，旧载菜部，今改草部。子堪煮食者为米，罂粟子味甘能补，御米尝名，旧载草部，今改谷部。实可生啖者为果，草豆蔻味辛，不和果类安用，旧载果部，今改草部。龙眼、郁李、榧并属果类，编木部似差，改果部也。龙骨本系鳞虫，编兽部欠当，改鱼部也。伏翼虽飞鸣，昼匿夜出，削兽部而录虫部。陵鲤甲虽鳞似鲤，穴土穿山，削鱼部而录兽部。余无议者遵旧。

【点评】陈氏调整了药物自然属性分类，尚显粗糙。其中，五加皮、卫矛为灌木，不应归入草部；龙骨为古代哺乳动物（如象类、犀牛类、三趾马等）的骨骼化石，归鱼部不妥；伏翼属哺乳动物，不当归入虫部。

——草、木、根、茎、花、实、枝、叶、禽、兽，脏、腑、筋、骨、皮、毛，凡可治疗者，并书朱字附系；如不堪者，间或有载，字则墨书。余部仿此。其或同种异名、同名异种、种异名异，而治疗同者，旧虽另开，今悉类附接续款后，上别以圈。

——药品治疗，匪独宗述经文，其诸名贤注释，古今方书但载应病获效者，虽佐他品，亦纂入不遗。专启童蒙，以助多闻故也。

——篇末谟按，或窃附一己浅见，或援引诸贤确言，皆扩未尽旨也。降一字书者，乃遵经文，此为传尔。

——诸药目录，惟标首者书名，内虽附余，弗克尽赘。凡欲搜考，当以类求，其圈别原有名者，无分种类异同，并书小字旁系。

总　论

出产择地土

　　凡诸草木昆虫，各有相宜地产，气味功力，自异寻常。谚云：一方风土养万民，是亦一方地土出方药也。摄生之士，宁几求真，多惮远路艰难，惟采近产充代。殊不知一种之药远近虽生，亦有可相代用者，亦有不可代用者。可代者，以功力缓紧略殊，倘倍加，犹足去病；不可代者，因气味纯驳大异，若妄饵反致损人。故《本经》谓参、芪虽种异治同，而芎、归则殊种各治，足征矣。他如齐州半夏，华阴细辛，银夏柴胡，甘肃枸杞；茅山玄胡索、苍术，怀庆干山药、地黄；歙白术，绵黄芪，上党参，交趾桂。每擅名因地，故以地冠名。地胜药灵，视斯益信。又宜山谷者，难混家园所栽，芍药、牡丹皮为然；或宜家园者，勿杂山谷自产，菊花、桑根皮是尔。云在泽，取滋润泽傍，匪止泽兰叶也；云在石，求清洁石上，岂特石菖蒲乎？东壁土及各样土至微，用亦据理；千里水并诸般水极广，烹必合宜。总不悖于《图经》，才有益于药剂。《书》曰：慎厥始，图厥终。此之谓夫。

　　【点评】讲究道地药材始见《千金要方》，该书已详列药物所出州土，陈氏在此基础上又进一步加以明确。

收采按时月

草木根梢收采，惟宜秋末春初。春初则津润始萌，未充枝叶；秋末则气汁下降，悉归本根。今即事验之，春宁宜早，秋宁宜迟，尤尽善也。茎叶花实，四季随宜。采未老枝茎，汁正充溢；摘将开花蕊，气尚包藏。实收已熟味纯，叶采新生力倍。入药诚妙，治病方灵。其诸玉、石、禽、兽、虫鱼，或取无时，或收按节，亦有深义。匪为虚文，并各遵依，毋恣孟浪。

【点评】古代医家历来重视药材采收时间，因其直接关乎药材质量与药效。《纲目》所载李杲《用药法象》明确指出"凡诸草、木、昆虫产之有地，根、叶、花、实采之有时，失其地则性味少异，失其时则气味不全"。民间亦有"当季是药，过季是草"的认识。现代研究证实，采收时间不同，药材有效成分含量会有较大差异。陈氏明确记载了"春参无力，虽用一两，不如秋参一钱"；附子"冬月收采者汁全"等宝贵经验。

藏留防耗坏

凡药藏贮，宜常提防。倘阴干、曝干、烘干，未尽去湿，则蛀蚀、霉垢、朽烂，不免为殃。当春夏，多雨水浸淫，临夜晚或鼠虫吃耗。心力弗惮，岁月堪延。见雨久，着火频烘；遇晴明，向日旋曝。粗糙悬架上，细腻贮坛中。人参须和细辛，冰片必同灯草《本经》云：和糯米炭相思子同藏，亦不耗蚀。麝香宜蛇皮裹，硼砂共绿豆收。生姜择老砂藏，山药候干灰窖。沉香、真檀香甚烈，包纸须重；茧水、腊雪水至灵，埋阴宜久。类推隅反，不在悉陈。庶分两不致耗轻，抑气味尽得完具。辛烈者免走泄，甘美者无蛀伤。陈者新鲜，润者干燥。用斯主治，何虑不灵。

贸易辨假真

医药贸易，多在市家。辨认未精，差错难免。谚云：卖药者两只眼，用药者一只眼，服药者全无眼，非虚语也。许多欺罔，略举数端。钟乳令白醋煎，细辛使直水渍；当归酒洒取润，枸杞蜜伴为甜；螵蛸胶于桑枝，蜈蚣朱其足赤。此将歹作好，仍以假乱真。荠苨指人参，木通混防己；古矿灰云死龙骨，苜蓿根谓土黄芪。麝香捣荔核搀，藿香采茄叶杂；研石膏和轻粉，收苦薏当菊花。姜黄言郁金，土当称独活[①]。小半夏煮黄为玄胡索，嫩松梢盐润为肉苁蓉金莲草根盐润亦能假充，草豆蔻将草仁充，南木香以西呆[②]抵。煮鸡子及鲭鱼枕造琥珀，熬广胶入荞麦面炒黑作阿胶。枇杷蕊代款冬，驴脚骨捏虎骨。松脂搅麒麟竭，番硝插龙脑香。桑根白皮，株干者岂真；牡丹根皮，枝梗者安是。如斯之类，巧诈百般。明者竟叱其非，庸下甘受其侮。本资却病，反致杀人。虽上天责报于冥冥中，然仓卒不能察实，或误归咎于用药者之错，亦常有也。此诚大关紧要，非比小节寻常。务考究精详，辩认的实，修制治疗，庶免乖违。

【点评】购买中药材或中药饮片时，辨别真伪优劣至关重要。若以假药充真，不仅不能治病，反而能致病杀人。不良药商，古今皆有。陈氏针对伪品充真者，略举数端，其真假鉴别法仍有重要的现实意义。

---

① 独活：底本作“独滑”，古语方言“滑”与“话”同音，据医理改。余同。

② 西呆：指西方所产某木(抵充南木香)。呆，“某”的古字。

咀片分根梢

古人口咬碎，故称㕮咀。今以刀代之，惟凭剉用。犹曰咀片，不忘本源。诸药剉时，须要得法。或微水渗，或略火烘。湿者候干，坚者待润，才无碎末，片片薄匀。状与花瓣相侔，合成方剂起眼。仍忌剉多留久，恐走气味不灵。旋剉应人，速能求效。根梢各治，尤勿混淆。生苗向上者为根，气脉行上；入土垂下者为梢，气脉下行。中截为身，气脉中守。上焦病者用根，中焦病者用身，下焦病者用梢。盖根升梢降，中守不移故也。

制造资水火

凡药制造，贵在适中，不及则功效难求，太过则气味反失。火制四：有煅，有炮，有炙，有炒之不同；水制三：或浸，或泡，或洗之弗等。水火共制造者，若蒸、若煮，而有二焉。余外制虽多端，总不离此二者。匪故巧弄，各有意存。酒制升提，姜制发散。入盐走肾脏，仍使软坚；用醋注肝经，且资住痛。童便制，除劣性降下；米泔制，去燥性和中。乳制滋润回枯，助生阴血；蜜制甘缓难化，增益元阳。陈壁土制，窃真气骤补中焦；麦麸皮制，抑酷性勿伤上膈。乌豆汤、甘草汤渍曝，并解毒致令平和；羊酥油、猪脂油涂烧，咸渗骨容易脆断。有剜去瓤免胀，有抽去心除烦。大概具陈，初学熟玩。

【点评】中药材炮制加工对质量和性能影响甚大。陈氏强调："凡药制造，贵在适中，不及则功效难求，太过则气味反失。"陈氏将炮制方法归纳为火制、水制、水火共制三类，并明确各种炮制方法的临床意义。本节所述炮制内容，既有前人的整理经验，亦有陈氏的发明，已被后世《纲目》等医药书籍所转载。

治疗用气味

治疗贵方药合宜，方药在气味善用。气者，天也。气有四：温热者天之阳，寒凉者天之阴。阳则升，阴则降。味者，地也。味有六：辛、甘、淡者地之阳，酸、苦、咸者地之阴。阳则浮，阴则沉。有使气者，有使味者，有气味俱使者，有先使气后使味者，有先使味后使气者，不可一例而拘。有一药两味，或三味者；有一药一气，或二气者。热者多，寒者少，寒不为之寒；寒者多，热者少，热不为之热。或寒热各半而成温，或温多而成热，或凉多而成寒，不可一途而取。又或寒热各半，昼服之，则从热之属而升；夜服之，则从寒之属而降。至于晴日则从热，阴雨则从寒。所从求类，变化犹不一也。仍升而使之降，须其抑也；沉而使之浮，须其载也。辛散也，其行之也横；甘缓也，其行之也上；苦泻也，其行之也下；酸收也，其性缩；咸软也，其性舒。上下、舒缩、横直之不同如此，合而用之，其相应也。正犹鼓掌成声，沃水成沸，二物相合，象在其间也。有志活人者，宜于是而取法。

[点评]《素问·阴阳应象大论》云："味厚者为阴，薄为阴之阳；气厚者为阳，薄为阳之阴。味厚则泄，薄则通；气薄则发泄，厚则发热。"《素问·至真要大论》尚有"辛甘发散为阳，酸苦涌泄为阴，咸味涌泄为阴，淡味渗泄为阳"之论，进而确定了气味和气味配伍的阴阳寒热、升降浮沉功能属性。所谓"治疗贵方药合宜，方药在气味善用"，强调由药物气味、药物气味配伍，把握处方阴阳寒热、升降浮沉功能属性的重要性。

药剂别君臣

诸药合成方剂，分两各有重轻。重者主病以为君，轻者为臣而佐助。立方之法，仿此才灵。往往明医，不逾矩度。如解利伤风，风宜辛散，则以防风味辛者为君，白术、甘草为佐；若解利伤寒，寒宜甘发，又以甘草味甘者为主，防风、白术为臣。痎疟寒热往来，君柴胡、葛根，而佐陈皮、白术；血痢腹痛不已，君芍药、甘草，而佐当归、木香。大便泻频，茯苓、炒白术为主，芍药、甘草佐之；下焦湿盛，防己、草龙胆为主，苍术、黄柏佐之。眼暴赤肿，黄芩、黄连君也，佐以防风、当归；小便不利，黄柏、知母君也，佐以茯苓、泽泻。诸疮疹，金银花为主，多热佐栀子、连翘，多湿佐防风、苍术；诸咳嗽，五味子为主，有痰佐陈皮、半夏，有喘佐紫菀、阿胶。如是多般，难悉援引，惟陈大要，余可例推。又况本草各条，亦以君臣例载。各虽无异，义实不同。彼则以养命之药为君，养性之药为臣，治病之药为使，优劣匀分，万世之定规也；此则以主病之药为君，佐君之药为臣，应臣之药为使，重轻互举，一时之权宜也。万世定规者，虽前圣复起，犹述旧弗违；一时权宜者，固后学当宗，贵通变毋泥。医家活法，观此可知。

【点评】君臣佐使组方法则的早期含义存在差异。《素问》称"主病之谓君，佐君之谓臣，应臣之谓使"；《本经》药分三品，上药养命为君，中药养性为臣，下药治病为使。两书均未明确佐药作用。后经历代医家补充完善《素问》所论，并取消三品定君臣之法，使君臣佐使法则切合临床应用。

四气

凡称气者，是香臭之气。其寒热温凉，是药之性。且如"鹅"条中云白鹅脂性冷，不可言其气冷也。况自有药性，论其四气，则是香臭腥臊，故不可以寒热温凉配之。如蒜、阿魏、鲍鱼、汗袜，则其气臭；鸡、鱼、鸭、蛇，则其气腥；狐狸肾、白马茎近阴处、人中白，则其气臊；沉、檀、脑、麝，则其气香。如此方可以气言之。其古本序例中，并各条内气字，恐或后世误书，当改为性字，于义方允，仍寒热温凉四性。五味之中，每一味各有此四者，如辛之属，则有硝石、石膏、干姜、桂、附、半夏、细辛、薄①荷、荆芥之类；甘之属，则有滑石、凝水石、饧饴、酒、枣、参、芪、甘草、干葛、粳米之类；酸之属，则有商陆、苦酒、硫黄、乌梅、五味子、木瓜、芍药之类；苦之属，则有大黄、枳实、厚朴、酒、糯米、白术、麻黄、竹茹、栀子之类；咸之属，则有泽泻、犀角、阳起石、皂荚、文蛤、白华、水蛭、牡蛎之类。此虽不足以尽举，大抵五味之中，皆有四者也。

【点评】本文论四气，曰"凡称气者，是香臭之气""四气，则香臭腥臊"。其实，《本经》序原称寒热温凉为"四气"，后来才改称寒热温凉"四性"。可见两个四气截然不同。《素问·金匮真言论》所云肝其臭臊、心其臭焦、脾其臭香、肺其臭腥、肾其臭腐，与"四气，则香臭腥臊"相似，但后者脱落"腐"，当以五臭称之。

---

① 薄：底本作"蔢"，据增补本改。

五味

天地既判，生万物者惟五气耳。五气定位则五味生，五味生则千变万化，不可穷已。故曰：生物者，气也；成之者，味也。以奇生，则成而耦；以耦生，则成而奇。寒气坚，故其味可用以软；热气软，故其味可用以坚。风气散，故其味可用以收；燥气收，故其味可用以散。土者中气所生，无所不和，故其味可用以缓。气坚则壮，故苦可以养气；脉软则和，故咸可以养脉；骨收则强，故酸可以养骨；筋散则不挛，故辛可以养筋；肉缓则不壅，故甘可以养肉。坚之而后可软，收之而后可散。欲缓则用甘，不欲则弗用。用之不可太过，太过亦病矣。治疾者不通乎此，而能已人之疾者，吾未之信焉。

七情

有单行者，不与诸药共剂，而独能攻补也，如方书所载独参汤、独桔汤之类是尔。有相须者，二药相宜，可兼用之也。有相使者，能为使卒，引达诸经也。此二者不必同类，如和羹调食，鱼肉葱豉各有宜合，共相宣发尔。有相恶者，彼有毒而我恶之也；有相畏者，我有能而彼畏之也。此二者不深为害，盖我虽恶彼，彼无忿心，彼之畏我，我能制伏。如牛黄恶龙骨，而龙骨得牛黄更良；黄芪畏防风，而黄芪得防风，其功愈大之类是尔。有相反者，两相仇隙，必不可使和合也。如画家用雌黄、胡粉相近，便自黯炉，粉得雌则黑黄，雌得粉亦变之类是尔。有相杀者，中彼药毒，用此即能杀除也。如中蛇虺毒，必用雄黄；中雄黄毒，必用防己之类是尔。凡此七情，共剂可否，一览即了然也。或云药有五味，以通五脏。肝藏魂而有怒，一也；肺藏魄而有忧，二也；心藏神而有喜，三也；脾藏意与智而有思，五也；肾藏精与志而有恐，七也。五味以治五脏，通有七情也。

【点评】《本经》序云："凡此七情合和视之，当用相须、相使者良，勿用相恶、相反者，若有毒宜制，可用相畏相杀者，不尔勿合用也。"此论对药物配伍宜忌做出明确划分。

七方

大：君一、臣三、佐九，制之大也。其用有二：一则病有兼证，邪气不专，不可以一二味治之，宜此大方之类是也；二则治肾肝在下而远者，宜分两多而顿服之是也。

小：君一、臣二、佐四，制之小也。其用有二：一则病无兼证，邪气专一，不可以多味治之，宜此小方之类是也；二则治心肺在上而近者，宜分两少而频服之是也。

缓：治主当缓，补上治上，制以缓。凡表里汗下，皆有所当缓。缓则气味薄，薄者则频而少服也。

其用有五：有甘以缓之为缓方者，盖糖、蜜、枣、葵、甘草之类，取其恋膈故也；有丸以缓之为缓方者，盖丸比汤、散药力行迟故也；有品味群众之缓方者，盖药味众多，各不能骋其性也；有无毒治病之缓方者，盖药无毒，则攻自缓也；有气味薄之缓方者，盖气药味薄，则常补上，比至其下，药力已衰。此补上治上之法也。

急：治客当急，补下治下，制以急。凡表里汗下，皆有所当急，急则气味厚，厚者则顿而多服也。

其用有四：有热盛攻下之急方者，谓热燥，前后闭结、谵忘狂越，宜急攻下之类是也；有风淫疏涤之急方者，谓中风，口噤、不省人事，宜急疏涤之类是也；有药毒治病之急方者，盖药有毒，攻击自速，服后上涌下泻，夺其病之大势者是也；有气味厚之急方者，盖药气味厚，则直趋下而力不衰。此补下治下之法也。

奇：君一臣二，奇之制也。近者奇之，下者奇之。凡阳分者，皆为之奇也。

其用有二：有药味单行之奇方者，谓独参汤之类是也；有病近宜用奇方者，谓君一臣二，君二臣三。数合于阳也，故宜下之，不宜汗也。王安道曰：奇方力寡而微，凡下宜奇者，谓下本易行，故宜之。偶则药毒，内攻太过也。

偶：君二臣四，偶之制也。远者偶之，汗者偶之。凡在阴分者，皆为之偶也。

其用有三：有两味相配之偶方者，谓沉附汤之类是也；有两方相合之偶方者，谓胃苓汤之类是也；有病远而宜用偶方者，谓君二臣四、君四臣六。数合于阴也，故宜汗之，不宜下也。王安道曰：偶方力齐而大，凡汗宜偶者，谓汗或难出，故宜之。奇则药气外发不足也。

奇与偶有味之奇偶，有数之奇偶，并当察之，则不失其寒温矣。

天之阳分为奇，假令升麻汤，升而不降也，亦谓之奇，以其在天之分也。汗从九地之下，假令自地而升天，非苦无以至地，非温无以至天，故用苦温之剂，从九地之下发至九天之上，故为之偶。

地之阴分为偶，假令调胃承气汤，降而不升也，亦谓之偶，以其在地之分也。下从九天之上，假令自天而降地，非辛无以至天，非凉无以至地，故用辛凉之剂，从九天之上引至地之下，故为之奇。

复：奇之不去复以偶；偶之不去复以奇，故曰复。复者，再也，重也。洁古云：十补一泻，数泻一补，所以使不失通塞之道也。

其用有二：有二三方相合之为复方者，如桂枝二越婢一汤之类是也；有分两匀同之为复方者，如胃风汤各等分之类是也。又曰重复之复，二三方相合而用也。反复之复，谓奇之不去，则偶之是也。

【点评】《素问·至真要大论》依据病邪轻重、病位高下、病势缓急、药味奇偶以及病体强弱等，将方剂分成七类。至金代成无己《伤寒明理论·药方论序》指出"制方之用，大、小、缓、急、奇、偶、复七方是也"，始称"七方"。

十剂

宣可去壅，姜、橘之属是也。故郁壅不散，宜宣剂以散之。有积痰上壅，有积瘀上壅，有积食上壅，有积饮上壅。宣，涌吐之剂也。《经》曰：高者因而越之。又曰：木郁则达之。以病在上而涌吐之也。若瓜蒂散、姜盐汤、人参芦、藜芦之属。

通可去滞，通草、防己之属是也。故留滞不行，宜通剂以行之。此中有发汗证。痹留也，饮留也，痛亦留也。通，疏通之剂也。如小便滞而不通，宜通草、琥珀、海金沙之属；月经滞而不通，红花、桃仁、五灵脂之属。凡诸通窍亦然。

补可去弱，人参、羊肉之属是也。鹿肉亦可。故羸弱不足，宜补剂以扶之。有气弱，有血弱，有气血俱弱。补，滋补之剂也。不足为虚。《经》云：虚则补之。如气虚用四君子汤，血虚用四物，气血俱虚用八珍、十全大补之属。又云：精不足者，补之以味。盖药味酸、苦、甘、辛、咸各补其脏。故此为云。虽然善摄生者，使病去而进以五谷，此尤得补之要也。

泻可去闭，葶苈、大黄之属是也。故闭结有余，宜泻剂以下之。有闭在表，有闭在里，有闭在中。泻，泄泻之剂也。有余为实。《经》曰：实则泻之。实则散之。如大小承气汤、大柴胡汤之属。

滑可去着，冬葵子、榆白皮之属是也。故涩则气着，宜滑剂以利之。有经涩，有小便涩，有大便涩。滑，滑利之剂也。《周礼》曰：滑以养窍。如大便结燥、小便淋涩，用火麻仁、郁李仁、冬葵子、滑石之属。

涩可去脱，牡蛎、龙骨之属是也。故滑则气脱，宜涩剂以收之。前脱者遗尿，后脱者遗尿。阳脱者自汗，阴脱者失精失血。涩，收敛之剂也。如大便频泻，宜肉豆蔻、诃子之属；小水勤通，宜桑螵蛸、益智之属；冷汗不禁，宜黄芪、麻黄根之属；精遗不固，宜龙骨、牡蛎之属；血崩不止，宜地榆、阿胶之属。

燥可去湿，桑根白皮、赤小豆之属是也。绿豆亦可。故湿则为重，宜燥剂以除之。有湿在上，有湿在中，有湿在下，有湿在经，有湿在皮，有湿在里。燥，除湿之剂也。如夹食致泻，停饮成痰，宜白术、苍术、茯苓、半夏之属；肢体浮肿，胸腹胀满，宜桑白皮、大腹皮、赤小豆之属；又沉寒痼冷，吐利腥秽，宜高良姜、附子、川椒之属。非积寒冷之症，不可用也。

湿可去枯，紫石英、白石英之属是也。故枯则为燥，宜湿剂以润之。有减气而枯，有减血而枯。湿，润燥之剂也。与滑虽类，略有不同。《经》曰：辛以润之。盖辛能散气，能化液故也。若夫硝石性虽咸，本属真阴之水，诚润燥之要药。人有枯涸皱竭之病，匪独金化为然，亦有火化乘之，非湿剂莫能愈也。

重可去怯，磁石、铁粉之属是也。故怯则气浮，宜重剂以镇之。神志失守，惊悸不宁。重，镇固之剂也。如小儿急惊，心神昏瞀，宜金银箔、朱砂丸之属；伤寒下利不止，心下痞硬，利在下焦，宜赤石脂、禹余粮汤之属。

轻可去实，麻黄、葛根之属是也。故实而气蕴，宜轻剂以扬之。腠理闭闷，噎塞中蕴。轻，散扬之剂也。如寒邪客于皮肤，头疼身热无汗，宜麻黄汤、升麻葛根汤之属。

【点评】"十剂"渊源有两说。李时珍《纲目》序例认为北齐徐之才首载十剂，寇宗奭《衍义》明确指出十剂之说为南北朝陶弘景创立。今人根据《证类本草》序例中"臣禹锡等谨按徐之才《药对》、孙思邈《千金方》、陈藏器《本草拾遗》序例如后"和"补注所引书传"之间顺序引述《雷公药对》《千金要方》和《本草拾遗》三书内容，结合引文标记，确认十剂乃唐代陈藏器《本草拾遗》首创，无疑论之有据。《中华本草》支持《本草拾遗》首创的观点。

五用

汤：煎成清液也。补须要熟，利不嫌生。并先较定水数、煎蚀多寡之不同耳。去暴病用之，取其易升、易散、易行经络。故曰：汤者，荡也。

治至高之分，加酒煎；去湿，加生姜煎；补元气，加大枣煎；发散风寒，加葱白煎；去膈病，加蜜煎；止痛，加醋煎。凡诸补汤，渣滓两剂并合，加原水数复煎，待熟饮之，亦敌一剂新药。其发表攻里二者，惟煎头药取效，不必煎渣也。从缓从急之不同，故尔。

膏：熬成稠膏也。药分两须多，水煎熬宜久。渣滓复煎数次，绞聚浓汁，以熬成尔。去久病用之，取其如饴，力大滋补胶固。故曰：膏者，胶也。

可服之膏，或水或酒随熬，滓犹酒煮饮之。可摩之膏，或油或醋随熬，滓宜捣敷患处。此盖兼尽药力也。

散：研成细末也。宜旋制合，不堪久留，恐走泄气味，服之无效尔。去急病用之，不循经络，只去胃中及脏腑之积。故曰：散者，散也。

气味厚者，白汤调服。气味薄者，煎熟和粗服。

丸：作成圆粒也。治下焦疾者，如梧桐子大；治中焦疾者，如绿豆大；治上焦疾者，如米粒大。因病不能速去，取其舒缓，逐旋成功。故曰：丸者，缓也。

用水丸者，或蒸饼作稀糊丸者，取至易化，而治上焦也。用稠面糊丸者，或饭糊丸者，取略迟化，能达中焦也。或酒或醋丸者，取其收散之意。犯半夏、南星，欲去湿痰者，以生姜自然汁作稀糊为丸，亦取其易化也。神曲糊丸者，取其消食。山药糊丸者，取其止涩。炼蜜丸者，取其迟化，而气循经络。蜡丸者，取其难化，能固护药之气味，势力全备，直过膈①而作效也。

渍酒：渍煮药酒也。药须细剉，绢袋盛之，入酒罐密封。如常法

---

① 膈：底本作"格"，据增补本改。

煮熟，地埋日久，气烈味浓。早晚频吞，经络速达。或攻或补，并着奇功。滓漉出曝干，微捣末别渍，力虽稍缓，服亦益人。为散亦佳，切勿倾弃。补虚损证，宜少饮旋取效；攻风湿证，宜多饮速取效。

修合条例

古人方剂，锱铢分两，与今不同。云一升，即今之大白盏也。云两铢，盖六铢为一分，即今二钱半，二十四铢为一两也。云三两，即今之二两。云一两，即今之六钱半。

凡散药，有云刀圭者，十分方寸匕之一，准如梧子大也。方寸匕者，作匕正方一寸，抄散取不落为度。钱五匕者，今五铢钱边五字者以抄之。一撮者，四刀圭也，一撮为一勺。

凡丸药，云如细麻者，即胡麻也。如黍粟亦然，以十六黍为一大豆。如大麻子者，准三细麻也。如胡豆者，即今青斑豆也，以二大麻子准之。如小豆者，今赤小豆。如大豆者，以二小豆准之。如梧桐子者，以二大豆准之。

凡煮汤，欲微火令小沸。其水数依方多少。大略二十两药，用水一斗，煮取四升，以此为准。然利汤欲生，少水而多取汁；补汤欲熟，多水而少取汁。

凡汤中用芒硝、饴糖、阿胶，须候汤熟，绞净清汁，方纳于内，再上火两三沸，烊尽乃服。

凡汤中加酒、醋、童便、竹沥、姜汁，亦候汤熟，绞汁盏内，加入便服。

凡汤中用沉香、木香、乳香、没药，一切香窜药味，须研细末，待汤熟，先倾汁小盏内调服讫，然后尽饮。

凡丸散药，亦先咀细片曝燥，才依方派轻重，称净分两和匀，共磨细末。其天门冬、地黄辈，湿润难干者，冬春略增蚀数，捣膏搀入，夏秋亦同众药曝燥磨之。

凡筛丸药末，用重密绢令细。若筛散草药，用轻疏绢。其丸药中有各研磨者，虽已筛细，和诸药末，又必重复筛过，庶色理和同为佳。

凡丸药用蜜，每药末一斤，则用蜜十二两。文火煎炼，掠去沸沫，令色焦黄，滴水成珠为度，再加清水四两和匀。如此丸成，庶可爆干，经久不烂。

凡药末入蜜和匀，须令力士于石春内杵捣千百，自然软熟，容易丸成。不然，或散或粘在手，弗妙。一应作糊合者，亦仿此式，勿违。

凡通大便丸药，或有巴豆，或加硝黄丸成者，必用川蜡熔化为衣，取其过膈不化，能达下焦，脾胃免伤，诚为良法。倘人体气壮实，毋以此拘。

凡丸药，或用朱砂末，或用金银箔为衣。饬①者，必须丸成，乘湿粘上。

服饵先后

凡病在胸膈以上者，先食后服药；病在心腹以下者，先服药而后食。病在四肢血脉者，宜空腹而在旦；病在骨髓者，宜饱满而在夜。在上者，不厌频而少；在下者，不厌顿而多。少服则滋荣于上，多服则峻补于下。

---

① 饬（chì 赤）：谨慎，恭敬。

各经主治引使

治寒：肝气，吴茱萸；血，当归。　心气，桂心；血同。　脾气，吴茱萸；血同。　肺气，麻黄；血，干姜。　肾气，细辛；血，附子。　胆气，生姜；血，川芎。　大肠气，白芷；血，秦艽。　小肠气，茴香；血，玄胡。　三焦气，黑附子；血，川芎。　膀胱气，麻黄；血，桂枝。　包络气，附子；血，川芎。

治热：肝气，柴胡，血，黄芩。　心气，麦门冬；血，黄连。　脾气，白芍药；血，生地黄。　肺气，石膏；血，栀子。　肾气，玄参；血，黄柏。　胆气，连翘；血，柴胡。　胃气，葛根；血，大黄。　三焦气，连翘；血，地骨皮。　膀胱气，滑石；血，黄柏。　大肠气，连翘；血，大黄。　小肠气，赤茯苓；血，木通。　包络气，麦门冬；血，牡丹皮。

治劳：肝当归、柴胡。　心生地黄、黄连。　脾白芍药、木瓜。　瘵热：肺桑白皮、石膏。　肾生地黄、知母。　胆柴胡、栝蒌。　胃石膏、硝。　三焦石膏、竹叶。　膀胱滑石、泽泻。　大肠大黄、硝。　小肠赤茯苓、木通。

治风：肝川芎。　心细辛。　脾升麻。　肺防风。　肾独活。　胃升麻。　三焦黄芪。　膀胱羌活。　大肠白芷。　小肠藁本。　包络川芎。

治湿：肝白术。　心黄连。　脾白术。　肺桑白皮。　肾泽泻。　胃白术。　三焦陈皮。　膀胱茵陈。　大肠秦艽。　小肠车前。　包络苦。

治燥：肝当归。　心麦门冬。　脾麻仁。　肺杏仁。　肾柏子仁。　三焦山药。　膀胱茴香。　大肠硝石。　小肠茴香。　包络桃仁。

【点评】各经主治引使之"引使"就是引经报使药，始见于张洁古《珍珠囊》，是指能引导其他药物的药力到达某一病变的经络、脏腑部位之药。《纲目》引《珍珠囊》原作："手少阴心，黄连、细辛；手太阳小肠，藁本、黄柏；足少阴肾，独活、桂、知母、细辛；足太阳膀胱，羌活；手太阴肺，桔梗、升麻、葱白、白芷；手阳明大肠，白芷、升麻、石膏；足太阴脾，升麻、苍术、葛根、白芍；足阳明胃，白芷、升麻、石膏、葛根；手厥阴心包络，柴胡、牡丹皮；手少阳三焦，连翘、柴胡、上地骨皮、中青皮、下附子；足厥阴肝，青皮、吴茱萸、柴胡；足少阳胆，柴胡、青皮。而陈氏进一步明确了脏腑经络用药的疾病性质与部位。诸如此类，按脏腑经络所病而行引经报使，借以引导诸药抵达病所而奏效。

用药法象

形　金木水火土　真假　轻枯虚薄缓浅假宜治上。
色　青赤黄白黑　深浅　重润实厚急深真宜治下。
性　寒湿温凉平　急缓　其中平者宜治中，余随脏。
味　辛酸咸苦甘　厚薄　腑所宜处方。
体　虚实轻重平　枯润

【点评】陈氏"用药法象"参照《素问》"天为阳，地为阴"之说。药之四气，法象于天；药之五味，法象于地。故"用药法象"者，法天地之象也。此乃借助意象思维建立的形、色、性、味、体相互关联的知识体系。

卷之一

草部上

人参

味甘，气温微寒。气味俱轻，升也，阳也，阳中微阴。无毒。东北境域有，阴湿山谷生详载下文。《高丽国名志》赞云：三桠五叶初生小者，一桠五叶，年久渐生三桠叶，并生于桠之端也，背阳向阴；欲来求我，椵音假树相寻其树类梧桐，大叶蔽日阴浓，故多生树底，种类略殊，形色弗一。**紫团参**紫大稍扁，出潞州紫团山属山西。**白条参**俗呼羊角参，白坚且圆，出边外百济国今臣属高丽。**黄参**生辽东边戍地名、上党古郡名，在冀州西南。黄润有须梢纤长。**高丽参**俗呼鞑参近紫体虚。**新罗**国名**参**亚黄味薄。并堪主治，须别粗良。独黄参功效易臻，人衔走气息自若《唐本注》云：凡试上党参，令一人衔之，一人不衔，同走二里许，不衔者必喘，衔者气息自若。此为异也。肖人形神具如人形双手足者，神力具全，最为难得，而人参之名，亦因相类著也。类鸡腿力洪雷公云：凡使大块，类鸡腿者良。轻匏取春间，因汁升萌芽抽梗春参无力，虽用一两，不如秋参一钱。重实采秋后，得汁降结晕成胶。布金井玉兰[①]，入方剂极品。和细辛留久不蛀每参一斤和细辛一两，封固磁罐中，永不蛀坏，去芦梗咀薄才煎。反藜芦，恶卤碱，畏五灵脂。诸虚兼调，五脏俱补，肥白

---

① 金井玉兰：又称"金井玉栏"。药材横切面外圈（皮部和韧皮部）白色，中心（木质部或髓部）黄色或淡黄色，习称金井玉兰。如黄芪、桔梗等。

人任多服，苍黑人宜少投丹溪云：肥白气虚，苍黑气实，然考医案中，证虚色苍黑者，亦每多用。此云其常，犹当应其变也。健脉理中，生津止渴，开心益志，明目轻身，却惊悸，除梦邪，消胸胁逆满；养精神，安魂魄，苏心腹鼓疼。肠胃积冷温平，霍乱吐泻止息。定喘嗽，通畅血脉，泻阴火阴虚生内热尔。一说阳气下陷阴分而生热也。丹溪言：补阴火者，非补助火邪。正谓虚火可补，龙火反治，补中有泻意也。今恐读者不能解悟，认假为真，故直书与下文相贯，使毋惑云，滋补元阳。洁古云：补上焦元气，而泻脾、肺、胃中火邪，升麻为引；补下焦元气，而泻肾中火邪，茯苓为使。东垣曰：人参、黄芪、甘草三味，退虚火圣药也。丹溪治外感挟内伤证，但气虚热甚者，必与黄芪同用，托住正气，仍恐性缓不能速达，少加附子，资其健悍之性，以助成功。是知火与元阳，势不两立。一胜一负，辄用匡扶。《经》曰：邪所凑，正必虚是尔。芦发吐，痰沫善驱，味总甘，和缓不峻。虚羸音雷老弱膈壅，煎宜。《衍义》亦云：难服藜芦，用此可代。

　　谟按：《集要》注曰肺受寒邪，短气、少气、虚喘宜用。肺受火邪，喘嗽，及阴虚火动，劳嗽吐血勿用。盖人参入手太阴而能补火，故肺受火邪者忌之。王氏此言，乃述海藏肺寒用人参、肺热用沙参。及后好事者，假名东垣，辑成括曰：肺寒则可服，肺热还伤肺东垣既云退虚火圣药，岂复语此，故知后人假名也。蹑其遗辙，亦引寒热。对云：安知寒热之中，犹有虚实之别也。肺中实热，忌之固宜。肺中虚热，用之何害！况丹溪云虚火可补，参术之类是也。又曰龙火反治。夫龙火者，乃空中龙雷之火，即虚火也。在人身，虽指下焦相火为云，然而上下同法。肺中虚火，亦相侔焉。此火非水可扑，每当浓阴骤雨之时，火焰愈炽，或击碎木石，或烧毁房屋，燔灼酷烈之势，诚不可抗。太阳一照，火自消弥。可见人身虚火，无问上、中、下三焦之殊。但证有见于外，必非寒凉助水之药可制，务资此甘温补阳之剂，补足元阳，则火自退尔。补中兼泻，泻中有补，正经所谓甘①温能除

----

　　① 甘：原脱，诸本同，据文义补。

大热是也。矧斯议者，匪特丹溪独知，如前洁古、东垣俱谓能泻火者，亦因洞烛此理，辄言之真切，用之的确，如山石而不移焉。王氏弗知参能泻火之邪，反畏补火为忌。惟引寒热，不辨实虚，妄著示人，深可哂也。大抵人参补虚，虚寒可补，虚热亦可补；气虚宜用，血虚亦宜用。虽阴虚火动、劳嗽吐血、病久元气虚甚者，但恐不能抵当其补，非谓不可补尔。苟以王氏之言为拘，则前王氏生者，亦何屡用而不忌乎？如张仲景治亡血脉虚，非不知火动也，用此而补，谓气虚血弱，补气则血自生，阴生于阳，甘能生血故也。葛可久治痨瘵大吐血后，亦非不知由火载血上也，用此一味煎调，而名命曰独参汤。盖以血脱，须先益其气尔。丹溪治劳嗽火盛之邪，制琼玉膏，以之为君；或此单熬，亦曰人参膏类。服后肺火反除，嗽病渐愈者，又非虚火可补、龙火反治之验欤？抑不特此而已，古方书云诸痛不宜服参芪，此亦指暴病气实者而言，若久病气虚而痛，何尝拘于此耶？东垣治中汤同干姜用，治腹痛吐逆者，亦谓里虚则痛，补不足也。是以医家临病用药，贵在察证虚实为先，当减当加，自合矩度。匪但病者不惧夭枉之殃，而在己亦得以免杀人不用刃之咎矣。

【点评】人参具大补元气之功，为各种虚证之要药。不独治疗慢性之虚弱，亦能治疗急性之脱证。同时人参还可泻阴火，东垣认为其乃退虚火圣药。陈嘉谟则指出"人参补虚，虚寒可补，虚热亦可补"。再者，人参贮藏的经验是"和细辛留久不蛀，每参一斤和细辛一两，封固磁罐中，永不蛀坏"。

黄芪 二

味甘，气微温。气薄味厚，可升可降，阴中阳也。无毒。种有三品，治无两般。**木芪**茎短理横，功力殊劣 此为下品。**缺**岁多收倍用，煎服亦宜《本经》不载州土，必出黄芪处，并有之如稊稗①之贱，自产谷田，凶年多收，亦可代粮也。**水芪**生白水、赤水二乡俱属陇西。白水颇胜，此为中品。**绵芪**出山西沁州绵上乡名有巡检司。此品极佳此为上品。咸因地产佥名②，总待秋采入药。久留易蛀，勤曝难侵。务选单股不歧，直如箭干，皮色褐润，肉白心黄，折柔软类绵，嚼甘甜近蜜。如斯应病，获效如神。市多采苜蓿根假充，谓之土黄芪媒利。殊不知此坚脆音翠味苦，能令人瘦；芪柔软味甘，易致人肥。每被乱真，尤宜细认。夫芪者，恶白鲜、龟甲，制去头、刮皮。生用治痈疽，蜜炙补虚损。入手少阳，入足太阴。主丈夫小儿五劳七伤，骨蒸体瘦，消渴腹痛，泻痢肠风；治女子妇人月候不匀，血崩带下，胎前产后，气耗血虚。益元阳，泻阴火。扶危济弱略亚人参。温分肉而充皮肤，肥腠理以司开阖。固盗汗自汗，无汗则发，有汗则止；托阴疮癫疮，排脓止痛，长肉生肌。外行皮毛，中补脾胃，下治伤寒，尺脉不至。是上中下、内外、三焦药也。性畏防风，而防风能制黄芪，黄芪得防风，其功愈大。盖相畏而相使者，故二味世多相须而用。《衍义》又云：因多补益之功，药中呼为羊肉。久服勿已，耐老延年。

谟按：参芪甘温，俱能补益。证属虚损，堪并建功。但人参惟补元气调中，黄芪兼补卫气实表。所补既略差异，共剂岂可等分！务尊专能，用为君主。君药宜重，臣辅减轻。君胜乎臣，天下方治。臣强于主，国祚渐危。此理势自然，药剂仿之，亦不可不注意也。如患内伤，脾胃衰弱，饮食怕进，怠惰嗜眠，发热恶寒，呕吐泄泻，及夫胀满痞塞，力乏形羸，脉息虚微，精神短少等证，治之悉宜补中益气，当以人参加重为君，黄芪减轻为臣。若系表虚，腠理不固，自汗盗汗，渐致亡阳，并诸溃疡，多耗脓血，婴儿痘疹，未灌全浆，一切阴毒不起之疾，治之又宜，实卫护荣，须让黄芪倍用为主，人参少入为

① 稊稗：稗子一类的杂草。
② 佥(qiān 签)名：命名，签名。

辅焉。是故治病在药，用药由人。切勿索骥按图，务须活泼泼地。先正①尝曰：医无定体，应变而施。药不执方，合宜而用。又云：补气药多，补血药亦从而补气；补血药多，补气药亦从而补血。佐之以热则热，佐之以寒则寒。如补中益气汤，虽加当归，当归血药也，因势寡，则被参芪所据，故专益气金名；又当归补血汤，纵倍黄芪，黄芪气药也，为性缓，亦随当归所引，惟以补血标首。佐肉桂、附子少热，八味丸云然；加黄柏、知母微寒，补阴丸是尔。举隅而反，触类而推。则方药之应乎病机，病机之合乎方药。总在君臣佐使之弗失，才致轻重缓急之适中。时医不以本草加工，欲望制方。如是之通变合宜者，正犹学射而不操夫弓矢，其不能也决矣。

【点评】人参与黄芪均可补气，但人参惟补元气调中，黄芪兼补卫气实表，二者所补有所差异。

甘草三

味甘，气平。生寒炙温，可升可降，阴中阳也。无毒。产陕西川谷，逢秋后采根。因味甘甜，故名甘草。忌猪肉，恶远志。反甘遂、海藻及大戟、芫花。入太阴、少阴、厥阴足经。用白术、干漆、苦参引使。生泻火，炙温中。**梢**去尿管涩疼，**节**消痈疽焮肿，**子**除胸热，三者宜生。**身**选壮大横纹，刮皮生炙随用。悬痈单服即散凡毒生阴囊后、肛门前，谓之悬痈。及大横纹者五钱，酒煎服下即散。咽痛旋咽能除，同桔梗治肺痿脓血齐来，同生姜止下痢赤白②杂至。小儿初生，加黄连煎汤，拭口有益；饮馔中毒，伴黑豆煮汁，恣饮无虞中砒毒者，曾以此方救活百人。却脐腹急疼，驱脏腑邪热；坚筋骨，长肌肉，健脾胃，补三焦；止渴

---

① 先正：古代前贤。
② 白：底本此字墨污，据增补本补。

除烦，养血下气。解百药毒免害，和诸药性杜争。后人尊之，称为国老。又因性缓能解诸急，故热药用之缓其热，寒药用之缓其寒。如附子理中，用者恐僭诸上；调胃承气，用者恐速于下。是皆缓之，非谓和也。小柴胡汤有柴胡、黄芩之寒，人参、半夏之温，内加同煎，此却调和相协，非谓缓焉。凤髓丹中又为补剂，虽缓肾湿，实益元阳。《经》云以甘补之、以甘缓之、以甘泻之，悉可征矣。中满证恐甘能作胀，切禁莫加；下焦药因性缓难达，务宜少用。凡诸呕吐，亦忌煎尝。久服轻身，延年耐老。

谟按：五味之用，苦直行而泻，辛横行而散，甘上行而发，酸束而收敛，咸止而软坚。甘草味之极甘，当云上发可也。《本草》反言下气何耶？盖甘味有升降浮沉，可上可下，可内可外，有和有缓，有补有泻。居中之道具尽，故尔。

【点评】"《本草》反言下气何耶？"陈氏由甘草味甘作答，颇感牵强。查《本经》无甘草"下气"之说，《别录》称其"温中下气，烦满短气，伤脏咳嗽"等。古代含甘草或炙甘草处方广泛治疗咳嗽、喘嗽等，是知甘草"下气"是针对肺气上逆的咳嗽、喘嗽而言的。

白术[四]

味苦、甘、辛，气温。味厚，气薄，可升可降，阳中阴也。无毒。**浙术**俗呼云头术。种平壤，颇肥大，由粪力滋溉；**歙术**俗呼狗头术。产深谷，虽瘦小，得土气充盈宁国、池州、昌化产者，并与歙类，境界相邻故也。采根秋月俱同，制度烘曝却异。浙者大块旋曝，每润滞油多；歙者薄片顿烘，竟干燥白甚。凡用惟白为胜，仍觅歙者尤优。咀后人乳汁润之，制其性也；润过陈壁土和炒，窃彼气焉取向东陈年壁土研细，和炒褐色，筛去土用之。此因脾土受伤，故窃真土气以补助尔。若非脾病不必拘此制。入心、脾、胃、三焦四经，须仗防风、地榆引使。除湿益燥，缓脾生津。驱胃脘食积痰涎，消脐腹水肿胀满。止呕逆霍乱，补劳倦内伤。手足懒举贪眠，多服益善；饮食怕进发热，倍用正宜。间发痎音皆疟殊功两日一发者。卒暴注泻立效水泻不禁者。或四制研散敛汗出东垣方。或单味粥丸调脾出丹溪方。奔豚积忌煎，因常闭气；痈疽毒禁用，为多生脓。治皮毛间风，利腰脐间血。故上而皮毛，中而心胸，下而腰脐。在气主气，在血主血。又无汗则发，有汗则止，与黄芪同功。同枳实为消痞方，助黄芩乃安胎剂。哮喘误服，壅塞难当。

○又种色苍，乃名**苍术**。出茅山属南直①，句容县。第一，择洁实尤良。刮净粗皮，泔渍炒燥米泔渍一伏时②，咀片炒燥。亦防风、地榆使引，入足经阳明、太阴。消痰结窠囊，去胸中窄狭。治身面大风，风眩头痛甚捷；辟山岚瘴气，瘟疫时气尤灵。暖胃安胎，宽中进食。驱痃癖气块，止心腹胀疼。因气辛烈窜冲，发汗除上焦湿，其功最优。若补中焦除湿，而力甚不及于白也。仍与黄柏同煎，即二妙散，健行下焦湿热。《神农经》曰必欲长生，当服山精，即此是矣。二术所忌，雀蛤李桃。

谟按：术虽二种，补脾燥湿，功用皆同。但白者补性多，且有敛汗之效；苍者治性多，惟专发汗之能。凡入剂中，不可代用。然白术既燥，《本经》又谓生津，何也？盖脾恶湿，脾湿既胜，则气不得施化，津何由生？故曰膀胱津液之府，气化出焉。今用白术以燥其湿，则气得周流，而津液亦随气化而生矣。他如茯苓亦系渗湿之药，谓之能生津者，义与此同。

【点评】苍、白二术，虽同为脾胃要药，但苍术味兼辛苦，以燥湿健脾为主，且能发汗解表；白术甘苦微温，以补脾益气为

---

① 南直：即南直隶，明朝处于南方，直隶中央六部的府和直隶州的区域总称。
② 一伏时：一昼夜。

主，而有止汗之功，此乃二者功用之不同点。

生干地黄—名芐① 五

味苦、甘，气寒。气薄味厚，沉也，阴也，阴中之阳。无毒。秋深汁降，根实采收。日干者平，火干者温。蒸干者温补，生干者平宣。地产南北相殊，药力大小悬隔。江浙种者_{多种肥壤}，受南方阳气，质虽光润力微；怀庆_{郡名，属河南}生者_{多生深谷}，禀北方纯阴，皮有疙瘩力大。用试寸水，分别三名。浮者天黄，沉者地黄，半浮沉者人黄。惟地黄独优取服，余二者并劣检除。畏芜荑，恶贝母，忌三白②。咀犯铁器肾消_{竹刀切碎}。食同萝卜发皓，得麦门冬善为引导，拌姜汁炒不泥膈痰_{凡饮酒人服此，必依制之，酒病多痰，恐滞膈作胀满也}。如上达补头脑虚，或外行润皮肤燥，必资酒浸，方促效臻。入手少阴及手太阳，凉心火血热，俾去眼疮；泻脾土湿热，使长肌肉。骨蒸劳热可退，五心烦热堪驱。止血溢吐衄单方，疗伤折金疮要药。又治妇人月经闭绝，产后血上攻心。妊娠下血漏胎，崩中下血不止。患人脉洪多热，加用何妨；倘或脾胃有寒，切宜斟酌。**花名地髓**，服可延年；**实研水调**，效与根等。〇酒润蒸黑，**名熟地黄**，性微温，稍除寒气，入手足少、厥阴经。大补血衰，倍滋肾水。增气力，利耳目，填骨髓，益真阴。伤寒后，胫股最痛者殊功；新产后，脐腹急痛者立效。乌髭黑发，悦色驻颜。仲景制八味丸为君，取天一所生之源，专补肾中元气_{天一生水，故人元气属肾主之}。东垣立四物汤③作主，演癸乙同归一治，兼疗藏血之经_{癸水属肾，乙木属肝，肝为血海，故云藏血经也}。久久服之，明目益寿。

　　谟按：丹溪云气病补血，虽不中病亦无害也。读之不能无疑焉。

---

① 芐(hù 户)：地黄。
② 三白：即葱白、韭白和薤白。服生地，不能与此三者同食。
③ 四物汤：此方典出《太平惠民和剂局方》，非李东垣所创。

夫补血药剂，无逾地黄、当归，若服过多，其性缠滞，每于胃气亦有亏尔。尝见胃虚气弱，不能运行，血越上窍者，用此合成四物汤，以为凉血补血之剂，多服调治，反致胸膈痞闷，饮食少进，上吐下泻，气喘呕血，日渐危迫，去死几近。此皆因血药伤其冲和胃气，安得谓无害耶？大抵血虚，固不可专补其气，而气虚亦不可过补其血。所贵认证的真，量剂佐助，庶几不失于偏损也。

【点评】地黄在临床应用上有干地黄、熟地黄、鲜生地三种，性味不同，功能各异。干地黄甘寒，以滋阴养血为用；熟地黄甘温，专于滋补；鲜生地大寒，长于清热凉血。

当归六

味甘辛，气温。气味俱轻，可升可降。阳也，阳中微阴。无毒。生秦蜀两邦秦属陕西，蜀属四川。有大小二种。大叶者名**马尾当归**，黄白气香肥润此为上品，市多以低假酒洒润充卖，不可不察。小叶者名**蚕头当归**，质黑气薄坚枯此为下品，不堪入药。一说川归力刚可攻，秦归力柔堪补。凡觅拯病，优劣当分。畏姜藻蒲蒙生姜、海藻、菖蒲、牡蒙。恶菌茹、湿面。芦苗去净，醇酒制精。行表，洗片时；行上，渍一宿。体肥痰盛，姜汁渍宜。曝干咬咀，治血必用。东垣云：头，止血上行；身，养血中守；尾，破血下流；全，活血不走。易老①云：入手少阴，以心主血也；入足太阴，以脾裹血也；入足厥阴，以肝藏血也。若和剂在人参、黄芪，皆能补血；在牵牛、大黄，皆能破血。从桂、附、茱萸则热，从芒硝、大黄则寒。《别说》②又云：能使气血各有所归，故因名

---

① 易老：张元素，字洁古，今河北易县人，金元时期著名医家，"易水学派"代表人物，故有易老之尊称。著有《医学启源》《珍珠囊》和《洁古家珍》。
② 《别说》：即指《本草别说》。

曰当归。逐跌打血凝，并热痢刮疼，滞住肠胃内；主咳逆气上及温疟、寒热洗洗①在皮肤中；女人胎产诸虚，男子劳伤不足；眼疾齿疾痛难忍，痈疮金疮肌不生；中风挛蜷，中恶昏乱；崩带湛漏，燥涩焦枯；并急用之，不可缺也。又同川芎上治头痛，以其诸头痛，皆属肝木，故亦血药主之。甚滑大便，泻者须忌。

谟按：《正传》②云：当归能逐瘀血、生新血，使血脉通畅，与气并行。周流不息，因以为号。然而中半已上，气脉上行，天气主之；中半已下，气脉下行，地气主之；身则独守乎中而不行也。人身之法象亦犹是焉。故瘀血在上焦，与上焦之血少，则用上截之头；瘀血在下焦，与下焦之血少，则用下截之尾；若欲行中焦瘀血，与补中焦血虚，则用中截之身。匪独当归为然，他如黄芩、防风、桔梗、柴胡亦皆然也。观此一说，较前东垣虽殊，思亦近理不妄。采附篇末，凭人所宗。

又按：《经》云主咳逆上气。议者以当归血药，如何治胸中气也？殊不知当归非独主血，味兼辛散，乃为血中气药。况咳逆上气，非止一端，亦有阴虚，阳无所附，以致然者。今用血药补阴，与阳齐等，则血和而气降矣。《本经》所谓义或由斯。

【点评】当归既能补血，又能活血，为血病之要药，凡妇女月经不调，血虚经闭胎产诸证，皆用之为主药。当归一物四用，头，止血；身，养血；尾，破血；全，活血不走，四者各有所长。张元素认为当归合人参、黄芪则补血，配牵牛、大黄则破血；与桂、附、茱萸相伍则热，与芒硝、大黄相合则寒。可见，当归之部位不同则作用亦异，其配伍之不同则性能亦不同。

---

① 洗洗：底本作"洗"，据《纲目》卷十四"当归"条改。
② 《正传》：即指《医学正传》。

牛膝七

味苦酸，气平。无毒。忌牛肉，畏白前。所恶之药有三，萤火、陆英、龟甲。地产尚怀庆注前，种类有雌雄。**雌牛膝**节细茎青，根短坚脆无力；**雄牛膝**节大茎紫，根长柔润有功。秋后采根，曝干待用。去馇①烂黑黯，选肥壮鲜明。因与牛膝同形，人故假此为誉。凡入药剂，酒渍咬咀。善理一身虚羸，能助十二经脉。主手足寒湿痿痹，大筋拘挛；理膀胱气化迟难，小便短少。补中续绝，益阴壮阳。填髓除腰膝酸疼，滑血滋须发乌黑。竹木刺入肉，嚼烂厚罨；老疟久弗瘥，单煎连服。卒得不识恶毒，捣生根敷上即瘥；尿管涩痛几危，煮浓酒饮下立愈。治女人血癥血瘕，月水行迟；疗产妇血晕血虚，儿枕痛甚。同麝香堕胎甚捷土牛膝一两、麝香一钱，捣细、熔蜡，搓成长条，插阴户内即堕。引诸药下走如奔。故凡病在腰腿胻踝之间，必兼用之而勿缺也。亦宜久服，耐老轻身。

【点评】牛膝有川牛膝、怀牛膝之别，川牛膝长于宣通关节，活血通经；怀牛膝偏于强壮筋骨，补益肝肾。另有土牛膝，功专泻火解毒，通淋利水，疗喉痹疮毒，其破血之力更胜。

黄精八

味甘，气平。无毒。山谷土肥俱出，茅山、嵩山独良。茎类桃枝脆柔，一枝单长；叶如竹叶略短，两叶对生—说其叶偏生不相对者为偏精，叶相对者为正精，正精功用尤胜。又华佗漆叶青粘散云青粘即黄精之正叶者，未审的否。花开似赤豆花，实结若白黍米亦有不结实者。并堪服饵《抱朴子》云：服花胜

---

① 馇(yì 亿)：食物发臭。

实，服实胜根。但花难得，生花一斛只干得一二升，非大有役力者不能办也。勿厌采收。冬月挖根，嫩姜仿佛。仙家称名黄精，俗呼为野生姜也。洗净九蒸九曝，代粮可过凶年。因味甘甜，又名米铺。入药疗病，生者亦宜。钩吻略同，切勿误用。安五脏六腑，补五劳七伤。除风湿，壮元阳，健脾胃，润心肺。旋服年久，方获奇功。耐老不饥，轻身延寿。小儿羸瘦，多啖弥佳。

谟按：《博物志》曰太阳之草名黄精，饵之可以长生；太阴之草名钩吻，食之入口立死。夫钩吻，野葛之别名也。人但言钩吻杀人，并无敢食之者，何尝信黄精延寿，而饵之不厌者耶？《本经》注中，载古一婢，逃入深山，得黄精饵之，日间不饥，久渐轻身，飞越山顶，莫有能迫之者，此亦非虚诬也。

【点评】黄精甘平质润，其功类似熟地，但前者为脾肺气阴两伤之要药，既能补气，又能养阴益精；后者专于补肾阴，益精血。

远志九

味苦，气温。无毒。茎类麻黄而青，兖州郡名泰山并属山东俱有。根名远志，四月采收。用宜去骨取皮，甘草汤渍一宿因苦下行，以甘缓之，使上发也。漉向日曝，干入剂煎。畏真珠、藜芦、蜚蠊，宜冬葵、茯苓、龙骨。雄附雄黄、附子大毒，亦能杀除。益精壮阳，强志倍力。辟邪气，去邪梦，定心气，安心神。增益智慧不忘，和悦颜色耐老。仍利九窍，亦补中伤。咳逆能驱，惊悸可止。治小儿惊痫客忤，疗妇人血噤失音。○小草苗叶之名，古方曾用获效，除胸痹、心痛、逆气《范汪方》治此证有小草丸。禁虚损、梦魇、精遗。

【点评】远志既能安神疗忘，又能化痰。用于安神，常配合其他安神药。若用于化痰当与治咳药同用，尤其对于痰郁所致的惊痫，更为常用。

石菖蒲十

味辛、苦，气温。无毒。池郡属南直隶最多，各处亦有。生石涧中为美，一寸九节方灵。拣去露根埋土者堪用，露出者去之，勿犯铁器，药入捣碎。使宜秦艽，恶地胆、麻黄，忌饴糖、羊肉。主手足湿痹，可使屈伸；贴发背痈疽，能消肿毒。下气除烦闷，杀虫愈疥疮。消目翳，去头风。开心洞达，出音声，益智慧，通窍虚灵。劫耳聋耳鸣，禁尿遗尿数。腹痛或走者易效，胎动欲产者即安。鬼击懵死难苏，急灌生汁；温疟积热不解，宜浴浓汤。单味入酒煎，疗血海败，并产后下血不止。细末铺席卧，治遍身毒，及不痒发痛疮疡。多服聪明不忘，久服延年耐老。

谟按：生石涧而叶细嫩者，名菖蒲，根小节稠，味甚辛烈，堪收入药，通窍开心；种池塘而叶粗长者，名菖阳，根大节疏，味兼和淡，惟取作馔，餍酒点茶。故古方中，但用此味，特加石字于上，示其所优，使人之不误取也。匪特菖蒲为然，他如栀子、茨菇，每加山字，亦此意尔。药必求真，服才获效。《本经》注下载：原有服石菖蒲一十三年，身生长毛，冬袒不冷，日诵万语，牢记常全。今读书士，亦或取和远志为丸，朝夕吞服。盖因目击其说，欲假以开聪明、益智慧之一助也。

【点评】石菖蒲禀芳香清冽之气，辟秽浊不正之气，具有宣窍而聪耳目，开塞而省迷惑之效，故适宜于痰湿蒙闭、清阳不升所致的耳聋不聪，头目不清，神识昏迷等。

天门冬十一

味苦、甘，气平、大寒。气薄味厚，沉也，阴也，阳中之阴。无毒。山谷俱有，夏秋采根。蒸烂去皮去心，曝干旋咀旋用。咀久易生霉垢，则黑黯不明亮也。畏曾青，忌鲤鱼。倘误食中毒，取浮萍解之。使宜贝母、地黄，经入手肺足肾。疗风淫湿痹，补虚损劳伤。杀三虫，去伏尸，且强骨髓，润五脏，悦颜色，尤养肌肤。解渴除烦，消痰住嗽。保肺气不被热扰，通肾气能除热淋。止血溢妄行，润粪燥闭结。同参、芪煎服，定虚喘促神方；和姜、蜜熬膏天门冬自然汁三碗，蜜一碗，姜汁半碗，共和匀熬膏，破顽痰癖劫剂。单用研末调酒，久久益气延年。肺痿肺痈，亦堪调治。盖因苦泄滞血，甘助元气，寒去肺热，此三者天门冬之功焉。虚热人加用正宜，虚寒者切禁莫服，因专泄不能专收故尔。

麦门冬十二

味甘、微苦，气平，微寒。降也，阳中微阴。无毒。阔畈①平堤，土肥则产。叶类莎草长秀，根如麦颗连珠，故因名麦门冬也。畏苦参、青蘘、木耳，恶苦芺②、苦瓠、款冬。去心用，不令人烦；择肥大，方获效速。地黄、车前为使。入手太阴少阴。治肺伏火邪，及肺痿脓吐腥臭；补心劳伤损，并心血错经妄行。益精强阴，驱烦解渴。心腹结气能散，肠胃伤饱可消。美颜色，悦肌肤，止呕吐，愈痿蹷音足。去心下支满，退虚热客邪。经枯乳汁不行，堪资作引。肺燥咳声连发，须仗为君。加五味、人参三者同煎，名生脉散。子专补元

---

① 畈（fàn 范）：成片的田地。
② 苦芺：又称苦菜，为菊科植物蒙山莴苣的全草。民间春季食用。有清热解毒、凉血之功。

气，与地黄、阿胶、麻仁共用，能润经益血，复脉通心。按：《本经》多治脾胃脏腑，后用者专疗心肺两经。久服轻身，不饥不老。

谟按：天、麦门冬并入手太阴经，而能驱烦解渴，止咳消痰。功用似同，实亦有偏胜也。麦门冬兼行手少阴心，每每清心降火，使肺不犯于贼邪，故止咳立效；天门冬复走足少阴肾，屡屡滋肾助元，令肺得全其母气，故消痰殊功。盖痰系津液凝成，肾司津液者也，燥盛则凝，润多则化。天门冬润剂，且复走肾经。津液纵凝，亦能化解。麦门冬虽药剂滋润则一，奈经络兼行相殊。故上而止咳，不胜于麦门冬；下而消痰，必让于天门冬尔。先哲亦曰：痰之标在脾，痰之本在肾。又曰：半夏惟能治痰之标，不能治痰之本。以是观之，则天门冬惟能治痰之本，不能治痰之标。匪但与麦门冬殊，亦与半夏异也。

【点评】天门冬、麦门冬主治相同，但天门冬滋腻寒凉，甚于麦门冬，其功用不仅润肺，又能滋肾，为阴虚内热、肺肾两亏之要药。麦门冬以润燥生津为主，治在中、上二焦，适宜于肺胃津液亏耗，而发生燥热者。由于二药都属甘寒滋腻，故风寒外感之咳嗽，则不宜用。陈氏认为麦门冬偏于清心降火，天门冬侧重滋肾助元。此乃二药归经之不同，功用亦有所稍异。

五味子十三

味酸，气温。气轻味厚，降也，阳中微阴。无毒。江北最多，江南亦有。春生苗茎赤色，渐蔓高木引长。叶发似杏叶尖圆，花开若莲花黄白。秋初结实，丛缀茎端。粒圆紫，不异樱珠；核扁红，俨若猪肾。采收日曝，膏润难干。南北各有所长，藏留切勿相混。风寒咳嗽**南五味**为奇，虚损劳伤**北五味**最妙。恶萎蕤，胜乌头。以苁蓉为使，入肺肾二经。收敛耗散之金，滋助不足之水。生津止渴，益气强阴。驱烦热，补元阳。解酒毒，壮筋骨。霍乱泻痢可止，水肿腹胀能消。

冬月咳嗽肺寒，加干姜煎汤治效；夏季神力困乏，同参芪麦蘖_{人参、黄}芪、麦门冬、黄柏皮服良。其热嗽火气盛者，不可骤用寒凉之药。必资此酸味而敛束。然不宜多用_{若多用则闭住其邪}。恐致虚热以为殃。盖因皮甘、肉酸、核中辛苦，俱兼咸味，故名曰五味子。《本经》只云酸者，木为五行先也。宜预捣碎_{则五味具}。方后投煎。

【点评】五味子酸能敛肺，故治咳嗽喘急，正如《内经》所谓"肺欲收，急食酸以收之，用酸补之"，对于咳嗽、遗精等属于肺肾亏虚者，尤为要药。

菟丝子_{十四}

味辛甘，气平。无毒。朝鲜_{国名}多产，宛句_{属山东兖州府}独佳。蔓延草木之间，无根假气而出。实如蚕子，秋采阴干。色黄细者名**赤纲**，色浅大者名**菟蘽**。种类虽二，功效并同。先用水洗去砂，次以酒渍杵烂。捏成薄饼，向日曝干。研末为丸，不堪煎液。益气强力，补髓添精。虚寒膝冷腰疼，正宜多服；鬼交梦遗精泄，勿厌频吞。肥健肌肤，坚强筋骨。服之久久，明目延年。**茎叶**煎汤，小儿可浴。解热毒痱疹，散痒塌痘疮。

【点评】菟丝子性平质润，不温不燥，既能补阳，又能益阴，为平补肝肾之良药。虽阴虚、阳虚皆可应用菟丝子，但其仍偏于补阳，多用于肾阳不足证。

灵芝草_{十五}

色分六品，味应五行。气禀俱平，服饵无毒。○**青芝**如翠羽_{一名}_{龙芝}，应木味酸，产泰山，专补肝气。兴仁恕强志，明眼目安魂。

○**赤芝如珊瑚**—名丹芝，应火味苦，产衡山，善养心神，增智慧不忘，开胸膈除结。○**白芝截肪可比**—名玉芝，味辛应金，华山生，益肺定魄，止咳逆，润皮毛。○**黑芝泽漆堪伦**—名玄芝，味咸应水。常山出，益肾驱癃，利二便，通九窍。○**黄芝与黄金类**—名金芝，嵩岳山多。○**紫芝与紫衣同**—名木芝，高夏山有。并味甘应土，咸逐邪益脾。坚骨健筋，悦颜驻色。六芝俱主祥瑞，夜视光彩映人。烧不焦，藏不朽。久服延寿，常带辟兵。世所难求，医绝不用。但附其说，俾识其详。

甘菊花十六

味甘、微苦，气平、寒。属土与金，有水火，可升可降，阴中阳也。无毒。种类颜色多品，应候黄小为良《月令》云：菊有黄花是也。余色不入药。山野间，味苦茎青名苦薏，勿用苦薏花亦黄色，但气薄味苦，入药反损尔；家园内，味甘茎紫谓甘菊，堪收。苦者胃气反伤，甘者阴血兼补。为使一味，宜桑白皮。驱头风，止头痛晕眩，清头脑第一；养眼血，收眼泪翳膜，明眼目无双。变老人皓白成乌；同地黄酿酒，解醉汉昏迷易醒。共葛花煎汤，散湿痹，去皮肤死肌；安肠胃，除胸膈烦热。利一身血气，逐四肢游风。腰痛陶陶①，亦堪主治。久服弗已，轻身延年。**捣根叶**取汁顿尝夏秋采叶，冬春采根，救疔肿，垂死即活。

谟按：《月令》于桃、于桐，但言花而不言色，独于菊曰黄花，取其得时之正，况当其候，田野山侧盛开满眼，皆黄花也。《月令》所取，不无意焉。入药用黄，盖本诸此。又考根、苗、花、叶，亦可共剂成方。三月上寅日采苗，六月上寅日采叶，九月上寅日采花，十二月上寅日采根。并阴干百日，各等分称匀。择成日制之，捣千杵为

———

① 陶陶：形容腰痛经久不止。

末。用蜜炼熟，豆大丸成。酒服七丸，一日三服。百日身轻润泽，一年发白变乌，二年齿落更生，三年貌如童子。至贱之草，而有至大之功。特附其详，以为老者益寿之一助尔。

薏苡仁十七

味甘，气微寒。无毒。近道俱出，真定郡名，属北直隶者良。多生旷野泽中，茎高三四尺许。叶类垂黍，花开浅黄。结实而名薏珠，小儿每穿为戏。医家采用，春①壳取仁。或和诸药煎汤炒熟微研入之，或换粳米煮粥薏苡仁粒硬，须先煮半熟，才换粳米同煮，粥方稠黏。专疗湿痹，且治肺痈。筋急拘挛，屈伸不便者最效此湿痹证；咳嗽涕唾，脓血并出者极佳此肺痈证。除筋骨邪入作疼，消皮肤水溢发肿。利肠胃，主渴消。久服益气轻身，多服开胃进食。但此药力和缓，凡用之时，须当倍于他药尔。若挖根煮汁，可攻蛔堕胎。肺痈服之，亦臻神效。

谟按：《衍义》云《本经》谓主筋急拘挛，须分两等，大筋缩短，拘急不伸，此是因热拘挛，故此可用；倘若因寒筋急，不可用也。又云受湿者亦令筋缓。再按丹溪曰寒则筋急，热则筋缩。急因于坚强，缩因于短促。若受湿则弛，弛因于宽长。然寒与湿未尝不挟热，而三者又未始不因于湿。薏苡仁去湿要药也。二家之说，实有不同。以《衍义》言观之，则筋病因热可用，因寒不可用。以丹溪言观之，则筋病因寒、因热、因湿皆可用也。盖寒而留久，亦变为热。况外寒湿与热皆由内湿启之，方能成病内湿病酒面为多，鱼肉继以成之。若甘滑、陈久、烧炙、辛香、干硬皆致湿之因，宜戒之。谓之曰：三者未始不因于湿，是诚盲者日月，聋者雷霆欤。

【点评】薏苡仁渗湿而不峻利，补脾而不滋腻，性寒而不伤

---

① 春：底本作"春"，据增补本改。

胃，是清补淡渗之品。湿热内蕴之脚气水肿、湿滞经络之湿痹拘挛、湿热壅结之肺痈等，皆常用之。清利湿热宜生用，健脾止泻宜炒用。

薯蓣 即山药，又名山芋 十八

味甘，气温、平。无毒。南北州郡俱产，惟怀庆者独良。秋采曝干，灰藏不蛀柴灰同藏罐内，则不蛀坏。性恶甘遂，共剂不宜。使天、麦门冬紫芝，入手足太阴两脏。治诸虚百损，疗五劳七伤。益气力，润泽皮肤；长肌肉，坚强筋骨。除寒热邪气，烦热兼除；却头面游风，风眩总却。羸瘦堪补，肿硬能消。开心孔聪明，涩精管泄滑。理脾伤止泻，参苓白术散频加；逐腰痛强阴，六味地黄丸当用。捣筛为粉，作糊甚黏。久服不饥，延年耐老。

谟按：山药能消肿硬，因能益气补中故尔。《经》曰：虚之所在，邪必凑之。着而不去，其病为实。非肿硬之谓乎？故补其气，则邪滞自不容不行。丹溪云补阳气生者，能消肿硬，正谓此也。

【点评】山药作用缓和，不寒不热，既能补气，又能养阴，补而不滞，滋而不腻，为平补脾胃之品，脾阳虚、脾阴虚均可用之。养阴宜生用，补脾止泻宜炒用。

石斛 十九

味甘，气平。无毒。多产六安州名，属南直隶，亦生两广广东、广西。茎小有节，色黄类金。世人每以金钗石斛为云，盖亦取其象也。其种有二，细认略殊。生溪石上者名**石斛**，折之似有肉中实；生栎木上者名**木斛**，折之如麦秆中虚。石斛有效难寻，木斛无功易得。卖家多采易者代充，不可不预防尔。恶凝水石、巴豆，畏白僵蚕、雷丸。以酒浸蒸，方宜入剂。却惊定志，益精强阴。壮筋骨，补虚羸，健脚膝，驱冷痹。皮外邪热堪逐，胃中虚火能除。厚肠胃轻身，长肌肉下气。

【点评】石斛善养阴生津，而以养胃阴、清虚热为主。温热病中，视为要药。

知母二十

味苦、辛，气寒。气味俱厚，沉而降，阴也，阴中微阳。无毒。多生徐、解二州并属南直隶。形类菖蒲，柔软肥白有力，枯黯无功。去净皮毛，忌犯铁器。引经上颈，酒炒才升。益肾滋阴，盐炒便入。乃足少阴本药，而又入足阳明、入手太阴也。补肾水，泻去无根火邪；消浮肿，为利小便佐使。初痢脐下痛者能却，久疟烦热甚者除。治有汗骨蒸热痨，疗往来传尸痄病。润燥解渴患人虚热口干，宜倍用之，止咳消痰。久服不宜，令人作泻。仍治溪毒，河涧澡洗，先以药末，投水上流，自无患矣。

谟按：东垣云仲景用此为白虎汤，治不得眠者烦躁也。盖烦者肺，躁者肾，以石膏为君，佐以知母之苦寒，以清肾之燥。缓以甘草、粳米之甘，使不速下也。经云：胸中有寒者瓜蒂散，表热里寒者白虎汤。瓜蒂、知母味皆苦寒，何谓治胸中寒也？曰：读者当逆识之，如言乱臣十人，乱当作治。仲景言寒，举其效言之，热在其中矣。若果为寒，安得复用苦寒之剂？且白虎汤证，脉尺寸俱长，其热明矣。岂可因其辞而害其意乎？

【点评】知母与石膏皆能清肺胃实热，然石膏辛甘大寒，重在清解；知母味苦寒质润，重在清润。知母以清润为专长，不论实热、虚热，皆可应用。

肉苁蓉二十一

味甘、酸、咸，气微温。无毒。陕西州郡俱有，马沥落地所生。端午采干，用先酒浸，刷去身外浮甲，劈除心内膜筋。或酥炙酒蒸，仍碎挏入剂。忌经铁器，切勿犯之。治男子绝阳不兴、泄精、尿血、遗沥；疗女人绝阴不产、血崩、带下、阴疼。助相火，补益劳伤；暖腰膝，坚强筋骨。丹溪云：虽能峻补精血，骤用反动大便。又种**琐阳**亦产陕西。味甘可啖。以酥涂炙，代用亦宜。煮粥弥佳，入药尤效。润大便燥结若溏泻者，切忌服之。补阴血虚羸，兴阳固精，强阴益髓。但《本经》原缺未载，此丹溪续补为云。又**草苁蓉**，岩石多产，根类初生莲藕，《本经》一名列当。温补略同，功力殊劣，或压扁，假充前药肉苁蓉罕得真者，市多以此压扁假充；又以金莲草根盐润充卖，误服之反有损也。凡用者务审精详。

【**点评**】本品乃列当科植物肉苁蓉的干燥带鳞叶的肉质茎。所谓肉苁蓉乃"马沥落地所生"，取自陶弘景《集注》"代郡、雁门属并州，多马处便有。言是野马精落地所生"。此说显系意象思维建立的事物间联系。

补骨脂即破故纸 二十二

味苦、辛，气大温。无毒。生广西诸州，子圆扁而绿，盐酒浸宿浮酒面者，轻虚去之，蒸过曝干，又同炒伴乌油麻，炒熟去麻单用；亦为丸捣胡桃肉，再加杜仲、青盐即青娥丸。治男子劳伤，疗妇人血气。腰膝酸疼神效，骨髓伤败殊功。除囊湿而缩小便，固精滑以兴阳道。却诸风湿痹，去四肢冷疼。恶甘草须知，忌芸薹、羊肉。

【点评】补骨脂最早见于《开宝本草》，是书指出其"主五劳七伤，风虚冷，骨髓伤败，肾冷精流及妇人血气堕胎"。甄权《药性论》则认为补骨脂治"男子腰痛膝冷，囊湿，逐诸冷顽痹，止小便利，腹中冷"。可见，补骨脂助火补阳，为脾肾阳虚之要药，为治脾肾虚寒、五更泄泻之良药。

羌活 二十三

味苦、甘、辛，气平、微温。气味俱轻，升也，阳也。无毒。多生川蜀，亦产陇西。得风不摇，无风自动，因又名独摇草也。本与独活同种，后人分有二名。紫色节密者为羌，黄色成块者为独。今医家用羌活多用鞭节，用独活多用鬼眼。羌活则气雄，独活则香细。气雄者入足太阳，香细者入足太阴。是知羌活本手足太阳表里引经之药，而又入足少阴厥阴二经。名列君部之中，非此柔懦之主。此诚拨乱反正，大有作为者也。故小无不入，大无不通。能散肌表八风之邪，善利周身百节之痛。排巨阳肉腐之疽，除新旧风湿之证。须去黑皮腐烂，煎服方有神功。如若加入川芎，立止本经头痛。**独活**主治较羌稍殊，乃足少阴表里引经。专治痛风与少阴经伏风，而不治太阳经也。故两足湿痹不能动履，非此莫痊；风毒齿痛、头眩目晕，有此堪治。虽仗治风，又资燥湿。《经》云：风能胜湿故也。但今卖者，多采土当归假充，不可不细辨尔。

谟按：《会编》云羌活、独活《本经》既云同种，再无别条，则非二物可知矣。后人因见形色、气味略殊，故立异论，不思物之不齐，物之情也。是以羌活、独活虽系一种，而一种之中亦有不同，有紧实者，有轻虚者。仲景用独活治少阴，必紧实者；东垣用羌活治太阳，必轻虚者。正如黄芩，取枯飘者名宿芩，用治太阴；取圆实者名子芩，用治阳明义也。况古方但用独活，今方既用独活，又用羌活，不知病宜两用耶，抑不知未之考耶。

第四卷桑根白皮款后谟按，宜参看。

【点评】羌活、独活，古时不分，《本经》则谓"独活一名羌活"。甄权《药性论》始分别说明其主治，李时珍《纲目》仍列于一处，认为"独活、羌活乃一类两种"。实际上，二药形态不同，气味有差异，虽均可祛风胜湿，但亦有区别：羌活气味雄烈，性燥而散，功擅发散表邪；独活气味较淡，性质亦较缓和，长于治疗筋骨间之风湿痹痛。

柴胡 二十四

味苦，气平、微寒。气味俱轻，升也，阳也，阴中之阳。无毒。州土各处俱生，银夏 州名，属陕西 出者独胜。根须长如鼠尾，一二尺余；香气直上云端，有鹤翔集。八月收采，折净芦头。疗病上升，用根酒渍；中行下降，用梢宜生。畏女菀、藜芦，使半夏一味。乃手足少阳、厥阴四经行经药也。泻肝火，去心下痰结热烦，用黄连 猪胆汁炒 为佐；治疮疡，散诸经血凝气聚，与连翘同功。止偏头疼、胸胁刺疼及胆瘅疼痛；解肌表热、早晨潮热并寒热往来。伤寒门实为要剂，温疟证诚作主方。且退湿痹拘挛，可作浓汤浴洗。在脏主血，在经主气。亦妇人胎前产后，血热必用之药也。经脉不调，加四物秦艽牡丹皮治之最效；产后积血，佐巴豆、三棱、莪术攻之即安。又引清气顺阳道而上行，更引胃气司春令以首达。亦堪久服，明目轻身。叶名**芸蒿**，辛香可食。

谟按：《衍义》云《本经》并无一字治劳，今人治劳方中鲜有不用，误世甚多。尝原劳怯，虽有一种真脏虚损，复受邪热，热因虚致，故曰劳者牢也。亦须斟酌微加，热去即当急已也。设若无热，得此愈增。《经验方》治劳热青蒿煎丸，少佐柴胡正合宜尔，故服之无不效者。《日华子》竟信为实，就注《本经》条下，谓补五劳七伤，除烦而益气力。《药性论》又谓：治劳乏羸瘦。是皆不智，妄自作俑者也。若此等病，苟无实热，医者执而用之，不死何待！本草注释，岂可半字卤莽①耶？万世之后，所误无穷，谁之咎也？明达之医，固知去取；中下之士，宁不蹈其辙哉！非比仲景治伤寒寒热往来如疟之证，制大小柴胡及柴胡加龙骨、柴胡加芒硝等汤，此诚切要之药，万世之所宗仰，而无镯议者也。

【点评】柴胡体质轻清，气味俱薄，具有升发之性，功能和解疏肝，适宜于寒热往来、胸胁苦满、口苦呕吐等症；又能升举中气，治疗中气之下陷等。

升麻 二十五

味苦、甘，气平、微寒。气味俱薄，浮而升，阳也。无毒。虽多陕地，惟尚益州属四川，今改成都府。入药宜根，逢秋才采。曝干形轻实者第一，削出青绿色者亦佳。择鸡骨相同，去黑皮腐烂。乃足阳明太阴行经之药，凡补脾胃必此引之。若得白芷、葱白同煎，又走手经阳明太阴。非此四经，不可用也。解百毒，杀百精殃鬼；释诸瘴，辟诸疫瘟邪。去伤风于皮肤，散发热于肌肉。倘太阳证具误服，是先引贼寇破家东垣云：初病太阳证，便服升麻葛根汤是遗太阳，不惟遗经，反引太阳邪气入于阳明不能解也，故曰引贼破家云。务认分明，切勿卤莽。止头痛、喉痛、齿痛，并中恶腹痛；理口疮、疥疮、斑疮，及豌痘烂疮。治风肿、风痛，疗肺痈、肺痿。故圣药为疮家之号，的药来风家之称。升提元阳，不下陷阴分；挟引诸药，同行达四经。东垣云：引葱白，散手阳

① 卤莽：即鲁莽。下同。

明风邪；引石膏，止足阳明齿痛是也。**梢子收取，堪治脾瘅。久服不夭，轻身益寿。**

谟按：仲景《伤寒论》云瘀血入里，若衄血、吐血者，犀角地黄汤主之。夫犀角，乃阳明圣药也。又曰如无犀角，代以升麻。其犀角、升麻气味大相远隔，何以代云？不过知升麻亦阳明经药，用之以引地黄及诸药同入阳明经尔。舍此他用，岂复能乎？

【点评】《本经》认为升麻能解毒，兼有透发的作用。自金元以后，医家们发现升麻又有升阳举陷之效。古方中用其治斑疹不透，以达泻热解毒之目的。若补中益气汤之治久泄脱肛，则用升麻举陷升提之力等。

车前子二十六

味甘、咸，气寒。无毒。山野道途，处处生长。一名牛舌草，又谓虾蟆衣。叶中起苗，苗上结子。细类葶苈，采择端阳。专入膀胱，兼疗肝脏。通尿管淋沥涩痛，不走精气为奇；驱风热冲目赤疼，旋去翳膜诚妙。湿痹堪却，生产能催。益精强阴，令人有子。故今种子方内所制五子衍宗丸，枸杞、菟丝、五味、覆盆，斯亦列其名者，盖由得此说也。**根叶捣生汁饮之，治一切衄、痢、尿血。亦利水道，堪逐气癃。久服轻身，延年耐老。**

【点评】车前子甘、寒，滑利，性专降泻，有通利小便，清泻湿热之功，兼有明目作用，适宜于治湿热内郁之水肿、腹泻、小便不利，或赤涩热痛及白带等。

地肤子一名落帚子 二十七

味苦，气寒。无毒。生于平泽中，苗名铁扫帚。叶如荆芥，子类蚕沙。秋末采收，阴干入药。专利水道，去热膀胱。多服益精强阴，久服明目聪耳。浴身却皮肤瘙痒热疹，洗眼除热暗雀盲涩疼。叶捣绞汁服之，又散诸恶疮毒。泄泻分渗，血痢兼驱。

【点评】地肤子苦寒降泻，清热化湿，既能通淋利小便，又可解毒除湿疮，以治湿热皮疮，周身瘙痒等症，既可内服，又可外敷。

决明子二十八

味咸、苦、甘，气平，微寒。无毒。川泽多生，苗高数尺。叶类苜蓿阔大，堪作菜蔬；子如绿豆锐圆，可入药剂。冬月采曝，捣碎才煎。恶火麻，使蓍实。除肝热，尤和肝气；收目泪，且止目疼。诚为明目仙丹，故得决明美誉。仍止鼻衄，水调末，急贴脑心；更益寿龄，蜜为丸，空心吞服。治头风，须筑枕卧；消肿毒，亦调水敷。头痛兼驱，蛇毒可解。

第二卷青葙子款后谟按，宜参看。

【点评】决明子性味苦寒，具有降泻之用，善解郁热，能散风除热，用治头风目疾；又能清肝热，以治青盲、雀目、目赤肿痛等；并润肠通便，可治便秘。

蒺藜子二十九

味苦、辛，气温、微寒。无毒。多生同州沙苑属河南，亦产近地道旁，牧马草场，布地蔓出。《诗》云：墙有茨者是焉。使宜乌头，种分黑白。**黑成颗粒**，较马藻①子略殊_{此种多出沙苑}。**白多刺芒**，比铁蒺藜无异_{此种亦生近地}。黑仅合丸散，生取研成；白堪用煎汤，刺须炒去。破妇人癥结积聚，止男子遗溺泄精。催生落胎，止烦下气。乳发带下易效，肺痿脓吐可瘳。疗双目赤疼，翳生不已。治遍身白癜，瘙痒难当。除喉痹头疮，消痔瘘阴汗。久服堪断谷食，轻身明目长生。**叶煮浴汤**，亦去风痒。

【**点评**】蒺藜子以果实入药。功能平肝祛风，开郁散结，常用于头风头痛、乳闭不通、目赤多泪、身体风痒等症。本品与潼蒺藜不同，不可混淆。《外科启玄·乳痈》云："乳肿最大者曰乳发"。乳发相当于西医的乳房蜂窝组织炎和乳房坏死性蜂窝组织炎，而白蒺藜治"乳发带下易效"。

蓝实_{三十}

味苦、甘，气寒。无毒。闽赣_{闽系福建，赣属江西}甚多，近道亦有。所产须分数种_{木蓝、马蓝、菘蓝、吴蓝俱不入药}。入药惟用蓼蓝。认状的真，与蓼无异。人家园圃，亦每种栽。秋采实曝干，微研碎煎服。杀虫蚑痒鬼恶毒，驱五脏六腑热烦。益心力，填骨髓。补虚，聪耳目，利关节通窍。久服勿厌，黑发轻身。**茎叶**可作靛染青。生捣堪绞汁顿饮，散热风赤肿，愈疗毒金疮。和麝香点诸虫咬伤，单饮下追鳖瘕胀痛。中百药毒总解，生诸恶疮并驱，《衍义》云蓝属水有木，能使散败之血，分诸经络，故解诸毒，而得效之速焉。又治小儿壮热成痫，更疗妇人产后血晕，消赤眼暴发，止吐衄时来。天行瘟疫热狂，并宜急取煎服。丹溪普济消毒饮中加板蓝根者，即此是也。○造成**青靛**，亦入医方。火疹火丹，涂之即退。○又染瓮上浮沫_{即靛花}，虽名**青黛**非真。

---

① 马藻：一种水草。

真者出波斯国间真青黛形状与靛花不同类，路远罕有；此却因功效相类《本经》注云：靛花主治与青黛同功，特假为名。旋收曝干，色甚紫碧，市家多取干靛充卖，殊不知靛枯黑重实，花娇嫩轻浮，不可不细择尔。以水飞净灰脚，合丸制散随宜。治小儿发热惊痫，调小儿疳蚀消瘦；泻肝止暴注，下毒杀恶虫。收五脏郁火有功，清上膈痰火最效。驱时疫头痛，敛伤寒赤斑。水调服之，应如桴鼓。○染成**青布**，堪剪烧灰，外科方中，亦每单用。敷恶疮经年不愈，贴炙疮出血难瘥。

谟按：靛花虽非青黛，然治小儿疳蚀消瘦发热，屡有奇功。古传歌括一章，附后令人便览，歌曰：小儿杂病变成疳，不问强羸女与男。腹内时时如下痢，青黄赤白一般般。眼涩面黄鼻孔赤，谷道开张不欲看。烦热毛焦兼口渴，皮肤枯槁四肢瘫。唇焦呕逆不乳哺，壮热增寒卧不安。此方便是青黛散，取效犹如服圣丹。

天麻三十一

味辛、苦，气平。无毒。春初始生苗叶，仿佛芍药成丛。中起梗二三尺高，因名赤箭；下发根王瓜般大，此谓天麻。郓利二州并属山东山谷俱有。秋月采取，乘润刮皮。略煮沸汤，曝干入药。治小儿风痫惊悸，疗大人风热头眩。驱湿痹拘挛，主瘫痪蹇滞。通血脉开窍，利腰膝强筋。诸毒痈疽，并堪调愈。○再考**赤箭**，原号定风。益气力强阴，下支满除疝。杀鬼精蛊毒，消恶气肿痛。久服增年，轻身肥健。

谟按：《别说》云天麻言根用之，有自内达外之理；赤箭言苗用之，有自表入里之功。盖根则抽苗径直而上，岂非自内达外乎？苗则结子，成熟而落，反从干中而下，至土而生，又非自表而入里乎？以此而观，粗可识其内外主治之理也。

【点评】天麻为治眩晕头痛之要药，既可治肝虚头眩，又能清风热头痛，并定惊息风。正如《纲目》引李杲语，谓肝虚不足者宜天麻、川芎以补之，更疗风热头痛或风痫惊悸。《开宝本草》谓其能利腰膝，强筋骨。此外，古方中亦多用其疗风湿痹证。

兰叶三十二

味辛、甘，气平、寒。无毒。即春秋开花兰香叶也。幽谷深林，随处俱有。叶长不瘁，花小甚香。凡入药中，采叶煎服。利水道，劫痰癖，益气生津；杀蛊毒，辟不祥，润肤逐痹。胆瘅必用，消渴须求。东垣有云：能散积久陈郁之气。《内经》亦曰：治之以兰，除陈气也。久服不老，轻身通神。

谟按：兰草生于深林，似慎独也，故称幽兰。其叶长青，其茎深紫，与蕙相类，逢春出芽。一干一花，而香有余者名兰；一干五六花，而香不足者名蕙。花同春开，但兰先而蕙继之。然江南之兰只春芳郁，荆楚闽广秋复再芳，故有春兰秋兰不同尔。丹溪云：幽兰叶禀金水清气，而似有火。人知花香之贵，不知叶用有方。如东垣之所云也。况药味载诸《内经》甚少，而兰独擅名，非深有功力，其能致乎。

蒲黄三十二

味甘，气平。无毒。种盛泰州^{属南直隶}，根满池泽。经秋尽瘁，逢春复生。初萌蘖，红白茸茸，为**蒲葅**①，曾载《周礼》，渐成柄，甘脆可啖，号**蒲笋**，亦著志书。春深发叶成丛，夏半抽梗中起。花抱梗杪②名**蒲厘**，类武士棒槌；屑缀花中即**蒲黄**，似画者金粉。市廛收为粿③卖用蜜和作，甚益小儿。医家采入药煎，筛净曝干，血病必用。补血

---

① 葅：水草。底本"菹"，查无此字，疑为"葅"的俗写。
② 杪(miǎo 秒)：细梢。
③ 粿：米粉。

止血须炒，破血消肿宜生。止血热妄行，吐衄唾咯立效；消瘀血凝积，癥瘕崩带殊功。调女人月候不匀，去产妇儿枕作痛。疗跌扑折损，理风肿痈疮。久服如常，奇功旋奏。轻身兼益气力，延年可作神仙。但不益极虚之人，若多食未免自利。筛后赤滓筛去细黄，其粗赤滓在筛上者，**蒲萼**当知赤滓名也。止泻涩肠，亦宜炒使。苗采作荐，乃名**香蒲**，除臭烂口中，驱邪气心下，聪耳明目，耐老坚牙。

【点评】蒲黄之功用，一止血，一祛瘀，二者似乎矛盾。其实，临床应用确实如此，生用行血，炒用止血，生熟不同，功效亦殊。

卷柏三十四

味辛、苦，气温、平、微寒。无毒。多生石崖湿处，形仅寸半而长，茎叶紫青，仿佛扁柏。遇雨舒开如掌，经晴卷束如拳。凡欲用之，随时收采。止血用炙，去血宜生。治妇人癥瘕血闭殊功，疗男子风眩痿躄立效。止脱肛而散淋结，除啼泣以驱鬼邪尸疰、鬼疰腹痛，百邪、鬼魅啼泣，酒煎服之。益精强阴，镇心安魄，暖水脏育孕，和颜色轻身。

何首乌三十五

味甘、苦、涩，气微温。无毒。今生近道，原出祐城县名，属山西。篱堑墙垣，随处蔓发。有雌雄二种，对长苗成藤；夜交合相联，昼分开各植。凡资入药，秋后采根。大类山甜瓜，外有五棱瓣。雌者淡白，雄者浅红。雌雄相兼，功验方获。咀竹刀禁伤铁器，浸泔水过宿曝干。木杵捣舂，茯苓引使。忌猪羊血汁，恶萝卜菜蔬。主瘰疬痈疽，疗头面风疮。长筋骨，悦颜色，益血气，止心疼。久服添精，令人有子。妇人带下，为末酒调。原取名曰夜交藤，后因顺州南河县何翁服之，白发变黑，故改称为何首乌也。**花采九蒸九曝，久服亦驻颜容。**

谟按：李远曰此仙草也。五十年者如拳大，服一年则须发黑。百年者如碗大，服一年则颜色悦。百五十年者如盆大，服一年则齿更生。二百年者如斗栲栳大，服一年则貌如童子，走及奔马。三百年者如三斗栲栳大，其中有鸟兽山岳形状号山精，纯阳之体，久服则成地仙也。李君斯言，必有所考，不然岂妄诞以欺人哉？况今台阁名公，竞相采取，异法精制，为丸日吞。亦因获效异常，曾令锓梓传世。或佥曰八仙丹，或曰延寿丹，或曰八珍至宝丹，征实取名。一以重药之非凡，二亦表李君之不诬矣。

【点评】何首乌之功用，生熟迥殊。李时珍谓："此物气温，味苦涩，苦补肾，温补肝……功在地黄、天门冬之上。"用时须以熟者为宜。生用则治疗瘰疬痈疽、肠燥便秘等。

益母草 一名茺蔚 三十六

味辛、甘，气微温。无毒。方梗凹音坳面，对节生枝。叶如火麻，花开紫色此草有二种，开白花者不入药。川泽随处俱有，端午连根拔收。风际阴干，忌犯铁器。单用最效，方载女科。或研罗细末，炼蜜为丸；或捣煎浓汤，熬成膏汁。总调胎产诸证，故加益母之名。去死胎，安生胎；行瘀血，生新血。治小儿疳痢，敷疔肿乳痈。汁滴耳中，又主聍耳。细剉醋炒，马啮堪敷。且制硫黄，尤解蛇毒。多服消肿下水，久服益精轻身。子味相同，亦理胎产；善除目翳，易去心烦。

谟按：丹溪云茺蔚子活血行气，有补阴之功，故名益母。凡胎前产后，有所恃者血气也。胎前无滞，产后无虚，以其行中有补也。

【点评】益母草与茺蔚子同为活血调经之药，为治产后之良药。益母草活血调经之力强，适宜于妇人瘀阻经痛以及折伤内损有瘀血者。茺蔚子还可治肝热目疾，单用效力弱，须与清肝明目药配合使用。

续断三十七

味苦、辛，气微温。无毒。陕蜀最盛，三月才生，似苎麻叶，苗干四棱。类大蓟根，皮色黄赤。资之入药，取根于秋。多有粗良，务择精细。但认状如鸡脚者为上，节节断皮黄皱者方真。去向里硬筋，以醇酒浸宿，烈日曝过，薄片咀成。恶雷丸，使熟苄①。续筋骨调血脉，专疗跌扑折损；消肿毒生肌肉，善理金疮痈伤。乳痈瘰疬殊功，肠风痔瘘立效。缩小便频数，固精滑梦遗。亦暖子宫，俾育妊孕。久服勿厌，气力倍常。

【点评】续断既可补益肝肾，又能通行血脉。功近杜仲，但杜仲补力较强，续断通脉功胜。正如刘若金所谓"续断行寓于补中，即补之以宣"。

漏芦三十八

味苦、咸，气寒。无毒。一名野兰。茎若箸大，叶似白蒿有莢，花绽莢端色黄，子结类油麻作房，根生如蔓菁细黑。单州属山西出者为胜，八月采根阴干。制度如仪，违错弗效。咀成薄片，相对甘草而蒸；从巳至申，检净甘草才用出《雷公炮炙》。连翘为使，行足阳明。治身体风热恶疮，去皮肌瘙痒瘾疹。主乳痈发背，理痔瘘肠风。补血排脓，生肌长肉。引经脉，下乳汁，续筋骨，疗折伤。止遗溺泄精，除风眼湿痹。匪专煎饮，亦作浴汤。久服益气轻身，耳目聪明不老。

---

① 熟苄：熟地的别名。

【点评】漏芦性寒，功能清热解毒，多用于外科痈疽发背、疔肿热毒等症；内科方面鲜有应用。因其专清实火，又能行血通乳，故孕妇及阴证疮疡者忌用。

忍冬 三十九

味甘，气温。无毒。多生田坂畦圳，或产园圃墙垣。凌冬不凋，名由此得。蔓延树上，藤多左缠，故又名左缠藤。茎梗方小微紫，叶如薜荔而青。四月开花，香甚扑鼻。初开色白，经久变黄，因又名金银花，又名鹭鸶藤，又名金钗股，又名老翁须。凡数名者，前乃美其藤之异常，此则美其花之出类也。根茎花叶，随时采收 春夏采花叶，秋冬采根茎。专治痈疽，诚为要药。未成则散，甚多拔毒之功；已成则溃，大有回生之力。或捣汁挼酒顿饮，或研烂拌酒厚敷，或和别药煎汤，随证轻重取效。《别说》又云：大治五种飞尸，倘被鬼击作痛亦可服也。血痢水痢兼治，风气湿气咸除。老人久久服之，轻身长年益寿。

谟按：此草甚多，处处生产。患人生痈发毒，固未肯遗；老人益寿延年，何尝采服。且人莫不欲寿也，至易得者尚不肯为，反更求远方难得之药，是贵远贱近，庸人之情，习俗之常也。

【点评】忍冬藤既能清热解毒，又有通络之效，可治痈疽肿疡，兼治筋络不利之症。

巴戟天 四十

味辛、甘，气微温。无毒。江淮虽有，巴蜀独优。多生深谷茂林，叶厚凌冬不瘁。故俗名二蔓草，又名不凋草也。凡入药剂，采根阴干。宿根色青，嫩根色白。用之功相若，但选肉厚连珠。根原有心，干缩自落。人或抽摘，中亦空虚，非自有小孔耳 未去尽者，亦宜抽之。即今方家，惟以中间紫色者为良据蜀人云：都无紫色，咸系染成。或用黑豆，煮汁沃之亦或同煮过。紫虽做成，气味殊失。或又采山茜根，染紫假充蜀中一种山茜根，形亦相类，但色白，用醋煮之乃紫，多采充卖，莫能辨认。俱不可不细察也击破视之，其中紫而鲜洁者为真，真者中虽紫，又有微白掺如粉色，理小暗也。制须酒浸，过宿曝干。恶丹参、雷丸，宜覆盆为使。禁梦遗精滑，补虚损劳伤。治头面游风，及大风浸淫血癞；主阳痿不起，并小腹牵引绞疼。安五脏健骨强筋，安心气利水消肿。益精增志，惟利男人。

【点评】巴戟天性较和缓，其作用专主下焦，多用于腰膝酸疼、阳痿等证。而治疗阳痿的作用，则远不如淫羊藿之力。

蓍实四十一

味苦、酸，气平。无毒。种生蔡州山谷今河南上蔡县。苗类青蒿作丛。多者，三五十茎；高者，六七尺许。茎茎条直，自异群蒿。花类菊花淡黄，亦同秋绽；实若楮实深赤，但不味甜。九月采收，曝干待用。明目增智慧，益气充肌肤。久服不饥，轻身耐老。

谟按：刘向《说苑》云天下和平，圣君在位。其种长丈，一根百茎。下必守以灵龟，上常罩有云雾。满山无毒螫，一方绝虎野狼。茎采类凤尾龙头，卜筮通天根月窟。诚为神物，世所罕稀。今所生者，不过出蔡州寻常而已，安能得绝妙之如是耶？

【点评】蓍实为蓍草种子。蓍草属菊科多年生草本植物，远古时用其茎占卜吉凶，预测未知，爰称"神物"。所谓"增智慧"，显系由其占卜和预测引申而来。作为草药，古方用之甚少，现作为解毒利湿、活血止痛药被收入《中国药典》一部。古今功用迥异。

五加皮四十二

味辛、苦，气温微寒。无毒。山泽多生，随处俱有。藤蔓类木，高并人肩。五叶作丛为良，三叶四叶略次。凡使入药，采根取皮。畏蛇蜕、人参，宜远志为使。堪用酿酒，任研为丸。逐多年瘀血，在皮筋中；驱常痛风痹，缠脚膝里。坚筋骨健步，强志意益精。去女人阴痒难当，扶男子阳痿不举。小便遗沥可止，阴蚀疮疮能除。轻身延年，长生不老，真仙经药也。**叶**采作蔬食，散风疹于一身；**根茎**煎酒尝，治风痹于四末。

谟按：五加之名据义甚大，盖天有五车①之星精也。青精入茎，则有东方之液；白气入节，则有西方之津；赤气入花，则有南方之光；玄精入根，则有北方之饴；黄烟入皮，则有戊己之灵。五神镇生，相转育成。服一年者，貌如童稚。服三年者，可作神仙。故鲁定公母单服此酒，以致不死。张子声等皆服，得生二十余子，享寿三百多年。昔人尝云：宁得一把五加，不用金玉满车；宁得一斤地榆，不用明目宝珠。信非长生之药致是称乎②。

【点评】陈嘉谟对五加皮"轻身延年，长生不老"大加赞誉，但所传服用此药"以致不死""享寿三百多年"，均属虚妄之言。

---

① 五车：星官名，属毕宿。
② 青精入茎……称乎：底本脱，据增补本补。

草部中

芎䓖四十三

味辛，气温。升也，阳也。无毒。生川蜀名**雀脑芎**者圆实而重，状如雀脑，此上品也，用治凡病证俱优。产历阳属庐州府，**名马衔芎**者根节大茎细，状如马衔，含止齿根血独妙。**京芎**关中所种关中古西京多种莳，因而得名，功专疗偏头疼。**台芎**出台州属浙江，只散风去湿。**抚芎**出抚郡属江西，惟开郁宽胸。余产入药不堪，煮汤浴身则可。一名香果，尝载《图经》。秋采曝干拯疴，形择重实洁白油者勿用。恶黄芪、山茱、狼毒，畏硝石、滑石、黄连，反藜芦，使白芷。乃手少阳本经之药，又入手足厥阴二经。堪佐升麻，升提气血。止本经头痛，血虚头痛之不可遗余经头痛亦宜用，但各加引经药；散肝经诸风，头面游风之不可缺。上行头目，下行血海。通肝经，血中之气药也。治一切血，破癥结、宿血而养新血，及鼻洪①、吐血、溺血，妇人血闭无娠；治一切气，驱心腹结气，诸般积气，并胁痛、痰气、疝气，中恶、卒痛、气块。排脓消瘀长肉，兼理外科；温中燥湿散寒，专除外感。得牡蛎，疗头风眩晕吐逆；得细辛，治金疮作痛呻吟。同生地黄酒煎，禁崩漏不止；用陈艾汤调末，试胎孕有无妇人经断三四月，用此药服之，腹内觉动是孕，否则病也。

---

① 鼻洪：鼻衄大量出血。

所忌须知，单服久服，犯则走散真气，令人暴亡。务加他药佐之，中病便已。○蘼芜系芎苗叶，地产又尚雍州属陕西。祛风眩，止泄泻。除蛊毒鬼疰，主咳逆惊痫。

谟按：芎䓖不宜单服久服，犯则走散真气，令人暴亡，毋乃因其气味辛温，辛甘发散之过，丹溪尝此示人也。又古一妇人感患头风，服芎半年，一旦暴死，亦载经注，垂戒叮咛。迹此观之，芎散之祸，信弗轻矣。故今明医，每用四物汤治虚怯劳伤，减去其芎，亦鉴此辙。奈何乡落愚民，罔明药性，时采土芎煎茶，谓啜香美。体气稍实，侥幸无虞，倘涉虚羸，鲜不蒙其祸者。惟妇夭命，果真天作孽耶？抑自作孽耶？

【点评】川芎味薄气雄，性最疏通，上升巅顶，旁达四肢，为妇科理血之要药。若属血虚者，宜配合养血药，用之不当，则有耗气伤阴之弊。至于阴虚阳亢、肝风上扰之眩晕头痛则非川芎所宜。

芍药四十四

味苦、酸，气平、微寒，气薄味厚，可升可降，阴中之阳。有小毒。近道俱生，淮南独胜。开花虽颜色五品，入药惟赤白二根。山谷花叶单，根重实有力；家园花叶盛，根轻虚无能。反藜芦，恶硝斛芒硝、石斛，畏硝石、鳖甲、小蓟，使乌药、没药、雷丸。入手太阴肺经，及足太阴脾脏。赤白因异，制治亦殊。**赤芍药**色应南方，能泻能散，生用正宜；**白芍药**色应西方，能补能收，酒炒才妙若补阴，酒浸日曝，勿见火。赤利小便去热，消痈肿破积坚，主火盛眼疼要药；白和血脉缓中，固腠理止泻痢，为血虚腹痛捷方。已后数条，惟白可用。得甘草炙为辅佐，兼主治寒热腹疼，热加黄芩，寒加肉桂。与白术同用补脾，与参芪同用益气，与川芎同用泻肝。凡妇人产后诸病，切忌煎尝，因其酸寒，恐伐生发之性故也。倘不得已要用，桂酒 肉桂煎酒 渍炒少加。血虚寒人，亦禁莫服。经云：冬月减芍药，以避中寒，则可征矣。

谟按：芍药何入手足太阴也？盖酸涩者为上，为收敛停湿之剂故尔。虽主手足太阴，终不离于收降之体。又至血海而入九地之下，直抵于足厥阴焉。气味酸收，又何利小便也？盖肾主大小二便，用此益阴滋湿，故小便得通。仲景治伤寒每多用者，抑非以其主寒热利小便乎？一说芍药本非通利之药，因其能停诸湿而益津液，故小便自利，于义亦通。又何谓缓中也？盖损其肝者缓其中，即调血止痛之谓。丹溪云芍药惟止血虚腹痛，然诸痛并宜辛散，此仅酸收，故致血调，血调则痛自止，岂非谓缓中耶？

【点评】古方无白芍、赤芍之分，自《图经》始分之，此后医家皆认为白补赤泻、白收赤散，亦即白芍有养血敛阴、柔肝缓急止痛之效，赤芍有活血行滞之用。

黄芩 四十五

味苦，气平、大寒，味薄气厚，可升可降，阴也，阴中微阳。无毒。所产尚彭城 属山东。凡用择深色。剔去内朽，刮净外衣。薄片咀成，生炒如式。单恶葱实，勿令同煎。畏丹砂、牡丹、藜芦，用山茱、龙骨引使。枯飘者名 宿芩，入手太阴，上膈酒炒为宜；坚实者名 子芩，入手阳明下焦，生用最妙。宿芩泻肺火，消痰利气，更除湿热，不留积于肌表间；子芩泻大肠火，养阴退阳，又滋化源，常充溢于膀胱内。一赤痢频并可止，一赤眼胀痛能消。得五味蒙蛎 五味子、牡蒙、牡蛎 育妊娠，得白术砂仁安胎孕。疗鼠瘘，同芪菽赤豆 黄芪、白蔹、赤小豆；治腹疼，同厚朴黄连。又煎小清空膏 载丹溪方，单味而清头脑。总除诸热，收尽全功。子研细煎汤，治肠澼脓血。

【点评】黄芩有宿芩、子芩之分，其中宿根中空者为宿芩，亦称枯芩；子根坚实者为子芩，亦称条芩。宿芩体轻达上，善清肺火；子芩体重达下，善清大肠之火。

黄连_{四十六}

味苦，气寒，味厚气薄，可升可降，沉也，阴也，阴中微阳。无毒。**宣连**_{出宣城}_{属南直隶}，肥粗苗少_{去苗收者}。**川连**_{生川省}，瘦小苗多_{带苗收者}，并取类鹰爪连珠，不必分地土优劣，日曝，待甚干燥，布裹挼①净须苗。治诸火邪，依各制炒。火在上，炒以醇酒；火在下，炒以童便。实火朴硝，虚火酽醋；痰火姜汁，伏火_{火伏下焦者}盐汤。气滞火同吴茱萸，血瘀火拌干漆末。食积泻亦可服，陈壁土_{向东者妙}研炒之_{硝茱漆土俱研细，调水和炒}。肝胆火盛欲驱，必求猪胆汁炒。又治赤眼，人乳浸蒸，或点或吞，立能劫痛。胜乌附_{乌头、附子}，畏款冬，恶芫菊_{芫花、菊花}、玄参，忌猪肉冷水。为使黄芩、龙骨，入手少阴心经。巴豆遇之，其毒即解。可熬膏煎液，任合散为丸。香连丸，广木香和挽，为腹痛下痢要药；茱连丸，吴茱萸佐助，乃吞吐酸水神方。如止消渴便多，单研蜜为丸亦效。同枳壳治血痔，同当归治眼疮。佐桂蜜煎服空心_{黄连为君，佐官桂少许，煎百沸入蜜，空心服之}，使心肾交于顷刻。镇肝凉血_{凡治血，防风为上使，黄连为中使，地榆为下使}，调胃厚肠。益胆止惊痫，泻心除痞满。去妇人阴户作肿，愈小儿食土成疳。消恶疮恶痛，却湿热郁热。○又种生羌胡国土，因以**胡黄连**为名。干如杨柳枯枝，折断一线烟出。气平寒，味尤苦甚；心内黑，皮略淡黄。恶玄参菊花，亦解巴毒；忌猪肉误食，令人泄精。疗痨热骨蒸，治伤寒咳嗽。温疟多热即解，久痢成疳竟除。补肝胆，劫目痛尤灵；理腰肾，敛阴汗最捷。

---

① 挼(ruó 挼)：揉搓。

小儿盗汗潮热，妇人胎蒸虚惊，并宜用之，不可缺也。

谟按：苦先入心，火必就燥，黄连苦燥，乃入心经。虽云泻心，实泻脾脏，为子能令母实，实则泻其子也。但久服之，反从火化，愈觉发热，不知有寒。故其功效，惟初病气实热盛者，服之最良；而久病气虚发热，服之又反助其火也。

【点评】黄连乃泻火解毒之品，为治目及痢之要药，但苦寒之性偏盛，久服损胃。治痈肿疔毒、口舌生疮、湿疮瘙痒亦颇有功效。黄连、黄芩二药气味均属苦寒，皆有清热燥湿之功，适宜于湿热所致的各种疾患。但黄芩善于清肺火，多用于肺热咳嗽；黄连长于清热消痞，宜于心胃火盛之证。二者用于热病须湿热内盛方为合拍，对于温病伤津者殊非所宜。

桔梗四十七

味辛、苦，气微温。味厚气轻，阳中阴也。有小毒。嵩山注前虽盛，近道亦多。交秋分后采根，嚼味苦者入药。芦苗去净，泔渍洗米泔渍一宿焙干。入手足肺胆二经。畏白及、龙眼、龙胆。开胸膈，除上气壅；清头目，散表寒邪。驱胁下刺疼，通鼻中窒塞。咽喉肿痛急觅，中恶蛊毒当求。逐肺热，住咳下痰；治肺痈，排脓养血。仍消恚怒，尤却怔忡。又与国老甘草并行，同为舟楫之剂。载诸药不致下坠，引将军大黄可使上升。解利小儿惊痫，开提男子血气。○荠苨别种，味甘，气寒。在处山谷生，苗与桔梗似，根甚甘美，可乱人参。土人取蒸压扁，以充人参卖者，即此是也。善解诸毒，别无所能。蛇虫毒捣敷，药石毒生服，以毒药与之共处，其毒气自旋消无。野猪被毒箭中伤，亦每食此物得出。

【点评】桔梗有用于咽痛，有用于失音，有用于癃闭，有用于下痢后重，皆不离乎宣通肺气之功。桔梗又善排脓，与其祛痰之功相近，同样是因其开宣肺气，促使浊痰脓血排出体外。正因为桔梗善能宣泄上焦，开提肺气，故适宜于肺气膹郁之咳痰喉痹、胸满胁痛等。

栝蒌实四十八

味苦、甘，气寒。味厚气薄，属土有水，阴也。无毒。春生山野僻处，苗系藤蔓引长。叶作叉有毛似甜瓜叶，花浅黄六瓣似葫芦花，实结拳大，青渐赤黄。皮黄蒂小正圆者名栝，皮赤蒂粗锐长者名蒌。名传虽异，证治相同。霜降采收，囫囵捣烂，或煅蛤蜊粉和择紫口者，煅研栝蒌一斤、蛤粉半斤，或研明矾末搀栝蒌一斤、明矾四两，各以新瓦贮盛，置于风日处所，待甚干燥，复研细霜。明矾者，号如圣丹，用姜汁打糊丸就生姜汤吞下，出何良碧方；蛤蜊者，胜真海粉，可多备听用一年出《诸证辩疑》方。并主痰喘咳哮，服下神效立获。取子剥壳，用仁渗油重纸包裹砖压渗之。只一度，免人恶心；毋多次，失药润性。畏牛膝、干漆，及附子、乌头，恶干姜，使枸杞。味甘补肺捷，性润下气佳。令垢涤郁开，故伤寒结胸必用；俾火弥痰降，凡虚怯痨嗽当求。解消渴生津，悦皮肤去皱。下乳汁，炒香酒调末服取仁炒香熟为末，酒调一匕，覆面卧少时；止诸血，并炒入药煎汤一切血症并治。**茎叶**捣汁浓煎，中暍音谒伤暑服效。○又**天花粉**，即栝蒌根。挖深土者曝干，刮粗皮净咀片。善润心中枯渴，大降膈上热痰。肿毒排脓，溃疡长肉。消扑损瘀血，除时疾热狂。驱酒疸，去身面黄；通月水，止小便利。仍治偏疝，酒浸微煎，如法服之，住痛如劫先以锦袋包暖阴囊，取天花粉五钱，以醇酒一碗，早晨渍至下午，微煎滚，于天空下露过一宿，次早低凳坐定，双手按膝，饮下即愈，如未效再服一剂。造**粉**调粥日食，亦润枯燥补虚。

【点评】瓜蒌实入药，古人本无皮仁分用之例。仲景用蒌实以枚计，以治胸痹。因其性甘寒，既能清上焦之积热，又可化浊痰之胶结，且能润燥滑肠，上能通胸膈之痹塞，下能导肠胃之积滞。李时珍对瓜蒌应用总结为润肺燥、涤痰结、止消渴、利大肠。

贝母四十九

味辛、苦，气平、微寒。无毒。荆襄多生，苗茎青色，叶如大麦叶，花类豉子花。近冬采根，曝干听用。有瓣如聚贝子，故人以贝母名。黄白轻松者为良，油黑重硬者勿用。去心咀片，入肺行经。消膈上稠痰，久咳嗽者立效；散心中逆气，多愁郁者殊功。仲景治寒实结胸，制小陷胸汤，以栝蒌子、黄连辅斯作主因味辛散苦泻，故能下气，今方改用半夏误也；海藏疗产后无乳，立三母散，用牡蛎、知母尊此为君煮①猪蹄汤调服。足生人面恶疮，烧灰油敷收口；产难胞衣不出，研末酒服离怀。时疾黄胆能驱，赤眼肤翳堪点。除疝瘕喉痹，止消渴热烦。〇又**丹龙睛**系独颗瓣无分拆，倘误煎服，令遍身筋不收持，蓝汁黄精，合饮即解。

谟按：世俗多以半夏有毒，弃而不用，每取贝母代之。殊不知贝母乃太阴肺经之药，半夏乃太阴脾、阳明胃经之药，何得而相代耶？且夫咳嗽吐痰、虚劳吐血咯血、痰中见血、咽痛喉闭、肺痈肺痿、妇人乳难痈疽及诸郁证，此皆贝母为向导也，半夏乃为禁用。若涎者，脾之液也，美味、膏粱、炙煿、大料，皆生脾胃湿热。故涎化稠黏为痰，久则生火，痰火上攻，故令昏愦不省人事，口噤偏废，僵仆，蹇涩不语，生死旦夕，自非半夏、南星，曷可治乎？若以贝母代之，则束手待毙矣。

---

① 煮：底本作"健"，据增补本改。

【点评】贝母品种很多，主要有川贝、浙贝之分。川贝与浙贝虽均能止咳，但其用有所不同。川贝产于四川；浙贝原产浙江象山，故又名象贝母。川贝母偏于滋润，宜于肺虚劳咳、肺热燥咳；浙贝开泄力强，宜于外感风邪痰热郁肺引起的咳嗽。

款冬蕊五十

味辛、甘，气温，阳也。无毒。生常山县名，属浙江山谷，及上党注前水旁。叶大成丛似葵，花出根下如菊。百草中，惟此不顾冰雪，最先春者也，原呼钻冻，今名款冬。择未舒嫩蕊采收，去向外裹花零壳，甘草汤浸一宿，待干揉碎才煎。恶硝石、皂荚、玄参，畏麻黄、辛夷、贝母，仍畏四味芩连芪莸黄芩、黄连、黄芪、青莸，使杏仁，宜紫菀。治肺痈脓血腥臭，止肺咳痰唾稠黏。润肺泻火邪，下气定喘促。却心虚惊悸，去邪热惊痫。补劣除烦，洗肝明目。又驱久嗽，烧烟吸之。

【点评】款冬与紫菀的功效相同，二药同用则益得相使之功。正如徐之才所谓"紫菀，款冬为之使""款冬，得紫菀良"。临床应用时，款冬花多以蜜炙用，以益增其润肺之功，外感咳嗽宜与散表宣肺药同用。

紫菀五十一

味苦、辛，气温。无毒。近道多生，真定郡名，属北直隶独胜。根甚柔细，春初采收，水洗净去头，蜜浸宿焙用。忌雷丸、远志，恶瞿麦、天雄，畏茵陈蒿，使款冬蕊。主咳逆痰喘，肺痿吐脓；治小儿惊痫，寒热结气。虚劳不足能补，蛊毒痿蹷堪驱。仍佐百部、款冬，研末姜梅汤下，共治久嗽，立建神功款冬蕊各一两，百部五钱为末，每服三钱，生姜乌梅汤送下，食后及临卧时各一服。○**女菀**气味同，汉中郡名，属陕西。川谷产。一名白菀，惟畏卤咸，紫菀缺时，用此可代。亦主惊痫，寒热气喘；又止霍乱，泻痢肠鸣。除肺伤咳勤，去膀胱支满。

【点评】紫菀为止咳要药，其性温而不热、润而不燥，寒、热咳嗽相宜。

马兜铃五十二

味苦，气寒，阴中之阳。无毒。山谷俱有，野坂尤多。藤蔓绕树而生，结实如铃五瓣。去革膜，取向里扁子；入药剂，微炒燥为良。烧烟，熏痔瘘䘌疮；煎汤，劫痰结喘促。去肺热止咳，清肺气补虚。○根名**青木香**，亦为散气药。

【点评】马兜铃体轻而虚，功能清泻肺热，化痰下气，为清肺止咳之药，适宜于肺热咳嗽、痰壅气促之证。现已证实，马兜铃所含马兜铃酸有肾毒性。

木香五十三

味甘、苦，气温，味厚于气，降也，阴中阳也。无毒。出自外番，来从闽广。形如枯骨，苦口黏牙。凡欲用之，勿见火日。合丸散，日际熏干；煎热汤，临服投末。气劣气不足能补，气胀气窒塞能通。和胃气如神，行肝气最捷。散滞气于肺上膈，破结气于中下焦。驱九种心疼，逐积年冷气。药之佐使，亦各不同。破气使槟榔，和胃佐姜橘，止霍乱吐泻，呕逆翻胃；除痞癖癥块，脐腹胀疼。安胎健脾，诛痛散毒。和黄连治暴痢，用火煨实大肠。辟瘟疫邪，御雾露瘴。易老云：总谓调①气之剂，不宜久久服之。

谟按：王海藏谓《本经》云主气劣气不足，《药性论》谓安胎健脾，是皆补也；《衍义》谓泻胸腹窒塞积年冷气，《日华子》谓除痃癖癥块，是皆破也。易老总谓调气之剂，不言补，不言破，诸说不同何耶？恐与补药为佐则补，与泻药为佐则泻，故云然也。

【点评】所谓"出自外番"，是指产于印度、叙利亚等地。我国云南、四川、西藏、广东等地亦有出产。木香乃芳香理气之品，长于行滞气，故脾胃消化不良、肠胃气塞不利而致脘腹胀满，甚或作痛，泄痢后重，皆宜用之。

大茴香 即蒻香子　五十四

味辛，气平。无毒。乡落多生，秋月方采。壳有八角，子赤藏中，嚼甚香甜，盐酒炒用。入心、肾二脏及小肠、膀胱。主肾劳疝气，小肠吊气挛疼；理干湿脚气，膀胱冷气肿痛。开胃止呕下食，调馔止臭生香。为诸痿霍乱捷方，补命门不足要药。疗恶肿痈毒，捣根叶汁吞。○又小茴香，家园栽种，类蛇床子，色褐轻虚。亦治疝散疼，每同煎取效，饮馔大料，增入尤奇。○别种莳萝，出自闽广，颗粒似蔓椒开口俗呼莳萝椒，内有黑子，但皮薄色褐不红耳，气味比茴香更辛。散气除胁肋膨，调馔杀鱼肉毒。消食开胃，温中健脾。

【点评】茴香有大小之别。大茴香《新修本草》名蒻香，小茴香《开宝本草》名莳萝。二药性味功用基本相同，均可温中散寒，开胃疏肝，理气止痛，而治疝症尤为要药。临床上应用小茴香较多。

---

① 调：增补本作"诸"。

香附子 即莎草根．五十五

味苦、甘，气微寒，气厚于味，阳中阴也。无毒。近道郊野俱生，高州属广东出者独胜。壮如枣核，周匝有毛，秋取曝干，忌犯铁器。预春熟，童便浸透；复捣碎，砂锅炒成。若理气疼，醋炒尤妙。乃血中气药，凡诸血气方中所必用者也。快气开郁，逐瘀调经。除皮肤瘙痒外邪，止霍乱吐逆内证。炒黑色，禁崩漏下血；调醋末，敷乳肿成痈。宿食可消，泄泻能固。驱热长毛发，益气充①皮毛。久服利人疏利之剂。亦当解悟，又引血药至气分而生血，故因而称曰妇人要药也。

谟按：《本经》诸方，用逐瘀血调经，是下气而推陈也；用治崩漏不止，是益气而止血也。又云引血药至气分而生血，是又能补，何如言相背戾，用相矛盾耶？虽然是亦阴生阳长之义尔，但《本经》未尝言补，惟下老汤用之，言于老人有益，意有存焉。盖于行中兼有补，补中兼有行。正如天之所以为天者，健而有常也。健运不息，所以生生无穷，即此理也。

【点评】张山雷认为："香附辛味甚烈，香气颇浓，皆以气用事，故专治气结为病。"李时珍认为香附乃"气病之总司，女科之主帅"，故其以开郁行气为用，气行则郁解，气通则痛止。

益智 五十六

味辛，气温。无毒。岭南州郡，岁岁有生。去壳取仁，研碎入药。主君相二火，入脾肺肾经。在四君子则入脾，在集香丸则入肺，

---

① 充：底本为"克"，据增补本改。

在凤髓膏则入肾，三经而互用者，盖有子母相关意焉。和中气及脾胃寒邪，禁遗精并小便遗溺。止呕哕而摄涎唾，调诸气以安三焦。更治夜多小便，入盐煎服立效。

【点评】益智仁辛温气香，益脾胃而和中，温肾阳而暖下，治肾虚滑泄，溲浊余沥，夜多小便；疗客寒犯胃，冷气腹痛，泄泻等症。

缩砂蜜五十七

味辛、苦，气温。无毒。产波斯国中及岭南山泽。苗高三四尺许_{类高良姜苗茎}，叶有八九寸长_{阔半寸许}。开花近根娇娆，结实成穗连缀。皮紧厚多皱，色微赤黄；子八漏一团，粒如黍米，故名缩砂蜜也。秋采阴干，精制如式。先和皮慢火炒熟，才去壳取仁研煎。与益智子、人参为使入脾，与白檀香、豆蔻为使入肺，黄柏、茯苓为使入膀胱、肾，赤白石脂为使入大小肠。除霍乱，止恶心。却腹痛安胎，温脾胃下气。治虚劳冷泻并宿食不消，止赤白泄痢及休息痢证。总因通行结滞，服之悉应如神。起酒味甚香，调食馔亦妙。

【点评】砂仁气香性温，功能醒脾调胃，快气宽中，适宜于脾胃虚寒，疗食少不化、胸闷呕吐、腹痛泄利诸症。

草果五十八

味辛，气温，升也，阳也。无毒。惟生闽广，八月采收。内子大粒成团，外壳紧厚黑皱。凡资入剂，取子剉成，气每熏人，因最辛烈。夏月造生鱼鲊，亦多用此酿成，故食馔大料方中，必仗以为君也。消宿食立除胀满，去邪气且却冷疼。同缩砂温中焦，佐常山截疟疟，辟山岚瘴气，止霍乱恶心。

谟按：草果《本经》原未载名，今考方书，补其遗缺。但性辛烈过甚，凡合诸药同煎，气独熏鼻，则可知矣。虽专消导，大耗元阳，老弱虚羸，切宜戒也。

【点评】草果气猛而浊，为辛热燥烈之品，善治瘴疠之气，化脾胃之浊。古人多用治诸疟。

肉豆蔻 五十九

味苦、辛，气温。无毒。胡国多生，岭南亦产。一名肉果，形类弹丸，油色肥实佳，面包煨熟用。所入经络，惟手阳明。疗心腹胀疼，卒成霍乱者可止；理脾胃虚冷，不消宿食者能温。男妇伤暑血痢有功，小儿伤乳吐泻立效。痢疾助之白粥饮，吐泻佐以生姜汤。

【点评】肉豆蔻功能温胃止呕、固肠止泄，多用于脾胃虚寒之久泻不止等症。正如李时珍所谓"土爱暖而喜芳香，故肉豆蔻之辛温，理脾胃而治吐利"。

白豆蔻 六十

味辛，气大温，味薄气厚，阳也。无毒。原出外番，今生两广。苗类芭蕉最长，叶如杜若不凋，开花浅黄，结子作朵，生青熟白，七月采收。入手太阴肺经，别有清高之气。散胸中冷滞，益膈上元阳。温脾土却疼，退目云去障。止翻胃呕，消积食膨。

【点评】白豆蔻与砂仁性味辛温，均能理气宽胸，俱能治脘腹胀痛、反胃吐逆等症。但砂仁香窜而气浊，功专于中、下二焦，适宜于寒湿积滞、寒泻冷痢，又有安胎作用。白豆蔻芳香而气清，功于中、上二焦，适宜于湿浊阻胃之呕恶、呃逆。

草豆蔻六十一

味辛，气温，阳也。无毒。交趾国名多生，岭南亦有。苗类杜若梗，根似高良姜。花作穗，嫩叶卷之而生，叶渐舒，花渐出，如芙蓉淡红；实结苞，至秋成壳而熟，秋方老，壳方黄，似龙眼微锐。外皮有棱如栀子棱，无鳞甲；中子连缀亦似白豆蔻多粒，甚辛香。应时采收，曝干收贮。入剂剥壳取子，行经惟胃与脾。去膈①下寒，止霍乱吐逆；驱脐上痛，逐客忤邪伤，酒毒尤消，口臭即解。

谟按：草豆蔻用治中脘冷疼，鲜有得其真者，市家多以草仁假代，安获奇功？考究《图经》，着明形色，俾后医士过目即知。匪但可取效病人，抑亦不致欺于卖者也。

【点评】草豆蔻芳香健脾，功可除寒燥湿，又能开郁行气，故对寒湿郁滞中焦、脾胃失其健运之证，用之最宜。

藿香六十二

味辛、甘，气微温，味薄气厚，可升可降，阳也。无毒。岭南郡州，人多种莳。七月收采，气甚芬香。市家多搀棉花叶、茄叶假充，不可不细择尔。拣去枝梗入剂，专治脾肺二经。加乌药顺气散中，奏功于肺；加黄芪四君子汤内，取效在脾。入伤寒方，名正气散。理霍乱俾呕吐止，开胃口令饮食增。禁口臭难闻，消风水延肿。

---

① 膈：底本作"隔"，据增补本改。

【点评】藿香芳香入脾，化湿浊，助脾胃，辟秽恶，功能除湿醒脾，治胸闷呕吐、食少、腹痛腹泻等症。此外，藿香宜于脾胃湿浊之呕吐。

高良姜六十三

味辛、苦，气大温，纯阳。无毒。高良系广属郡，今志改名高州。姜乃地土所生，形多细小而紧。健脾消食，下气温中。除胃间冷逆冲心，却霍乱转筋泻痢。翻胃呕食可止，腹痛积冷堪驱。○结实秋收，名红豆蔻，善解酒毒，余治同前。

【点评】高良姜功能温中散寒，行气止痛，亦有止呕之效，故对寒凝气滞之呕吐清水、腹痛腹泻、寒疝等症尤为适宜。

胡椒六十四

味辛，气大温，属火有金。无毒。来从南广，出自西戎。蔓生苗茎软柔，长仅寸半；延发枝条细嫩，与叶相齐。子结条中，两两相对。其叶晨开暮合，合则将子裹藏，阴气不沾，故甚辛热。状如鼠李，六月采收。番人呼为昧履支，中国称曰胡椒子。杀一切鱼肉鳖蕈之毒，调诸般食馔汤饮之需。下气去风痰，温中止霍乱。肠胃冷痢可却，心腹冷痛堪除。疗产后血气刺疼，治跌扑血滞肿痛。食勿过剂，损肺伤脾。○又荜澄茄柄粗蒂圆，系嫩胡椒青时摘取。一云向阳生者为胡椒，向阴生者为澄茄。化谷食、理逆气多效，消痰癖、止呕哕殊功。染虚发香身，逐鬼气除胀。伤寒咳噫，亦每用之。○山胡椒所在俱生，颜色乌，颗粒略大。止痛破滞，俗用亦灵。

【点评】胡椒辛热，功能温中行气，散冷积，止冷痛，除寒饮，止寒泻，适宜于胃寒之胃脘疼痛、痰饮呕吐等症。

防风六十五

味甘、辛，气温，升也，阳也。无毒。种生沙苑属河南。根类蜀葵。秋后采收，曝干入药。杀乌头大毒，恶藜敛芫姜藜芦、白蔹、芫花、干姜。择坚实脂润为良，去芦头钗股不用。系太阳本经之药，又通行脾胃二经。职居卒伍卑贱之流，听命即行，随引竟至。尽治一身之痛，而为风药中之润剂也。治风通用，散湿亦宜。**身**去身半以上风邪，**梢**去身半以下风疾。收滞气面颊，尤泻肺实有余；驱眩晕头颅，更开目盲无见，故云除上焦风邪要药。倘或误服，反泻人上焦元气，为害岂浅浅哉！**花**止痛骨节间，亦治风效；**子**消谷胃脘内，又调食香；**叶**收采煎汤，主风热汗出。

> 【点评】防风为风病之主药，然防风虽属风药，但力量缓和，正如李杲谓之为"风药中润剂"。防风胜湿止痛，用治风湿痹痛。

防己六十六

味辛、苦，气平、寒，阴也。无毒。多生汉中府属陕西。通行十二经。畏萆薢，杀毒雄黄；恶细辛，宜使殷孽。状与木通近似，气吹亦贯两头。卖家因难得真，多采似者假代，殊不知气味大异，无益有伤。凡觅拯疴，甚宜细审。种因根苗各治，名分汉木两呼。**汉防己**是根，破之纹作车辐解，黄实馨香；**木防己**是苗，皮皱上有丁足子，青白虚软。宗此辨认，庶不差讹。并刮净粗皮，才咀成薄片。汉者主水气，名载君行音杭；木者理风邪，职金使列，故去腰以下至足，湿热肿痛脚气，及利大小二便，退膀胱积热，消痈散肿，非用汉者不能成功。若疗肺气喘嗽、膈间支满，并除中风挛急、风寒湿疟热邪，此又全仗木者以取效也。

谟按：东垣云防己性苦寒，纯阴。能泻血中湿热，通血中滞塞，补阴泄阳，助秋冬、泻春夏之药也。拟诸于人，则险而健者类之。夫险健者，每每幸灾乐祸，遇有风尘之警，必竟借为乱阶。然而见善亦喜，见恶亦怒。如善用之，可使御敌凶暴之人，冲突险固之地，亦不为无益者也。故凡瞑眩之药，圣人安得因之而便废耶！亦必存之以待善用。今夫防己闻其臭则可恶，下咽则令身心烦乱，饮食减少，药之瞑眩，诚为拇屈。至于通行十二经，以去湿热壅塞肿疼，及治下注脚气，除膀胱积热而庇其基，则非此不可，诚为行经之仙药也。然虽药力之能，亦在人善用而不错尔。复有不可用者数端，今悉举陈使知警省。如饮食劳倦，阴虚内热，元气、谷气已亏之病，而以防己泻去大便，则重亡其血，此不可用一也；如人大渴引饮，是热在下焦气分，宜渗泻之，其防己乃下焦血药，此不可用二也；如外感风寒，邪传肺经，气分湿热而小便黄赤，甚至不通，此上焦气病，禁用血药，此不可用三也；若人久病，津液不行，上焦虚渴，宜补以人参、葛根之甘温，倘用苦寒之剂，则促危亡，此不可用四也。仍不止如此，但上焦湿热者皆不可用。若系下焦湿热流入十二经，以致二阴不通，必须审用可也。学者宜并览之。

【点评】防己为利水祛风要药，功能利水渗湿，祛风止痛。木防己(广防己)偏于祛风，汉防己(粉防己、土防己)偏于利水。

紫苏 六十七

味辛，气微温。无毒。各园圃俱栽，叶背面并紫，气味香窜者甚美，五月端午日采干。发表解肌，疗伤风寒甚捷；开胃下食，治作胀满易瘥。脚气兼除，口臭亦辟。**梗**下诸气略缓，体稍虚者用宜。**子**研驱痰，降气定喘。润心肺，止咳逆，消五膈，破癥坚。利大小二便，却霍乱呕吐。

【点评】紫苏叶长于发散，紫苏梗善于理气，紫苏子专于降痰。故紫苏叶适宜于感冒恶寒发热；苏梗适用于胸闷呕吐，且能安胎；紫苏子用于咳嗽痰多。

荆芥 六十八

味辛、苦，气温，气味俱薄，浮而升，阳也。无毒。山谷生，在处有。作苏香气，又名假苏。夏末采收，阴干待用。须取花实成穗，能清头目上行。发表汗，解利诸邪，通血脉传送五脏。下瘀血，除湿痹，破结聚，散疮痕。捣和醋，敷风肿疔疮；研调酒，理中风强直。仍治产后血晕，杵末搀入童便。

【点评】荆芥辛温芳香，轻清上扬，治风热在表在上诸症，亦能治咽喉肿痛、口舌生疮，还能治疮疡、风疹、瘰疬、吐衄、崩漏。荆芥与防风，风寒风热均可用之，二药炒用又能止血，在血崩、便血方中常常用之。但防风较荆芥为温，且能胜湿，用治风湿痹痛。

白芷 六十九

味辛，气温，气味俱轻，升也，阳也。无毒。所在俱生，吴地尤胜，气甚香窜，又名芳香。根收处暑蛀无是日收，则不蛀，色选黄泽效速。恶旋覆，使当归。通行手足阳明二经，又为手太阴经之引使也。乃本经头痛、中风、寒热解利之要药，亦女人漏下赤白、血闭、阴肿之仙丹宜炒黑用。作面脂去面皯，散目痒止目泪。去肺经风寒，治风通用；疗心腹血痛，止痛多宜。外散乳痈背疽，内托肠风痔瘘。排脓消毒，长肉生肌。一切疮疡，并用调治。与细辛、辛夷作料，治久患鼻塞如神。○叶名蒿麻，道家常采，煎汤浴体，能杀尸虫。

【点评】白芷芳香通窍，为疗风止痛之品，以治风寒之头、目、眉、齿诸痛；又能排脓生肌，以治痈疽疮疡。

细辛七十

味大辛，气温，气厚于味，升也，阳也。无毒。山泽多产，华阴县名，属陕西独良。叶类马蹄，茎如麦蒿，其根甚细，其味甚辛。药中惟采根煎，故因名曰细辛也。卖者多以杜蘅假代，殊不知气虽小异，入口吐人，不可不细择耳！反藜芦，忌生菜，畏滑石、硝石，恶狼茶狼毒、山茱萸黄芪。虽手少阴引经，乃足少阴本药。或用独活为使，或佐曾青枣根。止本经头痛如神，治诸风湿痹立效，安五脏尤益肝胆，温阴经旋去内寒。利窍通精，清痰下气。得归芍牡本芎芷甘草当归、芍药、牡丹皮、藁本、川芎、白芷、甘草，疗妇人血闭神方；得决明鱼胆羊肝石决明、青鱼胆、青羊肝，止风泪目疼劫剂。寒邪发在里之表，合麻、附三味煎汤麻黄附子细辛汤载仲景方，口臭及蟹齿肿疼，煮浓汁热含冷吐。过半钱单服，令气塞命倾。

【点评】细辛气味雄烈，温散之力很大，故前人治寒饮咳逆上气，与五味子同用。细辛亦治口舌生疮、齿痛，一般研末外用，或煎汤嗽口。

麻黄七十一

味甘、辛，气温，气味俱薄，轻清而浮，升也，阳也。无毒。青州、彭城并属山东俱生，荥阳、中牟并属湖广独胜。恶细辛、石韦，宜陈久年深。凡欲用之，须依法制，去根节，单煮数沸，倾上沫，用火焙干。任合丸散煎汤，方不令人烦闷。以厚朴为使，入手足四经。手太阴经本经之药，阳明经荣卫之药，而又入足太阳经、手少阴经也。发汗解表，治冬月正伤寒如神；驱风散邪，理春初真温疫果胜。泄卫实，消黑斑赤疹；去荣寒，除身热头疼。春末温疟勿加，夏秋寒疫切禁。因时已变，温热难抵。剂之轻扬，仍破积聚癥坚，更劫咳逆痿痹。山岚瘴气，亦可御之。若蜜炒煎汤，主小儿疮疱。患者多服，恐致亡阳。止汗固虚，**根节**最妙。

　　谟按：东垣云麻黄治卫实，桂枝治卫虚。虽俱治太阳之经，其实荣卫药也。肺主卫，心主荣。麻黄为手太阴之剂，桂枝为手少阴之剂。故冬月伤寒、伤风咳嗽者，用麻黄、桂枝，即汤液之源也。然麻黄又为在地之阴，阴当下行，何谓发汗而升上？经云：味之薄者，阴中之阳。麻黄属阴，气味俱薄，薄则阴中有阳可知矣，安得不为轻扬之剂，升上而发汗乎？但入手太阴经，终亦不能离乎阴之本体也。

　　【点评】麻黄辛苦而温，味薄轻扬，为发汗要药，适宜于外感风寒表实证。因其发汗力强，故不得用于表虚自汗证或素体阳虚患者。麻黄亦能宣散肺气，治喘咳，宜于肺气壅遏之实证。若虚证误用，则可能发生虚脱。

葛根 七十二

　　味甘，气平、寒，气味俱薄，体轻上行，浮而微降，阳中阴也。无毒。各山谷俱生，成藤蔓旋长。春初发叶，秋后采根。入土深者力洪，去皮用之效速。杀野葛、巴豆①百毒，入胃足阳明行经。疗伤寒发表解肌，治肺燥生津止渴。解酒毒卒中，却温疟往来。散外疮疹止

---

　　① 巴豆：底本作"巳立"，据增补本改。

疼，提中胃气除热。**花消酒不醉。壳治痢实肠。生根汁**乃大寒，专理天行时病。止热毒吐衄，去热燥渴消。妇人热闷能苏，小儿热痞堪却。**葛粉**甘冷，醉后宜餐。除烦热，利大小便，压丹石解鸩鸟毒。**叶**敷金疮捣烂。**蔓**祛喉痹烧灰。

【点评】葛根气味轻清，能鼓舞胃气上行以生津液，又能解肌热。葛根生用，偏于发散；葛根煨用后发散之力减弱，而能升发脾胃清阳，故治脾胃虚弱之泄泻则宜煨用。

威灵仙 七十三

味苦，气温，可升可降，阴中阳也。无毒。随处平泽俱有，不闻水声者良。先于众草而生，茎方数叶相对。花开浅碧，根甚密稠。冬月采根阴干，日选丙丁戊己。去芦酒洗，忌茗面汤。消膈中久积痰涎，除腹内痃癖气块。散爪甲皮肤风中痒痛，利腰膝胕踝湿渗冷疼。盖性好走，能通行十二经，为诸风湿冷痛要药也。仍驱癥瘕，尤疗折伤。虚者切禁用之，多服疏人真气。

【点评】威灵仙辛散温通，性急善走，既可驱在表之风，又能化在里之湿，通经达络，适用于风寒湿痹、关节不利、肌肉麻痹、筋骨酸痛以及气血滞痛等诸症。

秦艽 七十四

味苦、辛，气平、微温，可升可降，阴中阳也。无毒。出甘松龙洞及河陕诸州。长大黄白色为优，新好罗纹者尤妙。用菖蒲为使，入大肠手经。养血荣筋，除风痹①肢节俱痛，通便利水。散黄胆遍体如金。诛头风，解酒毒。止肠风下血，去骨蒸传尸。

【点评】秦艽外可解表邪，内可除骨蒸，且能化湿通络，又可活血止痛。主要功用在于散风祛湿，和血舒筋，故为风湿痹痛、黄疸、肠风之要药。自宋代《日华子》起，有记载秦艽能治传尸骨蒸，后世便以之为治虚劳潮热的药物，从秦艽的气味、主治看，其所治大都属于风邪湿热有余之证，而非阴虚劳热。

藁本七十五

味辛、苦，气温，气厚味薄，升也，阳也。无毒。多产河东，亦生杭郡。春采根曝，三十日成。因其根上苗下，状与禾藁相同，故以藁本为名尔。恶茴茹，畏青葙。气力状雄，风湿通用。止头痛巅顶上，散寒邪巨阳经。得白芷作面脂，同木香辟雾露。○实以**鬼卿**为誉，主风流入四肢。

【点评】藁本辛温，外可驱风寒之袭，内可除寒湿之阻，适宜于治疗风寒感冒、发热头痛等症。

薄荷七十六

味辛、苦，气温，气味俱薄，浮而升，阳也。无毒。又名鸡苏，各处俱种。姑苏龙脑者第一龙脑地名，在苏州府儒学前，此处种者，气甚香窜，因而得名，古方有龙脑鸡苏丸，即此是也。五月端午日采干。与薤作菹相宜，和蜜炒饯益妙。入手厥阴包络及手太阴肺经。下气令胀满消弥，发汗俾

---

① 痹：底本作"疸"，据增补本改。

关节通利。清六阳会首，驱诸热生风。退骨蒸，解劳乏，善引药入荣卫。乃因性喜上升，小儿风涎尤为要药。新病瘥者忌服，恐致虚汗亡阳。猫误食之，即时昏醉，盖亦物相感尔。

【点评】薄荷清轻凉散，芬芳开郁，上清头目，下疏肝气，既可透散风热之邪，又能疏解气分之滞，治疗头风头痛、咽喉口齿诸病及小儿惊热等症。

香薷 音柔 七十七

味辛，气微温。无毒。二伏堪为菜蔬，两京亦每栽种。入药拯病，随处可收。大叶者种优，陈年者效捷。主霍乱中脘绞痛，治伤暑小便涩难。散水肿有彻上彻下之功，肺得之清化行热自下也。去口臭有拨浊回清之妙，脾得之郁火降气不上焉。解热除烦，调中温胃。○又有一种名**石香薷**，延生临水附崖，叶细辛香弥甚。今多采此，拯治亦佳。

【点评】香薷有彻上彻下之功，发越阳气，散水和脾。既能解表发汗，又能和中利湿，适宜于暑月乘凉饮冷所致之形寒发热、无汗、腹痛吐泻之症。

萎蕤 女萎 七十八

味甘，气平。无毒。泰山山谷多生，滁州舒州俱有。叶长而狭，表白里青，茎干黄精相同，强直似竹有节，故一名玉竹，又名地节，咸取象也。根大如指，一二尺长，色黄多须，甘美可啖。开青花春末，结圆实夏初。入剂采根，竹刀刮净，蜜水浸宿，文火烘干。勿误取钩吻、黄精 二物俱似萎蕤，但萎蕤节上有毛、茎斑，叶尖处有小黄点为异，**须仔细**

辨认真假。考古方多用，畏卤咸勿加。益气补中，润肺除热。主心腹结气，虚热湿毒。治腰脚冷痛，天行热狂。止眦烂双眸，逐风淫四末。泽容颜，去面黑鼾；调气血，令体康强。○又种**女萎**，辛温，气味与萎蕤全别。似白薇蔓生，开白花，结细子。在荆襄每名曰蔓地楚，今人常谬以为白头翁。采得阴干，去头上白蕊，剉成细片，拌豆淋酒蒸。从巳至申，方取曝用。主霍乱肠鸣泄痢，洒淅风寒；理游气上下无常，癫痫寒热。消食驱积，出汗散邪。

谟按：萎蕤《本经》与女萎同条。考其诸注，有指一物二名，有谓自是二物。又后女萎与前女萎同名，亦云功用并同。信非二物，疑乃剩出一条也。但考陈氏所注，谓古方用者，又似差殊。胡洽治时气洞下、蟹下，有①女萎丸，治伤寒冷下结肠丸亦用女萎，治虚劳小黄芪酒云下痢者加女萎。详此数方所用，乃后加圈女萎，缘其性温，主霍乱泄痢故也。又茵芋酒用女萎，主贼风手足枯痹，四肢拘挛。女萎膏治身体疬斑剥，乃似前与萎蕤同条女萎，缘其主风淫四末，及去黑鼾，泽容颜故也。陈藏器亦谓更非二物，是不然，况此女萎性平、味甘，后条女萎性温、味辛。性味既殊，功用又别，安得为一物乎？又续命鳖甲汤治伤寒七八日不解，鳖甲汤治脚弱，并用萎蕤。又萎蕤饮主风热项急痛，四肢骨肉烦热。萎蕤丸主风虚热发即头痛，乃似前与女萎同条萎蕤，缘其主虚热湿毒故也。三者主治既殊，则非一物明矣。又云萎蕤一名地节，极似偏精，疑即青粘，昔华佗所服漆叶青粘散是此也。然世无复能辨②者，未敢为信，姑着之，以俟明达折衷尔。

【点评】玉竹甘平，质润柔滑，功能润肺清胃，用于肺胃燥热之肺燥咳嗽、胃热烦渴等症最宜。

---

① 有：增补本作"用"。
② 辨：底本作"辩"。

枲耳实七十九

味苦、甘，气温；叶苦、辛，微寒。有小毒。本生蜀川，今发各处，一名苍耳实。小刺多，羊过即粘缀毛中，故又名之曰羊负来也。秋采微炒入药，最忌猪肉、米泔。散疥癣细疮、遍身瘙痒者立效，驱风湿周痹、四肢挛急者殊功。止头痛善通顶门，追风毒任在骨髓。杀疳虫湿䘌，主恶肉死肌。益气开聪明，强志暖腰膝。亦堪久服，明目轻身。**根叶**逢端午收藏，辟恶入病家无畏。汁搀小便同饮，去疔肿如神；挼安舌下流涎，治目黄好睡。若被犬咬，急服弥佳；痔发肛门，煎汤熏妙。

【**点评**】枲耳实，一名苍耳实，即苍耳子。本品能散风胜湿，宣通经络，主治风湿痹痛；又能上行巅顶，祛散风寒，为头风鼻渊之要药。

天名精八十

味甘、辛，气寒。无毒。各处江湖俱生，平原川泽尤盛。与薄①荷同状，逢夏秋抽条。花开紫白相兼，叶似菘菜而小。《本经》别款地菘，即此是也。五月采曝，一种数名。辛味似姜，有麦句姜之号；香气如兰，有蟾蜍兰之称，仍谓虾蟆蓝。因蓝状颇类，又呼天蔓菁，为蔓菁略同。《别说》载名天门精，《尔雅》载名茢薽豕首。昔刘烬曾拔塞剖獐而蹶起古刘烬射一獐，剖除脏腑，拔此草塞腹内，獐蹶而起。烬怪，而去草便倒，如此三度。后世复相传云活鹿草，亦名刘烬草。名之叠出，如许之多，苟弗考详，宁无疑惑。单用垣衣为使，专疗折伤金疮。拔肿毒恶

① 薄：底本作"蔢"，据刘本改。

疗，下瘀血血瘕。利小便以逐积水，除结热而止渴烦。追小虫，去湿痹。亦堪久服，耐老轻身。

谟按：一种数名者甚多，名各有因者诚少。此名叠出，咸载所因。但既称活獐之功，当亦着济人之效。历考古传方剂并无用之，各省明医绝无识者。有用之药，不得济用当时，徒列多名。正所谓虽多，亦奚以为也。

【点评】天名精为菊科植物，以全草入药。功能清热解毒，破瘀杀虫。主治疔疮肿毒、血瘕、毒蛇咬伤等症。

防葵八十一

味甘、辛、苦，气寒。无毒，一云有小毒。不生他郡，惟产襄阳属湖广。一本三茎，一茎三叶。中抽大干，花开干端色白如葱，干开花，叶类葵，叶色青。根若防风香窜，故因名防葵也。三月三日，采根曝干最易蛀损，须时曝之。依时入水能浮，切勿误用狼毒二根形颇相类，但防葵根浮水，狼毒根沉水，略少异耳。善恶大差，用宜谨慎。药剂修合，制法须知。甘草汤浸，成块一宵，黄精汁拌，咀片炒燥。主膀胱热结，尿溺不通；治鬼疟癫痫，惊邪狂走。疝瘕肠泄堪理，小腹支满能驱。强志除肾邪，益气坚筋骨。血气瘤大如碗，摩醋涂上即消。中火者不可服之，令恍惚如见鬼状。

【点评】防葵为双子叶植物药菊科植物防葵的根。功能降逆止咳，清热通淋，益气添精，除邪镇惊，行气散结。

蛇床子八十二

味苦、辛、甘，气平。无毒。在处田野俱产，扬州、襄州独良。

春发苗叶成丛，青碎仿佛蒿状。开白花细缀百余一窠四五月开；结黄子轻虚，粒如黍米。近秋收采，背日阴干。所恶之药有三：牡丹、巴豆、贝母。入药取仁炒用，浴汤带壳生煎。治妇人阴户肿疼，温暖子脏；疗男子阴囊湿痒，坚举尿茎。敛阴汗，却癫痫；扫疮疡，利关节。主腰胯肿痛，祛手足瘰顽。大风身痒难当，作汤洗愈；产后阴脱不起，绢袋熨收。妇人无娠，最宜久服。

【点评】蛇床子，内服有温肾强阳之功，以治阳痿宫冷；外用有燥湿杀虫之力，以治阴痒带下。

草龙胆八十三

味苦、涩，气大寒，气味俱轻，阴也。无毒。山野俱有，苗高尺余。叶类龙葵略尖，根同牛膝甚苦，故因名草龙胆也。须近冬月方采其根，甘草汤浸一宵，漉出曝干待用。仗贯众为使，恶防葵、地黄。止泄痢，去肠中小虫；却惊痫，益肝胆二气。胃中伏热及时行温热能除，下焦湿肿并酒疸黄肿堪退。疗客忤疳气，治痈肿口疮。敌惊痫，杀蛊毒。酒浸为柴胡辅佐，上行治眼目赤疼。胬肉必加，翳障通用。空腹勿服，令人溺遗。

【点评】草龙胆（亦即龙胆草）以根或茎入药。功能泻肝胆之火，除下焦湿热，以治头痛目赤、口苦、耳鸣耳聋、胁肋疼痛及阴囊湿肿、阴中痒痛等症。因本品苦寒，易伤胃气，故中病即止，不宜久用。

泽泻八十四

味甘、酸，气寒，气味俱厚，沉而降，阴也，阴中微阳。无毒。

淮北虽生，不堪入药；汉中所出，方可拯疴。盖因形大而长，尾有两歧为异耳，但易蛀朽，须密收藏。制宗雷公，酒浸曝用。畏海蛤、文蛤二药，入太阳、少阳足经。君五苓散中，因其功长于行湿；佐八味丸内，引桂附等归就肾经。去阴汗，大利小便；泻伏水，微养新水。故经云：除湿止渴圣药，通淋利水仙丹。久服轻身，多服昏目。**叶状**水脏，通血脉，行乳汁催生；**实**主风痹，除湿邪，强阴气益肾。服久无子，惟面生光。

谟按：泽泻多服虽则昏目，暴服亦能明目。其义何也？盖味咸能泻伏水，则胞中留久陈积之物由之而去也。泻伏水，去留垢，故明目；小便利，肾气虚，故昏目。二者不可不知。

【点评】泽泻为通利小便、祛湿泄热之品。《本经》指出其"养五脏，明目"，《别录》认为其能"补虚损"。《医述》载王好古语云："《本经》云：久服明目。扁鹊云多服昏目，何也？易老云：去脾中宿垢，以其味咸能泻伏水故也。泻伏水，去留垢，故明目；小便利，肾气虚，故昏目。"李时珍则进一步指出："脾胃有湿热，则头重而目昏耳鸣；泽泻渗去其湿，则热亦随去，而土气得令，清气上行，天气明爽，故泽泻有养五脏、益气力、治头旋、聪明耳目之功。若久服，则降令太过，清气不升，真阴潜耗，安得不目昏耶。"可见，泽泻并无补益的功效，此与茯苓不同。

瞿麦八十五

味苦、辛，气寒，降也，阳中微阴。无毒。生泰山川谷，今处处有之。结实与麦同形，故因名曰瞿麦。立秋收采，风际阴干。恶螵蛸，使襄牡襄草、牡丹。利小便君主可用，决痈肿佐使堪为。去目翳逐胎，下闭血出刺。

【点评】瞿麦味苦性寒，具有利水通淋，清热破血之功，适宜于小便不利、小便疼痛、膀胱出血以及经闭等症。本品为破血沉降之品，故孕妇不宜应用。

通草 八十六

味甘、淡，气平，味薄，降也，阳也，阳中阴也。无毒。产江淮山谷，如指大藤茎，正月采收，阴干入药。因孔节相贯，吹口气即通，故此得名。去皮咀片，泻小肠火郁不散，非他药可伦；利膀胱水闭不行，与琥珀相等。消痈疽作肿，疗脾疸嗜眠。解烦哕，开耳聋，出音声，通鼻塞。行经下乳，催产堕胎。**实**结如小木瓜，名曰燕腹白瓢黑核。亦能治翻胃证，除热三焦。**根**治项下瘿瘤，多取绞汁顿服。○又种心空有瓤，与灯草同，乃**通脱木**立名，凭揉碎用。洁白轻虚可爱，女工每剪饰花。利水使阴窍通和，退肿令癃闭舒泰。更治产后下乳如神。

谟按：通草、通脱木。经云行水，专利小肠，且多他证之治。既为良药，当勿传讹。奈何时医每以通草认作别条木通，以通脱木反呼名曰通草，致使市家真伪混卖，误人甚多。殊不知本草立名，各有意寓。通脱木因瓤中藏脱木得之，名竟直述；通草藤茎不甚长大，故以草称；木通系俗指葡萄藤茎，且大且长，特加木字。总曰通者孔窍悉同，行水利肠固并建效，其治他证，虽百木通不能及一通草矣，齐驱并驾，安得谓乎？况木通栽多家园，皮薄坚确，实名葡萄。通草产自山谷，皮厚软柔，实名燕腹。通脱木，轻虚洁白，皮木脱除。三者内似外殊，极易分别，名正言顺，何得悖违？只缘坚信耳闻，不复详考经意。错乱颠倒，莫觉其非。医误犹闲，病误深可悯也。

【点评】通草古称通脱木，李时珍曾说："有细细孔，两头皆通，故名通草，即今之木通也；今之通草，乃古之通脱木也"。但实际上，木通味苦，以泄利见长；通草味淡，以淡渗为胜。通草属于五加科，药用部分为木髓；木通属于马兜铃科，药用部分为茎梗。陈氏指出通草、通脱木、木通三者内似外殊，临床用之应明辨。

玄参八十七

味苦、咸，气微寒。无毒。春生深谷，茎方，叶似芝麻又如槐柳细长。秋取旁根正根勿用。初白，干旋紫黑，鼻闻微臭，咀片忌铜。误犯饵之，噎喉丧目，古人深戒，吴载医通郡《韩氏医通》。恶芪枣姜茱黄芪、大枣、生姜、山茱，反藜芦一味。可为君药，惟走肾经。强阴益精，补肾明目。治伤寒身热支满，忽忽如不知人。疗温疟寒热往来，洒洒时常发颤。除女人产乳余疾，驱男子骨蒸传尸。逐肠内血瘕坚癥，散颈下痰核痈肿。盖此乃枢机之剂，管领诸气，上下肃清而不致浊。治空中氤氲之气，散无根浮游之火，惟此为最也。

【点评】玄参色黑质润，足少阴经之君药。正如李时珍所谓"肾水受伤，真阴失守，孤阳无根，发为火病，法宜壮水以制火"。故为滋阴降火之要药，适用于温热病伤阴烦渴、发斑咽痛、瘰疬。

沙参八十八

味苦、甘，气微寒。无毒。江淮俱多，冤句注前尤妙。丛生崖壁上，苗高二尺余。叶类枸杞有叉丫，根若葵根而筋大。近夏花开白色，瓣瓣有白黏胶。《图经》尝云，此为小异。秋后采根曝用，中正白实者佳。反藜芦，恶防己，乃足厥阴本经药也。治诸毒，排脓消肿；安五脏，益肺补肝。止疝气绞疼，散浮风瘙痒。除邪热，去惊烦。易老用代人参，形实不同。盖取味之苦甘，泻中兼补，略相类尔。

【点评】沙参有南北之分，细小而坚实者为北沙参；粗大而质松者为南沙参。二者主治相同，力则南逊于北。

丹参八十九

味苦，气微寒。无毒。山谷有，在处多，茎方棱，长尺余。青色叶相对，似薄荷有毛。花红紫夏开，根粗长冬采。畏寒水石也，反藜芦。专调经脉匀，善理骨节痛。生新血，去恶血；落死胎，安生胎。破积聚癥坚，止血崩带下，脚痹软能健，眼赤肿可消，散瘿赘恶疮，排脓生肉。辟精魅鬼祟，养正驱邪。更治肠鸣幽幽，滚下如走水状。

【点评】丹参为苦寒之品，具有凉血行血之效，适宜于血热而滞者。用于妇科为活血通经之药，用于外科则为凉血治痈之品。故前人认为"一味丹参，功同四物，能补血活血"。

青葙子九十

味苦，气平，微寒。无毒。园圃俱有，江淮独多。茎直似蒿青红，叶大如柳柔软。花上红下白，形类鸡冠即野鸡冠花纯白者胜。子黑扁而光，粒同苋实。六月收取，多治眼科。去肝脏热毒上冲，青盲翳肿；除心经火邪暴发，赤障昏花。坚筋骨镇肝，益脑髓聪耳。茎叶亦妙。春采阴干，治风热瘙痒于皮肤，疗疥痔虫蜃于下部。止金疮去血，塞鼻衄来红。

谟按：《本经》款内载曰子名草决明。意谓功专治眼，特假别名以美之，非真为决明子也。若以为然，则原揭诸简端，何不直书而但曰青葙子乎？正犹沙参一名知母，龙眼一名益智，名同而实异也。且别条所载决明子药，粒状稍大，主治尤优。世医弗明，或偏执一，不免得此失彼，大辜药味之能矣。幸而此曰草决明，彼曰决明子。两名虽一，上下字差略，此分别不同，读者不可不识也。

【点评】青葙子虽与决明子同功，但对热毒冲眼、赤障翳肿尤有良效。

木贼 九十一

味甘、微苦。无毒。苗长尺余，寸寸有节。产自秦陇诸郡，色青凌冬不凋。夏将茎收，手掬节净。凭煎汤液，任合散丸。益肝胆，退目翳暴生；消积块，止月经久滴。极易发汗，大能疏邪。得麝香牛角鰓，治休息痢证；得芎归余粮石，治赤白崩中。得桑耳、槐鹅①，疗肠风下血；得槐子枳壳，疗痔瘘来红。

【点评】木贼轻扬升散，祛风解热，与麻黄同形，去节亦能发汗解肌，且能明目退翳。

恶实 即牛蒡子 九十二

味辛、苦，气平。无毒。原产邓州 属河南，今生各处。叶如茵芋，叶长大；实似葡萄，核褐黄。壳类粟秕，小而多刺。鼠过之，则缀惹不落，故又名曰鼠粘子也。秋后采取，制宜酒蒸。止牙齿蚀疼，散面目浮肿。退风热咽喉不利，及腰膝风凝；驱风湿瘾疹盈肌，并疮疡毒盛。生吞一粒，即出疮头。明目补中，润肺散气。

【点评】恶实（即牛蒡子）既可疏散风热，亦能清热解毒，还能通利大便，适宜于瘟毒发颐、咽喉肿痛、疮疡痈肿及风热便秘等症。因其具有滑利之性，故脾虚下利者忌用之。

---

① 槐鹅：即槐耳。

薇衔九十三

味苦，气平、微寒。无毒。《素问》名曰麋衔，南人谓之吴风草也。根茎赤黑，花开浅黄，叶丛生似芜蔚有毛。种两般，分大小各唤。大者名大吴风草，小者名小吴风草。麋鹿有疾，衔此草瘥。《素问》之名，又因此出。产汉中川谷及菟勾邯郸属陕西。秋采茎叶阴干，须得秦皮为使。主风淫湿痹致历节酸疼，疗吐泻惊痫及鼠瘘痈肿。却热除瘕蹩，逐水消暴癥。妇人服之，绝产无子。

谟按：《神农经》中药之灵者，不计千百，何独麋衔、矢醴并着《素问》擅名？滑氏《读钞》①亦尝论及，乃曰矢醴、麋衔治人疾也，岂诚二药果有过乎诸药之能，以致喋喋赞美之如是耶！盖缘上古之前②，俗尚质朴，人所病者，多中实邪。二药专攻，正与病对，用每辄效，故录其名。中古以来，咸溺酒色，病之着体，虚损居多，药宜补调，难行攻击。由是鸡矢淬酒，无复下咽。麋衔之名，绝不闻耳。正孟子所谓彼一时，此一时故也。不然利前之药，岂有不利于后乎？

败酱九十四

味苦、咸，气平、微寒。无毒。俗呼苦蓬菜，多生深谷中。入剂用之，夏初收采。因似败豆酱气，故以败酱为名。入足少阴肾经，及手厥阴包络。除肿痈排脓散血，破痈结催产落胎。去疽痔疗瘙，却毒风痿痹。鼻洪吐血能止，腹痛凝血可推。

【点评】败酱功能清热泄结，破瘀排脓，适宜于产后瘀阻腹

---

① 读钞：疑为《读素问钞》，元代著名医家滑寿（字伯仁）所著。
② 前：增补本作"人"。

痛。若血虚寒痛，不宜用之。

白薇 九十五

味苦、咸，气平、大寒。无毒。近道处处俱生，根类牛膝短小。三月三日，收采阴干。恶黄芪、大黄、干姜及干漆、山茱、大枣。主中风身热肢满，忽忽人事不知。疗温疟寒热酸疼，洗洗有时发作。狂惑鬼邪堪却，伤中淋露可除。利气益精，下水渗湿。

【点评】白薇苦咸而寒，既能清血热，亦能治阴虚发热。一般而言，白薇多用于热病后阴伤内热及余热未尽等证，可知其清热作用甚佳。

白前 九十六

味甘、辛，气微温。无毒。出江浙蜀川，生洲渚砂碛。叶如柳树叶，苗似芫花苗。根粗长，与牛膝颇同，但坚脆 音翠 而柔软鲜有。凡资入药，秋后采根，甘草汤浸一宵，折去傍须焙用。咳嗽上气能降，胸胁逆气堪驱。气壅膈，倒睡不得者殊功；气冲喉，呼吸欲绝者立效。仍治气塞咽嗌，时作水鸡声鸣。故古人气嗽方中，每每用之不遗，亦以其善主一切气也。又能保定肺气，温药佐使尤奇。

谟按：白薇、白前，近道俱有。苗茎根叶，形色颇同。倘误采收，杀人顷刻，必辨认的实，方入药拯疴。白前似牛膝，粗长坚脆易断；白薇似牛膝，短小柔软能弯。仍噬汁味相参，庶不失于差误，此医家大关键，匪特一药为然。凡相类者，俱不可不细察尔。

【点评】白前为肺家要药，《别录》谓其微温，苏恭认为微寒。然其治嗽，并不专于寒嗽，痰火气壅之咳嗽亦可用之。临证配伍得宜，即能止咳宁嗽。白前所治之嗽，以肺气壅实而有痰者为宜。

白鲜九十七

味苦、咸，气寒。无毒。山谷俱有，苗茎尺余嫩可作茹。叶梢白似槐叶尤繁，花淡紫四月开如蜀葵略小。根与蔓菁仿佛，心实皮色白黄。二月采根取皮，差脱①则虚恶也。因齅②作羊膻气息，故俗加羊字呼名俗呼为白羊鲜。恶桔梗、螵蛸及茯苓、萆薢。疗遍身黄疸湿痹，手足不能屈伸；治一切癞毒风疮，眉发因而脱落。消女人阴肿或产后余疼，止小儿惊痫并淋沥咳逆。时热发狂，饮水多多，煎服尤宜。葛洪治鼠瘘有脓，熬白鲜皮膏，吐出立愈；李兵部理肺嗽不已，制白鲜皮汤，饮下即瘥。

【点评】白鲜（即白鲜皮）性味苦寒，功能清热解毒、祛风除湿、通利关节，为诸黄风痹之要药，亦为热毒疥癣之主品。

狗脊九十八

味苦、甘，气平、微温。无毒。深谷多生，在处俱有。根采类金毛狗脊，故假为名；酒蒸须从巳至申，才咀入剂。恶败酱，使萆薢。治腰背强疼，关机缓急；理脚膝软弱，筋骨损伤。女子伤中欠调，老人失溺不节，周痹寒湿，并可医痊。

【点评】狗脊既能补肝肾，又能祛风湿，适宜于腰膝酸痛、关节不利及风寒湿痹等，可谓两得其用。

---

① 脱：增补本作"晚"。
② 齅：古同"嗅"。

庵蔄子九十九

味苦，气微寒、微温。无毒。苗如蒿艾，处处丛生。十月采实阴干，荆实、薏苡为使。江南人家亦多种此，以辟蛇也。消食明目，益气轻身。主女人经涩不通，扶男子阳痿不举。消水气作胀，散瘀血成痈。打扑折伤，风寒湿痹，腰膝重痛，骨节酸疼。多服获效全安，久服延年不老。

【点评】庵蔄子为菊科蒿属植物，以全草入药。本品具有行瘀通经之功效，常用于妇女血瘀经闭、跌打瘀肿、风湿痹痛等症。

茵陈蒿一百

味苦、辛，气平、微寒，阴中微阳。无毒。随处俱产，泰山者良。叶细青蒿虽同，叶背白色却异。秋后叶落，茎梗不凋，至春复发旧枝，故因名茵陈蒿也。所行经络，惟足太阳。专治疸症发黄，入剂仗①为君主。佐栀子附子，分阳热阴寒。阳黄热多，有湿有燥。湿黄加栀子人黄汤服，燥黄加栀子橘皮汤煎。如苗涝则湿黄，苗旱则燥黄，湿则泻之，燥则润之意也。阴黄寒多，只有一证，须加附子，共剂成功。解伤寒，大热仍除；退瘅疟，风热悉逐。行滞止痛，宽膈化痰。久服轻身，益气耐老。

【点评】茵陈蒿（即茵陈）善清气分湿热，为治黄疸之要药。不论阳黄、阴黄，皆可随证配伍用之，疗效甚佳。若因蓄血、烧针及女劳疸等所致发黄，则非茵陈所宜。

---

① 仗：增补本作"使"。

草蒿即青蒿 一百一

味苦，气寒。无毒。山谷川泽，随处有生。叶实根茎并堪入药，春夏采用茎叶为宜。入童便熬膏，退骨蒸劳热；生捣烂绞汁，却心痛热黄。息肉肿痛，烧灰淋浓汤点；泄痢鬼气，研末调米饮吞。秋冬用之，取根与实。实须炒过，根乃咀成。愈风疹疥瘙，止虚烦盗汗。开胃明目，辟邪杀虫。○**白蒿**即蓬蒿别名似青蒿而叶粗，上有白毛错涩。补中气，去湿黄，长毛发殊效。○**邪蒿**似青蒿细软，利肠胃，通血脉，续不足有功。○**牡蒿** 叶长齐头一名齐头蒿。充皮肤血脉满盛。○**角蒿**花罢作角，主口齿𧏾䘌恶疮。○**蒌蒿**比小蓟略殊，下气破血。○**同蒿**与黄菊近似，安心养脾。○又**马先蒿**类茺蔚叶，俗呼虎麻茺蔚，亦理风湿癫疡。

谟按：谚云三月茵陈四月蒿，人每诵之，只疑两药一种，因分老嫩而异名也，殊不知叶虽近似，种却不同。草蒿叶背面俱青，且结花实；茵陈叶面青背白，花实全无。况遇寒冬，尤大差异，茵陈茎干不凋，至春复旧干上发叶，因干陈老，故名茵陈。草蒿茎干俱凋，至春再从根下起苗，如草重出，乃名草蒿。发旧干者，三月可采；产新苗者，四月才成。是指采从先后为云，非以苗分老嫩为说也。

【**点评**】青蒿为凉血退蒸之良药，作用与柴胡相近，但青蒿能治风疹瘙痒，而无升清阳之功，此与柴胡之不同。其叶清透解肌，用治潮热盗汗。

茅根一百二

味甘，气寒。无毒。旷野平原，无处不产。本为盖屋草，俗呼过山龙。收采洗去衣皮，掐断忌犯铁器。甘美可啖，断壳甚良。下淋利小便，通闭逐瘀血。除客热在肠胃，止吐衄因劳伤。解渴坚筋，补中益气。**苗**破血，且下水肿，**花**止血，仍罨①金疮。又有**茅针**，一名茅笋，禁崩漏，塞鼻洪。肿毒未溃服之，一针便溃一孔。**屋茅**陈久，酒浸煎浓，吐衄血来，服亦即止。**烂茅**老屋上及盖墙者得酱汁和研，斑疮蚕咬疮可敷。**屋四角茅**收，治鼻洪尤验。取**茅屋滴溜水饮**，杀云母石毒须知。○又种**菅**音奸**花**，甘温无毒，亦止吐衄，可贴炙疮。

【点评】白茅根味甘气寒，既能清热滋阴，又能凉血止血，适宜于热病烦渴、吐衄尿血及热淋水肿等症。因其作用平和，故用量不宜过小。

仙茅一百三

味辛，气温。有毒。西域多有，蜀浙亦生。叶青似茅，故此为誉。其根独茎而直，旁附细根；内肉黄白多涎，外皮粗褐。二月、八月采根曝干。梵语呼阿轮干陀，南人呼婆罗门蜜。咀禁铁器，制浸米泔。去赤汁毒出无防，忌两般牛肉牛乳。主心腹冷气不能食，疗腰足挛痹不能行。丈夫虚损劳伤，老人失溺无子。益肌肤，明耳目，助阳道，长精神。久久服之，通神强记。传云十斤乳石不及一斤仙茅，亦表其功力尔。误服中毒舌胀者，急饮大黄、朴硝数杯，仍以末掺舌间，遂旋愈也。

【点评】仙茅辛温雄健，助阳道而壮命门，暖筋骨而强腰膝，更助命门之火。阳弱精寒、风冷挛痹之症皆宜用之。阴虚阳亢者禁用。

---

① 罨(ǎn 俺)：覆盖。

甘蕉根—百四

味甘，气大寒。无毒。种类不一，地产亦殊。川蜀者作花，大萼堪观卷叶中抽干作花，初生大萼，如倒垂菡萏①，闽广者结实，极美可啖②。他处虽有，花实俱无。近岁都下往往种之，并系芭蕉茎叶颇同，实非其一种也。此指有子者为是，须待立秋后采根。绞汁服，主天行狂热闷烦、误服金石燥渴、产后胀闷，奇效悉臻；捣烂敷，去小儿赤游丹毒、大人发背痈疽、风疹头疮，神功立应。**蕉油**在于皮内，竹筒插入吸来如取漆法。烦渴饮瘥，须发涂黑。暗风痫闷晕欲倒，急饮下一吐便苏。**子**生青、熟黄，可曝干，寄远北地，以为珍果，食每蒸熟取仁。润心肺生津，通血脉填髓。○**芭蕉根**性虽相类，医方内不载拯疴。但吸其油，亦能黑发。

景天—百五

味苦、酸，气平。无毒，一云有小毒。人家园亭，多以盆植，茎叶坚厚，随插随生。俗名挂壁青，谓无土养不瘁；又名慎火草，因治火疮立瘥。煎汤浴小儿热刺痱疮，捣烂敷小儿赤游丹毒。金疮蛊毒兼疗，风惊热燥总医。**花**香细浅红，带赤白能止。

【**点评**】景天功能清热解毒，活血止血。常用于烧烫伤、疔疮痈疖、丹毒、风疹等症。

---

① 菡萏：荷花的别称。
② 啖：底本作"喊"，据增补本改。

徐长卿—百六

味辛，气温。无毒。淄齐淮间俱有，卑湿川泽才生。春暖茂荣，冬寒枯槁。叶如柳叶，两两相当；根类细辛，扁扁短小。气嗅亦似，三月采收。粗杵以少蜜拌匀，磁甋蒸三伏曝用。去蛊毒疫疾，杀鬼物精邪。温疟祛，恶气逐。久服强悍，轻身延年。

黄药根—百七

味苦，气平。无毒，藤生三四尺高，茎根与小桑类。万州属广东者紧重，他处者轻虚。十月采根，外科多用。主咽喉痹塞及诸恶肿毒疮疰，治蛇犬咬伤并马走心肺积热。生捣取汁，亦含亦涂。子肉味酸，消瘿甚捷。收须浸酒，日饮数杯。见效即停，不尔项缩。

【点评】黄药根味苦气平，内服能凉血止血，外用可解毒，敷涂疗疮肿咬伤；黄药子能疗瘿气结核，但因其有毒，临证慎用之。

石龙蒭—百八

味苦，气寒、微温，无毒。生长山谷湿地，九节多味者良，又名龙须。织席堪用。五月采茎日曝，九月采根阴干。通小便不利热淋，除内伤不足虚痞。杀鬼疰恶毒，去尿管涩疼。润皮毛槁①枯，却心腹邪气。久服延寿，明目轻身。○败席煎汤，治淋亦效。

【点评】石龙蒭为莎草科多年生草本植物，以全草入药，根茎

---

① 槁：底本作"稿"，据增补本改。

亦入药。功能利水通淋，可治淋病、小便不利等。

石龙芮一百九

味苦，气平。无毒。虽生川泽，惟出益州<small>蜀四州</small>。一丛数茎，一茎三叶。叶芮芮①短小多缺，子缀缀色黄味辛<small>如葶苈</small>。又云有两种类。水生者叶光泽子圆，陆生者叶有毛子锐。入药剂内，水生者佳，二月、八月采皮，五月五日收子。以大戟为使，畏蛇蜕、吴茱。平胃气欠和，胃热作满；补阴气不足，茎冷失精。风寒湿痹齐驱，心腹邪气意解。通利关节，悦泽皮肤。久服明目轻身，令人结孕育子。其陆生者，天灸另名。取少叶揉系臂上一宵，作大泡，状如火爆焮赤。善恶悬隔，不可不知。

【点评】石龙芮属毛茛科一年生草本植物，种类有二，水生和陆生。入药剂内以水生者为佳。

络石一百十

味苦，气温、微寒。无毒。阴山峻壁，随处有之。多包络石间②，或蔓延木上。茎节着处，即生根须。叶圆凌冬常青，花白结子细③黑。与薜荔、木连、地锦、石血等同一类焉。人家亭圃石山，亦每种为玩饰。采茎叶入药，择附石为良。畏贝母、菖蒲，使牡丹、杜仲。喉闭不通欲绝，水煎汤下立苏；背痈焮肿延开，蜜和汁服即效。坚筋骨，强健腰足；利关节，润泽容颜。去风热死肌，解口舌干燥。蛇毒

---

① 芮芮：短小貌。
② 间：增补本作"上"。
③ 细：增补本作"略"。

心闷能散，刀斧疮口可封。久服轻身通神，明目延年耐老。○**薜荔**虽同络石，茎叶粗大如藤。治背痈将叶采收，煎酒饮，下利即愈。○**木连**味苦，附木而生，苗藤似寄生，夤缘①直上，枝叶如石韦，丰厚且圆，任采煎汤，或收浸酒。初服壮阳却病，久服耐老延年。**藤汁**取之，堪敷风毒。扫白癜风疹，除疥癣疬疡。**子**生大类莲房，一年一熟；**房**劈内多白汁，久渐黑凝。破血甚良，依时收采。子亦入药，并载《图经》。○**地锦**味甘，叶如鸭掌。藤蔓着地，随节有根。亦椽木石沿长，每耐寒冻不瘁。煎汤浸酒，破血止疼。祛产后血凝，逐腹中血瘕。○又种**石血**，亦以血攻。状与络石相同，但叶尖而半赤。石崖多产，收取无时。煎酒建功，堕胎亦速。

【点评】络石性味《本经》确认是苦温，《别录》则谓微寒。由《本经》治"风热死肌痈伤，口干舌焦，痈肿不消，喉舌肿"，其性似非属温。络石、薜荔、地锦均以茎叶供药用，但络石系夹竹桃科，薜荔属桑科，地锦为葡萄科，三者植物形态及生药形状有所不同。

---

① 夤缘：攀缘上升。

卷之三

草部下

附子—百十一

味辛、甘，气温、大热，浮也，阳中之阳也。有大毒。系乌头旁出，故附子金名。皮黑体圆底平，山芋状相仿佛。畏人参黄芪甘草，并黑豆乌韭防风，恶蜈蚣，使地胆。种莳川蜀<small>蜀人春每种莳</small>。冬月收采者汁全，顶择正圆，一两一枚者力大。制宗陶氏槌法，以刀去净皮脐。先将姜汁、盐水各半瓯，入砂锅紧煮七沸；次用甘草、黄连各半两，加童便缓煮一时。捞贮罐中，埋伏地内，昼夜周毕，囫<small>音忽</small>囵<small>音轮</small>曝干，藏须密封，用旋薄剉。仍文火复炒，庶劣性尽除。气因浮中有沉，功专走而不守。凡和群药，可使通行诸经，以为引导佐使之剂也。除四肢厥逆，去五脏沉寒。噤闭牙关，末纳鹅管吹入；红突丁毒，末调酽醋涂消。口疮久不瘥，醋面和末贴脚底；脚气暴发肿，醋汁搅末敷患间。漏疮剉片如钱，封口加艾可灸。暖脚膝健步，坚筋骨强阴。佐入八味丸中，壮元阳益肾<small>非附子不能补下焦阳虚，故八味丸加桂附，乃补肾经之阳；六味丸去桂附，盖补肾经阴也。丹溪谓加为少阴向导，恐非是</small>；君术附汤内，散寒湿温脾。阴经直中真寒，姜附汤煎可御。此须生用，不在制拘。助甘缓参芪成功，健润滞地黄建效。内伤热甚，速入勿疑<small>此药治外感证，非得身表凉、四肢厥者，不可僭用。《经》云壮火食气故也。治内伤证，纵身表热甚而气虚脉细者，正宜速入。经云温能除大热是也</small>。俗医不知，误为补剂，日相习用，宁不杀人？孕妇忌煎，堕胎甚速。〇立春生者，乃谓**乌头**。因有脑类乌鸟头颅，竟假名为医家呼唤。气味制度，俱与附同。《本经》云：春采为乌头，冬采为附子。又云：附子顶圆正，乌头顶歪斜。宗此别之，庶弗差谬。忌豉汁，恶藜芦，反半夏、栝蒌，暨贝母、及蔹_{白及、白蔹}，远志为使。诸经通行。理风痹，却风痰；散寒邪，除寒痛。破滞气积聚，去心下痞坚。亦善堕胎，孕妇切忌。煎膏名**射罔**须识，敷箭射禽兽即亡。倘误中人，甘草急嚼；蓝青萍草，亦可解之。〇**乌喙**_{音诲}两歧顶上两歧相合，状如牛角。喙者乃乌之口，因类亦假为名。一应俱同乌头，惟使别用莽草。主风湿阴囊瘙痒，止寒热历节掣疼。亦堕妊娠，更消痈肿。〇**天雄**亦系一种，其体略细而长。气味相同，制度弗异。恶腐婢，使亦远志；忌豉汁，制须干姜。专补上焦阳虚，善治一切风气。驱寒湿痹，缓急拘挛；却头面风，往来疼痛。助武勇，力作不倦；消结积，身轻健行。调血脉益精，堕胎孕通窍。〇**侧子**状如枣核，又从附子傍生。畏恶无差，但宜生用。理脚气验，散风疹良。扫鼠瘘恶疮，劫冷气湿痹。如前堕孕，女科当知。〇**毗穗**①亦一名，**木鳖子**者是。令人丧目，药中忌之。

谟按：附子、乌头、乌喙、天雄、侧子、射罔、木鳖子七名，实出一种，但治各有不同，今尊《会编》，附其总论：天雄长而尖者，其气亲上，故曰非天雄不能补上焦阳虚。附子圆而矮者，其气亲下，故曰非附子不能补下焦阳虚。乌头原生苗脑，形如乌鸟之头，得母之气，守而不移，居乎中者也。侧子散生傍侧，体无定在。其气轻扬，宜其发四肢，充皮毛，为治风疹之神妙也。乌喙两歧相合，形如乌嘴，其气锋锐，宜其通经络利关节，寻蹊达径而直抵病所也。煎为射罔，禽兽中之即死，非气之锋锐捷利者，能如是乎？又有所谓木鳖子，乃雄、喙、乌、附、侧中有毗穗者。其形摧残，其气消索。譬如

---

① 毗穗：此指乌头、附子之边缘毗连毛须的琐碎部分。

疲癃残疾之人，百无一能，徒为世累，且又令人丧目，宜其不入药用也。

【点评】附子辛甘大热，气味雄烈，走而不守，能通行十二经络，既可祛寒，又能回阳救逆、补火助阳。张仲景用四逆汤治阳气虚衰之四肢厥冷、脉微欲绝等，以附子回阳救逆；用桂枝加附子汤、麻黄附子汤等治表证阳虚之汗出不止等，以附子扶助阳气。附子、乌头二者功用相似，但附子运用较为广泛，凡虚寒证用附子为多；乌头则多用于中风风痹、心腹冷痛等，故前人有"附子逐寒，乌头祛风"之说。

天南星一百十二

味苦、辛，气平，可升可降，阴中阳也。有毒。下泽极多，在处俱有。苗类荷梗直起，高仅尺余；叶如蒻叶杪生，两枝①相抱。花若蛇头黄色，子结作总鲜红。根比芋犹圆，肌细腻且白。《本经》载虎掌草即此，后人以天南星改称。亦与鬼蒻蒻相伴，每逢冬月间误采。殊不知蒻蒻茎斑花紫，根极大肌粗；南星茎青花黄，根略小肌细。泡之易裂，得此才真。制须多泡生姜汤七八次佳，或研填入牯牛胆腊月黑牯牛胆一个，用南星研末，取汁拌匀，填入内，风干过年成块，剉碎复炒拯疴。方书谓之牛胆南星，即此是也仓卒不能得此，依前姜汤泡，或火炮，并杀毒堪用，但性犹烈也，乃上行治肺经本药，欲下行资黄柏引之。畏生干姜及黑附子。散跌扑即凝瘀血，坠中风不语稠痰。利胸膈，下气堕胎；破坚积，诛痈消肿。水摩箍蛇虫咬毒，醋调贴破脑伤风。瘤突额颅，麝加敷愈先用小针十数枚作一把，瘤上微刺通窍，用新南星醋摩，加麝少许，日敷二次，任如碗大，半月全消。

---

① 枝：增补本作"岐"。

【点评】天南星苦温辛烈，功善开泄，为治风痰之专药，适宜于风痰湿痰入于经络所致中风口噤、筋脉拘挛、惊痫等。对于热极生风、血虚生风者忌用。

半夏—百十三　一名守田

味辛、微苦，气平，生寒熟温，沉而降，阴中阳也。有毒。山谷川泽，处处有之。苗起一茎，茎端三叶。根名半夏，八月采收。反乌头，恶皂荚，畏雄黄、生姜、干姜、秦皮、龟甲，忌羊肉、羊血、海藻、饴糖。使宜射干、柴胡。经入足胆脾胃。久藏入药，同橘皮谓二陈。生嚼戟喉生用则麻戟人喉咙，宜沸汤制七次，仍加姜制，才可投瓶。若研末，搀少枯矾每泡过半夏四两，入枯矾一两共研，拌姜汁，捏作小饼。诸叶包裹，风际阴干，此又名半夏曲也。片则力峻，曲则力柔。总主诸痰，验证佐助。火痰黑，老痰胶，加芩、连、栝楼、海粉；寒痰清，湿痰白，入姜、附、苍术、陈皮。风痰卒中昏迷，皂角、天南星和；痰核延生肿突，竹沥、白芥子搀。劫痰厥头疼，止痰饮胁痛。散逆气，除呕恶；开结气，发音声。脾泻兼驱，心汗且敛。盖脾恶湿，半夏专能燥湿胜水故尔。孕妇忌用，恐堕胎元。如不得已用之，复加姜汁炒过。消渴及诸血证，尤禁莫加，因燥反助火邪，真阴愈被熬害，津枯血耗，危殆日侵，不得不预防也。**生半夏**消痈肿，成颗者摩水敷，蝎子螫人，涂上即愈。妇人产后晕绝，为丸塞两鼻中，能顷刻回苏，此扁鹊捷法。

谟按：《内经》云肾主五液，化为五湿。自入为唾，入肝为泪，入心为汗，入脾为痰，入肺为涕。丹溪又云有痰曰嗽，无痰曰咳，是知痰者，因嗽而动脾之湿也。半夏惟能入脾以泻痰之标，不能入肾以泻痰之本。然咳无形，痰①有形。无形则润，有形则燥，所以为流湿润燥之剂也。又小柴胡汤中，加之以治伤寒寒热，半助柴胡以主恶寒，半助黄芩而能去热，及往来寒热皆用之，有各半之意，故因而名曰半夏云。《本经》别以守田目之者，盖缘夏半前后，人多耘莳在田，斯又指名而生意也。

第二卷贝母款后谟按宜参看。

【点评】半夏功擅祛痰，因其温燥，故适宜于湿痰，亦可用于寒痰、风痰；若热痰或燥痰，则以竹沥制用。半夏还长于止呕，痰饮呕吐、胃虚呕吐均可用之。《别录》有半夏堕胎之说，但《金匮要略》中所载之干姜人参半夏丸治妊娠呕吐，并不碍胎，岂仲景有所不知？此即《内经》所说"有故无殒，亦无殒也"。半夏生用有毒，生姜能制其毒，故凡用半夏，多以姜制，或用姜汁泛丸，或以姜汤送服。

京三棱—百十四

味苦、辛，气平，阴中之阳。无毒。生荆襄陂泽，近霜降采根。状若鲫鱼，黄白体重者美；面包火炮，加醋复炒过灵。色白属在气边，专破血中之气。故消癥瘕血块证，兼驱积聚气滞疼。虚者忌煎，恐损真气。○仍有三种，亦附其名。**黑三棱**色若乌梅轻松，去皮则白。○**草三棱**形如鸡爪屈曲，根上生根。○又**石三棱**色黄体重，坚硬如石。总消积气，主治相同。

【点评】三棱功能活血祛瘀，主治血阻瘀积之证。李时珍认为其"破气散结，故能治诸病。其功可近香附而力峻"。实则香附重在行

---

① 痰：增补本作"嗽"。

气，三棱偏于破血，宜于月经不通、积聚结块、心腹胀痛等症。

蓬莪术 一百十五

味苦、辛，气温。无毒。多产广南诸州，或生江浙田野。子如干椹，叶似蘘荷。茎钱大略高，根类姜成块。茂生根底相对，似卵大小不常。九月采收，依前炮制。色黑属在血分，气中之血。专驱破痃癖，止心疼，通月经，消瘀血。治霍乱积聚，理恶痒邪伤。入气药仍发诸香，在女科真为要剂。凡求速效，摩酒单尝。

【点评】莪术与三棱均可行血散瘀，但莪术兼能开胃消食，而三棱则无此作用。二药同用，消积散瘀，其效更良。三棱与莪术亦均能行气，适宜于血阻气滞诸痛等症，但三棱破血力强，莪术破气偏胜。

骨碎补 一百十六

味苦，气温。无毒。阴湿山谷，生长最多。根着树石上有毛，叶附两小叶相对 每一大叶边附小叶，槎牙两两相对。不结花实，至冬干黄。入药采根，刮去毛用。补骨节伤碎，疗风血积疼。破血有功，止血亦效。本名曰胡孙姜，唐明皇以其主折伤甚验，故易名骨碎补也。

【点评】骨碎补载录于《开宝本草》，为伤科要药。既能补肾接骨，活血止痛，又能温肾止泄，并可治肾虚牙痛耳鸣等症。

牡丹 一百十七

味辛、苦，气寒，阴中微阳。无毒。多生汉中巴郡，花开品色异常。富贵来先贤赞扬，赏玩为当世贵重。凡资治疗，惟采根皮。家园花千层，根气发夺无力；山谷花单瓣，根性完具有神。**赤**专利多，**白**兼补最。入剂之际，不可不知。今世多取桔梗皮代充，或采五加皮杂卖。乖谬殊甚，选择宜精。经入足肾少阴，及手厥阴包络。忌胡蒜，畏菟丝。凉骨蒸不遗，止吐衄必用。除癥坚瘀血，留舍于肠胃中；散冷热血气，攻作于生产后。仍主神志不足，更调经水欠匀。治风痫，定搐止惊；疗痈肿，排脓住痛。

谟按：牝牡乃天地称，牡则为群花首。花为阴成实，叶为阳发生。丹系赤色象离，阴中之火能泻。故丹溪云地骨皮治有汗骨蒸，牡丹皮治无汗骨蒸，盖有见于此尔。《本经》又云：主神志不足。神不足，于少阴也；志不足，足少阴也。张仲景八味丸用者，又非主于斯乎。

【点评】牡丹皮功善凉血散瘀，适宜于心火炽盛、肠胃积热者。

大、小蓟—百十八

味甘、苦，气温，一云气凉。无毒。虽系两种，气味不殊。随处田野俱生，北平今改顺天出者力胜。盖蓟门以蓟取名，则可征矣。凡资治病，五月[①]采根。**大蓟**高三四尺余，叶多青刺而皱。花开如髻，赤若红蓝，北人因之，呼为千针草也。破血捷，消肿奇。吐衄唾咯立除，沃漏崩中即止。去蜘蛛、蝎子咬毒，平焮突痛甚痈疽。并捣烂绞浓汁半瓯，搀童便或醇酒饮下。**小蓟**苗高尺许，花亦如前，但叶略差，有刺不皱。仅理血疾，不治外科。

---

① 病，五月：增补本作"疗用须"。

【点评】《别录》认为大蓟味甘性温，而临床上多用于热证出血，故后人认为其甘凉。小蓟功用与大蓟相同，但力量稍弱。

刘寄奴草一百十九

味苦，气温。无毒。山侧道傍，春暖即产。凡用入药，随时采收。下气止心腹急疼，下血却产后余疾。消痈肿痛毒，灭汤火热疮。子研泡热水下咽，肠泻无度者即已。原因刘裕小名寄奴，用此以治金疮获效，竟指名曰刘寄奴草也。

【点评】刘寄奴味苦性温，苦以降泄，温可通行，长于破血除胀，适宜于血气胀满。本品内服则行血，外用能止血，亦疗汤火伤。惟多服令人吐利，用时应注意。

红蓝花一百二十

味辛、甘、苦，气温，阴中之阳。无毒。各乡俱莳，五月旋收。因叶似蓝，故此为誉。堪染颜色，可作胭脂。欲留日曝干，入药手揉碎。惟入血分，专治女科。下胎死腹中，为未生圣药；疗口噤血晕，诚已产仙丹。多用则破血通经，酒煮方妙；少用则入心养血，水煎却宜。喉痹噎塞不通，捣取生汁旋咽。天行痘疮难出，研细子末酒吞。苗捣敷游毒殊功，○胭脂滴聤耳立效。

【点评】红蓝花最早见于《开宝本草》，其主要功用是活血通经，张仲景用之以治妇人风病腹中血气痛；李时珍则谓其能行男子血脉，通女子经水。古人有多用则行血，少用则养血之说。但毕竟破瘀行血是红花的主要功能，过用必致耗血伤阴，临证应注意。

延胡索 即玄胡索 一百二十一

味辛、苦，气温。无毒。来自安东 县名，属南直隶，生从奚国。因避宋讳，改玄为延。形类半夏色黄，用须炒过咀片。专入太阴脾肺，一云又走肝经。调月水气滞血凝，止产后血冲血晕。跌扑下血、淋露崩中、心腹卒疼、小腹胀痛，并治之而即效也。

【点评】延胡索长于活血止痛，凡气血凝滞，胸腹疼痛者，最为要药。因其性温，故宜于寒凝瘀滞者。

郁金 一百二十二

味苦，气寒，纯阴，属土与金，有水。无毒。色赤兼黄，生蜀地者胜；体圆有节，类蝉肚者真。倘或入药难求，采山茶花可代 烧灰存性，研细调服。凉心经下气，消阳毒生肌。禁尿血，除血淋，兼驱血气作痛；破恶血，止吐血，仍散积血归经。因性轻扬上行，又治郁遏殊效。名由此得，曾载《本经》。

【点评】缪仲淳指出"郁金本入血分之气药"，长于行血破瘀，又能利气解郁，凡气滞血瘀之胸脘痞痛、经停经痛，尤为常用。郁金亦能治失心癫狂，乃取其凉心热及利气解郁之效，因癫狂多由惊忧、气结、痰血阻滞清窍所致。

姜黄 一百二十三

味辛，气温。无毒。《图经》云：是经种三年以上老姜也。多生江广 江西、湖广，亦产蜀川。色比郁金甚黄，形较郁金稍大。论主治功力，又烈过郁金。破血立通，下气最捷。主心腹结气，并瘕疒积气作膨；治产血攻心，及扑损瘀血为痛。更消痈肿，仍通月经。

谟按：郁金、姜黄两药，实不同种。郁金味苦寒，色赤，类蝉肚圆尖，姜黄味辛温，色黄，似姜瓜圆大。郁金最少，姜黄常多。今市家惟取多者欺人，谓原本一物，指大者为姜黄，小者为郁金。则世间之物，俱各大小不齐，何尝因其异形而便异其名也？此但可与不智者道尔。若果为是，则郁金亦易得者，又何必以山茶花代耶？

【点评】姜黄辛温，可外散风寒，内行气血；苦温相合，外胜寒湿，内破瘀血，故有活血通经、行气止痛之效，适宜于气滞血瘀所致胸胁脘腹疼痛、经闭腹痛，以及跌打损伤瘀肿。

艾叶—百二十四

味苦，气生寒熟温，阴中之阳。无毒。各处田野有，以复道者为佳；初春布地生，与草蒿状颇类。但叶背白，风动微香。每端午朝，天明多采。或悬户资禳疫疠，或藏家防治病邪。煎服宜新鲜，气则上达；灸火宜陈久，气仍下行。揉碎入四物汤，安胎漏腹痛；捣汁搀四生饮，止吐衄唾红。艾附丸同香附末醋糊丸开郁结，调月经，温暖子宫，使孕早结；姜艾丸同干姜末蜜丸驱冷气，去恶气，逐鬼邪气，免证久缠。和研细雄黄，熏下部蜃疮湿痹及疥癣神效；和蜡片诃子，熏痢后寒热急痛并带漏殊功。作炷灸诸经穴不瘥，凿窍拔风湿毒尤验。实取入药，令人有娠。助水脏壮阳，暖腰膝明目。○又**九牛草**产筠州山属湖广，叶圆长背白有芒，茎独植高二尺许。气香似艾，采亦端阳。治诸般风劳，止遍身疼痛。

谟按：艾叶，《本经》及诸注释悉云生于田野类蒿，复道者为佳，未尝以州土拘也。世俗反指此为野艾，至贱视之。端午节临，仅采悬户，辟疫而已。其治病症，遍求蕲州所产独茎、圆叶、背白、有芒者，称为艾之精英。倘有收藏，不吝价买。彼处仕宦，亦每采此。两京送人，重纸包封，以示珍贵。名益传远，四方尽闻。今以形状考之，九牛草者即此。人多不识，并以艾呼。经注明云气虽艾香，实非艾种。医用作炷，以灸风湿痹疼、瘰热积聚，尝获效者，亦因辛窜可以通利关窍而已。谓之全胜真艾，未必能然。大抵人之常情，贵远贱近。泥于习俗，胶固不移。纵有《本经》之文，诸家之注，何尝着一目视，以为真伪之别耶？噫！可胜叹哉！可胜叹哉！

【点评】艾叶，功能祛寒、止血、调经、安胎。综观其所治之症，总不离乎下焦虚寒，如寒冷腹痛、经寒不调。仲景用之以治胎漏之疾；时珍认为是经带之剂，固为妇科要药。

地榆—百二十五

味苦、甘、酸，气微寒，气味俱薄，阴中阳也。无毒。山谷俱有生长，八月采根曝干。恶麦门冬，宜人头发。虽理血病，惟治下焦。止妇人带下崩中，及月经不断；却小儿疳热泻痢，致积瘀时行。塞痔瘘来红，禁肠风下血。散乳痓，愈金疮。因性沉寒，故诸血热者可用。倘若虚寒水泻冷痢，切宜忌之。

第一卷五加皮款后，谟按，宜参看。

【点评】地榆功能止血清火，止血崩赤痢吐衄，疗效甚佳。因其性寒而降，对于气虚下陷的血崩，及久痢脓血晦暗不鲜者，应慎用。

紫草—百二十六

味苦，气寒。无毒。人家园圃，多有种栽。三月采根，可煎染紫。凡资入药，去根取茸。益气补中，通窍利水。治目黄成疸，疗腹满作疼。合膏敷疬癣疮疡，单煮托豌痘疮疹。

【点评】紫草专入血分，功能凉血解毒，并有滑肠通便作用，故适宜于血热毒盛，大便秘结者。

茜草—百二十七

味苦，气寒，阴中微阳。无毒。多产郊原，一名地血。苗牵长蔓延草上，根紫色收采春初。煎汁可染绛红，入药勿犯铜铁。疗中多蛊毒，吐下血如烂肝；治跌久损伤，凝积血成瘀块。虚热崩漏不止，劳伤吐衄时来；女子经滞不行，妇人产后血晕。凡诸血证，并建奇功。除乳结为痈，理体黄成疸。

【点评】《别录》首次提出茜草止血，治内崩下血；李时珍则谓其"通经脉，治骨节风痛，活血行血"。二者之说，似有矛盾，茜草临证用于止血确有殊功，而用于通经活络并不多见。

马鞭草—百二十八

味甘、苦，气微寒。有小毒。江淮州郡多，村墟陌路有。苗叶类菊，又若狼牙。高二三尺茎圆，抽四五穗花紫春开细碎紫色，秋复再花。穗较鞭鞘不异，故以马鞭为名。主下部蜃疮并金疮积血作疼，研末敷妙曾治杨梅疮，用此煎汤，先熏后洗，汤气才到便觉爽快，候温洗之，痛肿随减；通女人月水及血气成癥结瘕，生捣煎良醇酒煎服。去小腹卒痛难当，禁久疟发热不断。绞肠沙即效，缠喉痹极灵。杀诸般痋虫，消五种痞块。

【点评】马鞭草以全草供药用，功能凉血散瘀，通经，清热解毒，止痒驱虫，适宜于血滞之腹胀、月经不通、下部蜃疮。

夏枯草_{一百二十九}

味苦、辛，气寒。无毒。旷野平原，随处俱有。叶类旋覆，花似丹参。冬至后发生，夏至时枯瘁，故谓夏枯草也。四月收采，洗净阴干。凡用拯疴，王瓜为使。破癥坚瘿瘤结气，散瘰疬鼠瘘头疮。寒热堪驱，湿痹兼却。

谟按：夏枯草禀纯阳之气，得阴气即枯，故逢夏至梗枯也。丹溪有言：善补养厥阴血脉之功，能治肝虚目疼、冷泪不止、羞明怕日、久视昏花。用夏枯草五钱、香附子一两，研细为散，茶调下咽，服之诚有神功。惜乎！《本经》未之及也。

【点评】夏枯草药用部分为花穗，此草至夏便枯死，故名夏枯草。肝藏血而开窍于目，朱丹溪认为其有补养厥阴血脉之功，故治阴虚肝旺之目疼、瘰疬其效颇佳。

百部_{一百三十}

味甘、苦，气微温，又云微寒。无毒，一云有小毒。随处生长，用惟取根。劈开去心，酒浸火炒。主肺热上气，止年久咳嗽急求；治传尸骨蒸，杀寸白蛔虫须用。又专除虱，亦可去疳。烧汤洗牛马身虱不生，烧烟熏树木蛀虫即死。人家烧烬，尽逐蠓蝇。

【点评】百部存气微温、微寒两说。此药《别录》始载，定为气温，李时珍亦认为百部气温而不寒。由其主肺热上气，治传尸骨蒸，似当微寒。

百合—百三十一

味甘，气平。无毒。洲渚山野俱生，花开红白二种。根如胡蒜，小瓣多层。人因美之，称名百合。**白花者**，养脏益志，定胆安心。逐惊悸狂叫之邪，消浮肿痞满之气。止遍身痛，利大小便。辟鬼氛，除时疫咳逆；杀蛊毒，治外科痈疽。乳痈喉痹殊功，发背搭肩立效。又张仲景治伤寒坏后，已成百合病证，用此治之，因取名同，然未识有何义也。蒸食能补中益气，作面可代粮过荒。**赤花者**，仅治外科，不理他病。凡采待用，务必分留。

【点评】百合甘润，能清养肺阴，适宜于阴虚发热咳嗽痰血，又有清利二便功能。张仲景治疗坐卧不定之症，俱用百合为主，在于其养心清热除烦，宁心安神之功。

前胡—百三十二

味苦，气微寒。无毒。山谷多产，秋月采根。色白兼黄，气香甚窜。凡用入药，须日曝干。畏藜芦，恶皂荚。以半夏为使，去痰实如神。胸胁中痞满立除，心腹内结气即逐。治伤寒寒热，又推陈致新，消风止头疼，保婴利疳气。

【点评】前胡载录于《别录》，功能清肺下气，疏散风热，能治风热郁肺，肺气不降之痰稠喘满；又能治痰热郁结，气不通降之胸痞呕逆。《别录》认为前胡根似柴胡而柔软，治疗作用大致与柴胡相同。实际上前胡主要治在肺经而主下降，柴胡治在肝胆而主上升，功用主治各不相同，不当相混。

旋覆花一百三十三

味咸、甘，气温，无毒。一云冷利，有小毒。**丛生深谷中**，又名金沸草。颜色深黄如菊，人又呼金钱花。七月采收，曝干入药。治头风明目，逐水湿通便。去心满噫气痞坚，消胸结痰唾胶漆。惊悸亦止，寒热兼除。倘病者稍涉虚羸，防损气不宜多服。**叶**理金疮**止血**，**根**主风湿续筋。

【点评】旋覆花功能降气止噫，化痰平气，因其气温，用于咳嗽痰多，属于寒证为宜。《本经》旋覆花一名金沸草，现以旋覆花的叶茎称为金沸草，性味效用与花相同，但逐水导湿的功能较花为胜。

大黄一百三十四

味苦，气大寒，味极厚，阴中之阴，降也。无毒。形同牛舌，产自蜀川。必得重实锦纹，勿用轻松朽黑。使黄芩一味，入阳明二经。欲使上行，须资酒制。酒浸达巅顶上，酒洗至胃脘中。并载舟楫桔梗少停，仍缓国老甘草不坠。有斯佐助，才去病邪。如欲下行，务分缓速。欲速生使，投滚汤一泡便吞；欲缓熟宜，同诸药久煎方服。入剂多寡，看人实虚。盖性惟沉不浮，故用直走莫守。调中化食，霎时水谷利通；推陈致新，顷刻肠胃荡涤。夺土郁，无壅滞，定祸乱，建太平。因有峻烈威风，特加将军名号。仍导瘀血，更滚顽痰。破癥坚积聚止疼，败痈疽热毒消肿。勿服太过，下多亡阴。若研末鸡清调稠，可敷上火疮取效。

谟按：大黄极寒，硫黄极热。二黄气味悬隔，何号将军相同？盖硫黄系至阳之精，大黄乃至阴之类。一能破邪归正，挺出阳精；一能推陈致新，戡定祸乱。并有过乎诸药之能，宜其同得居上之号也。

【点评】大黄苦寒善泄，为泻火破积之要药，其功能专以泻实热为主，但不专以攻下为用，如上、中焦积热所致壮热烦躁、目赤口苦等亦可用之。古人有"用之于下必生用，若邪气在上，非酒不至"之说。大黄除内服外，还可外敷疗痈疮肿毒、水火烫伤，并消肿止痛。

连翘—百三十五

味苦，气平、微寒，气味俱薄，轻清而浮，升也，阳也。无毒。茎短微赤，叶狭常青。花细瓣深黄，实作房黄黑。因中片片相比，状如翘应故名。凡用采收，须择地土。生川蜀者，实类椿实，壳小坚似椿实未开者，外完而无跗萼①，剖则中解，气甚芬香，才干便脱茎间，不击自然落下；生江南者，实若菡萏，壳柔软，外有跗萼抱之，解脉绝无，香气自少，干久尚着茎上，任击亦不脱离。以此为殊，惟蜀最胜。去梗旋研，入剂方灵。余剩密藏，气味免失。经入少阴心脏，手足少阳阳明。泻心经客热殊功，降脾胃湿热神效。驱恶痈毒蛊毒，去寸白虫蛔虫。疮科尝号圣丹，血证每为中使。通月水，下五淋，义盖取其结者散之。故此能散诸经血凝气聚，必用而不可缺也。实人宜用，虚者勿投。○连轺系根之名。仲景方云去热，《本经》未载，此亦附之。

【点评】连翘味苦气凉，轻清上浮，能去上焦诸热，常用于外感风热发斑发疹；又能宣畅气血，以散血积气聚，亦治痈疡肿毒、瘰疬结核，故为疮家圣药。

---

① 跗萼：花朵。

射 音夜 干 一百三十六

味苦，气平、微温，属金，有木与水、火。阴中阳也。无毒。川泽郊原，随处生长。叶如翅羽扇，俗呼乌翣根。一说叶类萱草坚强，根多短须黄黑。花开四种，紫白红黄。丹溪取紫为真，只因试过有验。三月三日，采根曝干。凡药剂投煎，务米泔浸宿。散结气，旋平痈毒；逐瘀血，竟通月经。止喉痹刺疼，驱口热秽臭。去因劳而发之湿热，溃硬肿殊功；行太阴厥阴之积痰，消突核甚捷。仍治胸满气胀，更疗咳急涎多。

【点评】射干功能泻火解毒，清肺消痰，为咽痛喉痹之要药。临床多用于咽喉肿痛及痰多喘嗽等症。

萹蓄 一百三十七

味苦，气平。无毒。春月布地生，在处沿路有。苗类瞿麦，根若蓬蒿。叶细竹叶相同，茎赤钗股近似。节间花绽，色微青黄。五月采收，阴干入药。主浸淫疥瘙疽痔，治丹石发冲眼疼。去小儿蛔虫，疗女子阴蚀。

【点评】萹蓄功专利水，能清热利湿，并有杀虫作用，适宜于湿热所致小便不利及淋涩疼痛。因中虚而致小便不利者忌用。

苦参 一百三十八

味苦，气寒，沉也，纯阴。无毒。田野山谷，随处有生。采根曝干，嚼之极苦。反藜芦莫入，恶贝母菟丝。使宜玄参，惟作丸服 不入汤散。治肠风下血，及热痢刮痛难当；疗温病狂言，致心燥结胸垂死。赤癞眉脱者，驱风有功；黄胆遗溺者，逐水立效。扫遍身瘩疹，止卒暴心疼。除痈肿，杀疥虫，破癥瘕，散结气。养肝气，明目止泪；益肾精，解渴生津。利九窍通便，安五脏定志。子生作荚，十月堪收。亦明目轻身，惟久服有验。

【点评】苦参味苦性寒，功能清热燥湿，凉血解毒，又有祛风杀虫的作用，适宜于下痢、疮毒、周身风痒等症。

牵牛子一百三十九

味苦，气寒。有毒。不拘州土，处处有之。仲春时，旋生苗作藤，蔓绕墙垣篱堑；待秋月，方开花如豉子花碧色，日出开，日西合结实，白皮里外成球。叶发枝间，有三尖角；子藏球内，亦三廉棱。九月采收曝干，多有黑白两种。黑者属水力速，白者属金效迟。炒研煎汤，并取头末。除壅滞气急，及疬癖蛊毒殊功；利大小便难，并脚满水肿极验。

谟按：东垣云牵牛非《神农经》药，出《名医》续注，云味苦、寒。能除湿，利小便，治下注、脚气。据所说气味、主治俱误。凡药中用牵牛者，少则动大便，多则泻下如水，乃导气之药。试取尝之，味则辛辣，久嚼雄壮，渐渐不绝，非辛而何。续注谓味苦、寒，果安在哉？牵牛但能泻气中湿热，不能泻血中湿热。况湿从下受，下焦主血，是血中之湿，宜用苦寒之味也。张仲景治七种湿证、小便不利，无一药犯牵牛者，非不知牵牛能泻湿、利小便也，为湿病之根在下焦，是血分中气病，而不可用辛辣气药，反泻上焦太阴之气故也。仲景尚不敢轻用，夫何世医，不分血气而一概用之乎？夫湿者，水之别称，有形者也。若肺先受湿，则宜用之。今则不问有湿无湿，但伤食，或欲动大便，或有热证，或作常服克化之药，罔不用之，岂不误哉！殊不知，牵牛比诸辛药泻气尤甚。张文懿公尝谓牵牛不可耽嗜，脱人元气。吾初疑药有何耽嗜，后每见人因酒食病痞者，多服神芎丸等药，皆犯牵牛。初服则快，药过复痞，仍前再服，随药而效，由是愈信耽嗜久服，暗伤元气而犹不知悔悟也。治当益脾健胃，使元气生发，自然腐熟水谷，此治无以加矣。经云辛泻气，肺气病者，无多食辛。况饮食劳倦，所伤在胃。胃气不行，心火乘之。胃受火邪，名曰热中。《脉经》云脾胃主血，其所生病，当于血中泻火润燥，破恶血泻胃之湿热也。胃热上炎，肺受大邪，当用黄芩之苦寒以泻火，当归之辛温以泻血结，桃仁之辛甘油腻以破恶血，兼除燥润大便。然犹不可专用，须于黄芪、人参、甘草，诸甘温、甘寒、补元气、泻阴火正药内，兼而用之。何则？上焦元气已自虚弱，津液不足，口燥舌干，若反用牵牛，气味俱阳大辛之药，重泻其已虚之元气，复耗其津液，利其小便以致阴火愈甚，故重则死，轻则夭，诚可悯也。牵牛，感南方热火之化所生者也。血热而泻气，差误甚矣！若病湿胜，气不得施化，致大小便不通，则宜用之耳，湿去则气得周流。所谓五脏有邪，更相平也。经云：一脏不平，以所胜平之。火能平金而泻肺者，即此也。近世钱氏泻黄散中，独用防风过于他药一二倍者，以防风辛温，能于土中泻金之子，不使助母也。经云从前来者为实邪。谓子能令母实，故以所胜平之也。《晦庵语录》[①]中有秋食姜，则夭人天年。经止言辛泻气，而《晦庵》云然，戒之深也。何则？秋分食姜，令人泻气，故禁之。夏月食姜不禁者，热气生旺之时，宜以汗散。姜能发汗，以越其热也。姜尚如此，况牵牛乎！可见味辛之物，皆有宜禁之时，亦犹牵牛，不可一概用之也。

【点评】《别录》云牵牛"味苦、寒，有毒。主下气，治脚满水肿，除风毒，利小便"。陈氏批评其"所说气味、主治俱误"。其

---

① 《晦庵语录》：为南宋理学朱熹弟子郑南升所撰。晦庵，朱熹之号。

一，用牵牛少则动大便，多则泻下如水，此乃导气之药；其二，试取尝之，味则辛辣。据此，外加通便可也，现今补充消痰饮，杀虫积，已臻完善。气味之辨，现今仍遵《别录》所云。

葶苈—百四十

味辛、苦，气大寒，沉也，阴中之阴。无毒。一云小毒，用之当熬。陕西、河北俱多，曹州属山东出者独胜。延生田野，收采夏间。粒如黍扁小微黄，制隔纸文火略炒。恶僵蚕、石龙芮，使榆皮得酒良。种因甜苦两般，证量轻重各用。**苦葶苈**行水走泄迅速，形壮证重者堪求。**甜葶苈**行水走泄缓迟，形瘦证轻者宜服。苟或卤莽，易致杀人。逐膀胱伏留热气殊功，消面目浮肿水气立效。肺痈喘不得卧，非此难痊葶苈大枣泻肺汤主之，出仲景方；痰饮咳不能休，用之易愈。主癥瘕、积聚、结气，理风热、瘙痒、痱疮。久服虚人，须记勿犯。

【点评】葶苈治水主要在于大泻肺气，通利水道。因肺为水之上源，肺气壅塞，则膀胱气化不利，水湿泛滥，而成喘满肿胀等症。葶苈虽可泻有余之邪气，但亦能耗伤肺气，故虚证决不可用。

泽兰—百四十一

味苦、甘，一云苦、辛，气微温。无毒。水泽多生，家园亦种。苗高二三尺许，紫节方茎有四棱；叶尖对生有毛，但不光润。八月花开白色，状与薄荷花同。初采微辛，此为异耳。采收入药，防己使良。理胎产百病淹缠，女科须觅；消身面四肢浮肿，湿中宜求。破宿血去癥瘕殊功，行瘀血疗扑损易效。散头风目痛，追痈肿疮脓。长肉生肌，利门通窍。○根色紫黑，**地笋**为名。与粟根相侔，凡血证俱治。女人产后，堪作菜蔬。○又种**益奶草**收，仿佛泽兰叶类，茎色略异，细认才知。果益奶，续断乳如神；仍去痔，收脱肛最捷。炙令香燥，渍酒饮之。

【点评】泽兰偏于行血祛瘀，具有通经散结而不伤正之特点，适宜于月经不调，产后瘀阻，跌打损伤等症。因其气微温清香，善舒肝气和营血，故为妇科要药。

胡芦巴—百四十二

味苦，气温，纯阳。无毒。《本经》云：乃番国萝卜子也。原本产诸胡地，今亦莳于岭南。春月生苗，夏间结子。子作细荚，至秋采收。得桃仁、大茴香，治膀胱疝气效三味麸炒，各等分，研末，半以酒糊丸，半为散，每用五七十丸，盐酒①下，散以热米饮调下，与丸子相间，空心服，日各一二服，即效；得硫黄、黑附子，疗肾脏虚冷佳。驱胀满腹胁中，退青黄面颊上。

【点评】胡芦巴最早见于《嘉祐本草》，系豆科一年生草本植物胡芦巴的种子。长于壮元阳而回虚冷，既可温肾阳，又能逐寒湿，适宜于疝气坠痛、肾脏虚寒、精冷自遗、子宫冷感、腹部诸痛、虚寒洞泄等。

萆薢—百四十三

味苦、甘，气平。无毒。盛出河陕荆蜀，蔓生叶作三叉。秋月

---

① 酒：增补本作"汤"。

采根，状类山芋。一种茎有刺者，根白实；一种茎无刺者，根软虚。种虽两般，白者为胜。又与菝葜①小异，凡收切勿混真。盖菝葜根作块赤黄，草薢根细长浅白。《博物志》亦曰：菝葜与草薢相乱。时人每呼白菝葜者，即草薢也。利刀切片，酒浸烘干。凡用拯疴，忌食牛肉。畏葵根、牡蛎，及柴胡、大黄。为使宜薏苡仁，治痹尽风寒湿。腰背冷痛止，筋骨挛痛除。补水脏益精，缩小便明目。逐关节久结老血，扫肌肤延生恶疮。仍主恚怒伤中，尤疗老人五缓。○**菝葜**别种，亦系蔓生，俗呼金刚根又呼鳖儿橠根。延发山野地。采根秋月，切片曝干。浸赤汁，煮米粉尝，辟时疫瘟瘴极验；捣碎末，酿醇酒饮，去风毒脚痹殊佳。止小便，益血气。腰背疼甚，煎服亦灵。

谟按：近道所产，呼为冷饭团，即草薢也。俗之淫夫淫妇，多病杨梅疮。剂用轻粉，愈而复发，久则肢体拘挛，变为痈漏。剉草薢三两，或加皂角刺、牵牛各一钱，水六碗，煎耗一半，温三服，不数剂多瘥。原因水衰，肝挟相火凌土，土属湿主肌肉，湿热郁于肌腠，故为痈肿。经曰湿气害人肌肉筋脉是也。草薢味甘淡，去脾湿。湿去则荣卫从，筋脉柔，肌肉长，而拘挛痈漏立愈，此亦理也。初病服之不效者，火盛而湿未郁。草薢长于去湿，而劣于去热。病久则已火衰而气已耗，气耗则湿郁，用之去湿故效也。

[点评] 草薢长于祛风湿，故能治痹痛遗浊恶疮之属风湿者。

预知子一百四十四

味苦，气寒。无毒。出淮南及汉黔诸州，系藤蔓附大木直上。叶三角绿色，背浅面深；实五月作房，生青熟赤。子藏房内，六七多

---

① 葜：原脱，据增补本补。

枚。如皂角子褐斑，似飞蛾虫光润。欲求极贵，因得甚难。取二枚缀衣服领中，遇毒物则有声侧侧，能先知觉，故有此名。服须去皮，研细汤下。杀虫诛蛊，诸毒并驱。**根**捣水煎，获效尤速。

豨莶—百四十五

味苦，气寒。有小毒，一云气热，无毒。沃壤多生，平泽亦有。气作猪臭，故名豨莶此草多生江东，其处语言呼猪为豨，呼臭为莶，因其气类，故此名之。五、六、七日采收五月五日、六月六日、七月七日，并宜收采。枝叶花实俱用惟去粗茎。蜜酒层层和洒，九蒸九曝完全。细末研成，蜜丸豆大。蚤起空腹吞服，酒下多寡随宜。疗暴中风邪，口眼㖞斜者立效；治久渗湿痹，腰脚酸痛者殊功。捣生汁服之，主热蛊烦满。服多则吐，惟少为宜。

谟按：此草处处俱生，视之多有异状。金棱银线，素根紫荄。对节生枝，方茎圆叶。如式修制，服诚益人。百服则耳目聪明，千服则须发乌黑。追风逐湿，犹作泛闲。古方每竭赞扬，深功难尽著述。可见至贱之类，却有殊常之能。医者不可因贱而不收，病家亦勿谓贱而不制服也。

【点评】豨莶始见于《新修本草》，为菊科豨莶属一年生草本植物的全草。豨莶草为祛风要药，既能祛风通络，又能利筋骨，止痹痛。临床主要用于风湿痹痛、半身不遂及风疹湿痒等。

鹤虱—百四十六

味苦，气平。有小毒。平原旷野俱有，茎圆一二尺高。叶皱大，仿佛紫苏；花白黄，俨若甘菊。八月结子，粒细而尖。任收研散为丸，大能杀虫追毒。蛔蛲虫咬，心腹卒痛者，肥肉汁调下即安；砒霜毒吞，肠胃未裂者，浓齑汁送下立吐。

【点评】鹤虱最早见于《新修本草》，为菊科多年生草本植物天名精或伞形科二年生草本植物野胡萝卜的成熟果实。因其结瘦果，色黑褐，粘人衣，故名鹤虱。

酸浆实一百四十七

味酸，气平、寒。无毒。园圃田坂，处处有生。春开白花，旋结青壳。子藏壳内，大若樱珠。临熟尽变深红，五月堪取啖食。孕妇吞下，立分娩无忧；小儿食之，能除热有益。**根**捣汁极苦，治黄胆易消。**叶**采阴干，亦利水道。定志益气，解躁除烦。

石韦一百四十八

味苦、甘，气平、微寒。无毒。丛生山谷石上者真，不闻人声水声者效。叶长似柳，背有黄毛。不拭射人肺中，即成咳嗽难治。务先去净，复拌羊脂；炒变焦黄，方入药剂。得菖蒲妙，使杏仁良。治遗溺成淋，通膀胱利水。疗痈疽发背，去恶风止烦。益精气，补五劳，除邪热，安五脏。○生瓦上者，**瓦韦**为名。治淋亦佳，《本经》曾载。

【点评】石韦味苦性平，具有清利之功、通淋之能，上能清肺，下利膀胱，适宜于小便癃闭及热淋、血淋、石淋等病症。

海金沙—百四十九

《本经》不言气味，只云出产黔州_{属云南}。一二尺高，株材甚小。七月收取，拔起全科①。晴日衬纸地间，将此曝于纸上，以杖敲击，自落细沙。且曝且敲，沙尽为度。用为丸散，专利小肠。得栀子、牙硝、蓬砂，可共疗伤寒狂热。本注又云：小便不通，脐下满闷者，用此一两，腊茶五钱，绝细研成，煎生姜、甘草梢，调下三钱。不通再又服之，旋可以取效也。

【点评】海金沙首载于《图经》，为清热通淋之品，治疗小便热淋茎痛，为其所长。

海藻—百五十

味苦、咸，气寒。无毒，一云有小毒。东海所生，叶类萍藻。根着水底石上，茎如乱发而乌。七夕采收，性反甘草。治项间瘰疬，消颈下瘿囊。利水道，通癃闭成淋；泻水气，除胀满作肿。辟百邪鬼魅，止偏坠疝疼。○又种粗长，乃名**海带**。柔软堪以系物，入药多用催生，亦疗风淫，兼下水湿。○**昆布**亦系海菜，治与海藻功同。散结溃坚，并著奇效。

谟按：荣气不从，外为痈肿。坚硬不溃，仗此可消。盖三药味俱咸，经云咸能软坚，随各引经药治之，则坚无不溃，肿无不消也。

【点评】海藻寒以散热，咸以软坚，可用于痰火凝络所致瘿瘤结核。

---

① 科：同"棵"。

常山—百五十一

味苦、辛，气寒。无毒①。川蜀多生，湖浙亦有。择如鸡骨，入药方灵。忌菘菜、鸡肉、葱，畏玉扎勿令犯。截温疟，吐痰沫殊功；解伤寒，驱寒热立效。水胀堪逐，鬼蛊能消。勿滚热下咽，必露冷过宿凡服此，须头晚煎熟，露天空下一宿，次早才服。年老久病人全忌，形瘦稍虚者少煎。盖性悍凶，驱逐甚捷，功不掩过者也。○苗名**蜀漆**，味苦纯阳。五月收采阴干，使宜栝楼、桔梗。散火邪错逆，破痈瘕癥坚。除痞结积凝，辟蛊毒鬼疰。久疟兼治，咳逆且调。切勿服多，亦防恶吐。

【点评】常山为截疟要药，不论新久诸疟，均有疗效。古今诸疟往往用其治之。

甘遂—百五十二

味苦、甘，气大寒。有毒。多产京西川谷，二月采根阴干。状若连珠，使宜瓜蒂。反甘草，恶远志。破癥坚积聚如神，退面目浮肿立效。食停胃内，有之即驱。水结胸中，非此不解。盖气直透所结之处，专于行水攻决，利从谷道出也。凡用斟酌，切勿妄投。

【点评】甘遂功能攻逐水饮，善祛经隧之水。因其性烈而有毒，惟身体壮实者方可使用。

---

① 无毒：《别录》"恒山"条作"有毒"。

白蔹一百五十三

味苦、甘，气平、微寒。无毒，一云有毒。随处蔓生，深林犹盛。根如鸡鸭卵，三五同窠；采待中秋时，黑皮洗净。破片以竹穿日曝，入药以白及并行。反乌头，使代赭。退赤眼除热，散结气止疼。理小儿温疟惊痫，疗女子阴户肿痛。杀火毒，为火煨汤炮圣药；治外科，敷背痈疔肿神丹。

【点评】白蔹功能清热解毒，生肌止痛，多用于疮疡痈疽。内服外用，因病而施。未成脓者，服之可消；已成脓者，服之可拔；脓尽者，服之可敛。

白及一百五十四

味苦、辛，气平、微寒，阳中之阴。无毒。多出石山，苗高尺许。叶青两指大，茎端生一苔。花开紫红，实熟黄黑。根如菱米，节间有毛。二八月采干。紫石英为使，恶理石，畏杏仁。名擅外科，功专收敛。不煎汤服，惟熬膏敷。除贼风鬼击，痱缓不收；去溃疡败疽，死肌腐肉。敷山根额之下，鼻之上止衄，涂疥癣杀虫。作糊甚黏，裱画多用。

【点评】白及质极黏腻，性极收涩，为止血良药，尤适用于肺胃出血之症；还可入血分以泻热，用治痈疡，未脓者可消，已溃者生肌。

白附子一百五十五

味甘、辛，气温，纯阳。无毒，一云有小毒。巴郡凉州俱多，砂碛卑湿才有。独茎发叶甚细，周匝生于穗间。形类天雄，入药炮用。治面上百病，可作面脂；主血痹冷疼，且行药势。驱诸风冷气，解中风失音。摩醋擦身背汗斑，尤去疥癣用茄蒂里边捻药擦，三日愈，忌澡洗。研末收阴囊湿痒，并灭瘢痕。

【点评】白附子辛温，既散且升，善祛风痰，又逐寒湿，主治中风痹证，为治风止痛之药，尤善治偏于头面上部者。

白头翁一百五十六

味苦，气温，可升可降，阴中阳也。无毒。一云味甘苦，有小毒。山谷田野，在处有之。苗作丛，柔细稍长；叶生杪，有毛不泽毛细白色。风来反静，风去则摇。与独滑赤箭苗茎三者，无差异也。近根底处，白茸寸余，状类老翁，名由此得。交秋收采，向日曝干一云阴干。入药拯疴，豚实①为使。主温疟阳狂寒热，治癥瘕积聚腹疼。逐血愈金疮，驱风暖腰膝。消瘰疬，散瘿瘤。小儿头秃膻腥及两鼻衄血衄神效，男子阴疝偏肿并百节骨痛殊功。牙齿痛亦除，赤毒痢必用《经》云：肾欲坚，急食苦以坚之。痢则下焦虚，故必用此纯苦之剂，以坚之也。

【点评】陈氏认为白头翁"味苦，气温"，乃源于《本经》之说，后世医家如吴绶则认为其治"热毒下利"，汪昂亦云其"治热毒血痢"，现今则公认其为苦寒之品，能入血分清肠热，为治热毒下

---

① 豚实：增补本作"蠡实"。《集注》云：药名无豚实，恐是蠡实。

痢之要药。

商陆一百五十七

味辛、甘、酸，气温。有毒。一名樟柳，多产郊原。叶如牛舌舒长纯青色；茎高三尺柔脆青赤色。秋开花作朵，色赤白两般。花赤者根赤相同，花白者根白无异。**白根**入药剂，专利水，对证可煎；**赤根**见鬼神，甚有毒，贴肿堪用。倘卤莽误服，必痢血丧身。释文又云：如人形者有神其根有似人形双手双足者，能通神。今术家每云：樟柳神者，即此是尔。**实亦入神之药，花名葛花尤良。**若阴干捣末水吞，能治人健忘善误。服后卧思所事，开心复记详明。并堕妊娠，孕妇切忌。

谟按：白根治水，方载多般。或取根杂鲤鱼熬汤，或咀粒挽粟米煮粥，或捣生汁调酒，或和诸药为丸。空心服之，并可获效。赤根贴肿，方亦不同。喉痹窒塞不通，醋熬敷外肿处；石痈坚如石者，捣擦取软成脓。如或捣烂加盐，总敷无名肿毒。古赞云：其味酸辛，其形类人，疗水贴肿，其效如神。斯言尽之矣。

【点评】商陆其性下行，专于行水，古人谓其疗水消肿，其效如神。本品有赤白两种，白色入药；赤色甚毒，只供外用，不可内服。

王不留行即剪金花 一百五十八

味苦、甘，气平，阳中之阴。无毒。江浙近道俱有，茎青七八寸长。叶尖如小匙豆，花开系黄紫色。子如黍粟，壳黑微圆。三月采根茎，五月取花子。先洒洒蒸一伏，复浸浆水一宵。微火焙干，收留待用。主金疮止血逐痛，治女科催产调经。除风痹、风疼、内寒；消乳痈、背痈、外肿。出刺下乳，止衄驱烦。

【点评】《本经》指出王不留行"主金疮，止血，逐痛，出刺，除风痹内寒"，张元素则谓其"下乳汁"。本品为治乳痈之要药，以血乳同源，血滞则乳闭，血行则乳下，乳汁畅通，血脉通利，则痛肿自消。

蒲公草 即黄花地丁草 一百五十九

味苦，气平。无毒。一云耩耨草，俗呼孛孛丁。田侧道旁，逢春满地。叶如苦苣有细刺，花类金钱开茎端。断其茎 茎中空如葱状 白汁竟流，开罢花飞絮随起。絮中有子，落地则生。庭院有之，因风吹至。采宜四月五月，经入阳明太阴。煎汁同忍冬，临服加醇酒。溃坚肿、消结核屡著奇功；解食毒、散滞气每臻神效。

【点评】蒲公草即蒲公英，功能清热解毒，消肿散结，内服外敷，均有功效。

谷精草 一百六十

味辛，气温。无毒。生长谷田中，采收三月后。花白叶细，圆小似星，故又名戴星草也。理咽喉痹塞，止牙齿风疼。口舌诸疮，眼目翳膜。并堪煎服，取效霎时。又喂马驴骡，能杀虫颡内。益力健步，长毛生鬃。

【点评】谷精草又名移星草，出自《开宝本草》。功能去星退翳，目中诸病均可用之。

旱莲草 一名鳢肠 一百六十一

味甘、酸，气平。无毒。湿地多生，苗若旋覆。花细而白色，实圆而作房。摘断枝茎，汁出渐黑。或煎酒服，或熬膏敷。染白发回乌，止赤痢变粪。须①眉稀少，可望生速而繁；火疮发红，能使流血立已。

【点评】旱莲草别名鳢肠草，出自《新修本草》。本品既可补肾益阴，治须发早白；又能凉血止血，治阴虚火旺、血热妄行之失血症。

金星草 一百六十二

味苦，气寒。无毒。多生阴湿石上，叶长凌冬不凋。背有黄点两行，状若金星相对，故因得此名也。五月采收，风干入药。解毒消肿，专理外科。凡百初起恶疮，但诸未溃阳毒。沿颈瘰疬，发背痈疽。或剉碎煮酒频吞，或研末调水②旋服。或煎汁淋洗，或捣烂敷涂。并可建功，立能获效。诸丹石毒悉解，硫黄毒亦能驱。**根**捣浸真麻油，搽头大生毛发。

【点评】金星草又名凤尾草、七星草，出自《嘉祐本草》。功能清热，凉血，解毒，可以治疗痈疽肿毒、瘰疬恶疮、暴赤火眼等。

---

① 须：增补本作"发"。
② 水：增补本作"酒"。

129

佛耳草一百六十三

味酸，气热。无毒。郊原野坂，处处有之。春生苗尺余，夏开花黄色。叶与马齿苋类，细小微有白毛，俗呼黄蒿。人每收采，捣烂和米粉作粿，柔韧音软而香美可尝。药剂凡资，曝干才用。以款冬为使，治寒嗽及痰。尤去肺寒，大升肺气。切勿过服，损目失明。

灯笼草一百六十四

味苦，气大寒。无毒。在处俱有，八月采收。花实根茎，并堪入药。苗高三四尺许，花红而类灯笼，故此为名。专主热嗽，盖因苦而除燥热，轻能治上焦故也。丹溪尝云：灯笼草治热痰嗽，佛耳草治寒痰嗽。

三白草一百六十五

味甘、辛，气寒。有小毒。出自襄州属湖广。生临池泽。每交初夏之月，叶端半白如霜。农人候以蒔田，三叶白草便秀，故此为誉。用惟取根，利大小便，逐脚膝气。除痞满去疟，破坚癖驱痰。疔肿仍消，积聚尤却。

灯心草一百六十六

味甘，气寒，属金与火。无毒。江南泽地丛生，苗茎圆细长直。多采蒸熟，向日曝干。折取中心白穰，用之燃灯照夜。此谓熟草，不入医方。务求生剥者为良，揉碎煎汤液才效。通阴窍，利小便。除癃闭成淋，消水湿作肿。钵擂乳香少入，油润全无罐藏。冰片多加，分两不耗。**根采煎服，功力尤优。**○**灯花止小儿夜啼，亦能治大人喉痹。金疮敷上，血禁肌生。

【点评】灯心草载录于《开宝本草》，用药部位为茎髓，味甘性寒，功能通阴窍，利小便，可使上部郁热从小便而出，故适宜于小便赤涩热痛。

蛇含草—百六十七

味苦，气微寒。无毒，　云有毒。石土上并生，远近处咸有。一茎五叶七叶，两种略殊；当用细叶黄花，此品才妙。昔田父见蛇含，着别伤蛇即活。尝采此治痈肿，去内恶毒立痊。由此得名，外科多用。主惊痫寒热邪气，心腹邪气；除湿痹疽痔恶疮，鼠瘘恶疮。诸丹石燥毒殊功，但蛇蝎蜂伤悉效。人家多种，亦令无蛇。又用捣烂成膏，堪续已断手指。○其根收取，乃名**女青**。捣细末带之，则疫疠不犯。主蛊毒而逐邪恶，杀鬼魅以辟不祥。

【点评】《本草蒙筌》所谓蛇含草，即《本经》之蛇衔，《日华子》之威蛇，《图经》之紫背龙牙。

水荭草 即天蓼 一百六十八

味咸，气微寒，无毒。亦云味辛，有毒。虽生各处，多在水傍。苗茎高尺余，叶大色赤白。五月采实，用者最稀。去痹气，除恶疮，下水气，解消渴。去热明目，奇效咸臻。○**马蓼**叶大同前，卑湿之地亦产。夏收采曝干入剂，主肠中虫蛭轻身。○**水蓼**生浅水中，大叶上有黑点。根茎并采，可用煎汤。挼脚止霍乱转筋，消脚气肿满；吞服止蛇毒攻内，去痃癖胀疼。水蛊黄肿腹膨，用蒸汗出立愈。二月勿食，伤肾弱阳。若合鱼鲊食之，令阴冷痛欲绝。○**毛蓼**冬根不死，叶上有毛；亦主瘰疬痈疽，引脓长肉。○**白蓼、红蓼**，造酒并佳。

山茨菇根一百六十九

味辛、苦，有小毒。俗呼金灯笼，多生沙湿地。初春萌蘖，叶如韭叶长青；二月开花，状若灯笼色白。瓣有黑点，子结三棱。立夏才交，其苗即槁①。依时掘地可得，迟久腐烂难寻。与老鸦蒜略同，在包裹上分别。蒜却无毛光秃，茨菇包裹有毛。得之去皮，生焙任用。生捣为拔毒敷药，频换则灵；焙研合玉枢神丹，必资作主。消痈疽无名疔肿，散瘾疹有毒恶疮。蛇虺②啮伤，并服神效。

【点评】山茨菇为马兜铃科细辛属植物土细辛的干燥带根全草。山慈菇为兰科植物杜鹃兰、独蒜兰或云南独蒜兰的干燥假鳞茎。二药名称仅一字之差，是两种完全不同的药材。

山豆根一百七十

味苦，气寒，无毒。各处山谷俱有，广西出者独佳。俗呼金锁匙，苗长一尺许。叶两傍而有曲纽，子成簇而色鲜红。粒似豆圆，名因此得。凡资疗病，惟取其根。口嚼汁吞，止咽喉肿痛要药；水调末服，除人马急黄捷方。敷蛇虫咬伤，去血气腹痛。

【点评】山豆根苦寒，泻热解毒，为解咽喉肿痛之药。外用捣敷，可治疮疡。

① 槁：通"槁"。
② 虺：毒蛇、毒虫。

萱草根俗名鹿葱 一百七十一

味甘，气凉，属木，无毒。圆圃多种，五月开花。疗酒疸遍身通黄，绞生根汁咽下；治沙淋小便涩痛，煮熟嫩苗食之。咀和酒煎，为破脑伤风要药；捣换姜汁，系大热衄血仙方。安五脏轻身，利胸膈明目。久久服饵，欢乐无忧。嵇康云合欢触怒，萱草忘忧是也。○**宜男**系花之字①，孕妇佩则生男丹溪曰：性下行走阴分，名宜男者，宁无微意存焉？

芦根一百七十二

味甘，气寒，无毒。州渚多生，秋冬才取。掘土择甘美者有效，露出及浮水者损人。解酒毒，退热除烦；止呕哕，开胃下食。食鱼蟹中毒即劫，怀胎孕发热即驱。○花白名曰**蓬茸**，主卒霍乱危急，煮汁顿饮霎时可安。

菰根一百七十三

味甘，气大寒，无毒。多生江湖陂②泽，叶如蒲苇尖长。秣③马甚肥，作荐诚软。江南呼为茭草，即此是焉。四时取根，捣烂绞汁。止小便利解渴，主肠胃热除烦。久浮水面者烧灰，研朱④火灼疮敷愈用鸡清调。**菰菜**即春生茭笋，煮食治心腹卒疼。杂鲫鱼为羹，解酒毒开胃。丹石热发，顿食即瘥。须防滑中，不宜多食。又**菰首**当作菰手，

---

① 字：别名，称号。
② 陂：水边，岸边。
③ 秣：底本原作"抹"，据《证类本草》改。
④ 研朱：底本原作"延片"，据刘本改。

系岁久中生白苔，与小儿臂同，故取为名唤。食少追风去热，止上膈渴消；食多发气弱阳，令下焦冷滑。食同白蜜。瘤疾复生，苔中有黑者**菱郁**名，用之治小儿赤痢效。**叶**利五脏亦验，食巴豆人忌之。**子**细若青麻黄，名雕胡米；俗每合黍粟煮，过凶荒年。大抵菰之种类，皆极冷利，不可过食，惟服金石人相宜尔。

【点评】菰根为禾本科植物菰的根茎及根，具有解毒，止渴之功。

苎根一百七十四

味甘，气寒，无毒。乡落地多种养，宿根春自发生。生叶取饲池鱼，面青背白。皮剥绩暑布①，一年三收。根轻虚白黄，采无时入药。捣敷小儿赤游丹毒，及诸痈疽发背乳房；煎疗女人胎动不安，并产前后发热烦闷。塞胎漏下血，罯箭毒蛇伤。时疫大渴狂呼，非此莫却；金石服多燥热，饮下立除。**苎皮**藏留，产妇堪用。作枕眠，止血晕，安脐上，去腹疼。**渍苎汁**尝，大解消渴。蚕咬中毒，一饮即驱。故近蚕室种之，则蚕竟不产也。

【点评】苎根亦称苎麻根，为荨麻科多年生草本植物苎麻的根。苎麻根性味甘寒，为安胎之专药，临床常用于胎动不安及胎漏下血等。

羊蹄根一百七十五

味甘，气寒，属水，无毒。叶如莴苣，多产道傍。根取醋摩，善

---

① 暑布：又称夏布，苎麻纤维织成，较硬，可做夏衣及蚊帐。

走血分。主小儿头秃疥癞除热，治女子阴蚀浸淫杀虫。去痔疝，除风癣。或采多熬膏加蜜，用防风研末和丸。栝楼甘草酒吞，治前诸证益妙日服三①次，每次服三十丸。**叶**作菜茹，小儿疳虫立追食多滑肠作泻。**实苦涩平**，赤白杂痢能止。

【点评】羊蹄根为蓼科多年生草本植物羊蹄的根，功能除湿清热，解毒杀虫，凉血止血，适宜于头秃、疥癣、阴肿等症。

芫花一百七十六

味辛、苦，气温，有小毒。川谷甚多，远近俱有。茎紫花白，一二尺长。密开花盈旧枝茎，如紫梢作穗；未出叶采嫩苞蕊，向晴日曝干。花落叶生，不堪用也。得之煮醋数沸，漉出渍水一宵。复曝干收，才免毒害。反甘草，使决明。散皮肤水肿发浮，消胸膈痰沫善唾。咳逆上气能止，咽肿短气可安。驱疝瘕痈疽，除蛊毒鬼疟。令人虚损，久服不宜。汁渍线丝，系痔易落。○根采尤毒，乃名**蜀桑**。捣烂堪毒鱼，研末能敷疮。

谟按：芫花泻湿利水为要。夫水者，脾、胃、肾三经所主，有五脏六腑十二经之部分。上而头目，中而四肢，下而腰膝。外而皮毛，中而肌肉，内而筋骨。脉有寸、关、尺之殊，诊有浮、中、沉之异。必当审其病在何经何脏，乃可用之。倘若误投，为害非浅。

【点评】本品是瑞香科植物芫花的干燥花蕾。芫花乃逐水蠲饮之品，体轻，善理上部之水。

---

① 三：增补本作"二"。

莞花一百七十七

味苦、辛，气寒，有毒。生咸阳川谷，及河南中牟。苗似胡荽刺无，花类芫花色白。状极细，四五月采；力甚猛，熬令赤收。入药剂中，急欲行水。有是证者，斟酌投煎。破积聚大坚痃癖，疗痰癖咳逆上气。咽喉内，肿痛痊气可散；脐腹下，痃癖气块能消。

【点评】莞花是瑞香科植物莞花的干燥花蕾。古人用之破积聚，疗痰癖。今人鲜有用之。

贯众一百七十八

味苦，气微寒，有毒。在处山谷有，背日阴湿生。茎有三棱，皮系赤色。叶青绿如小鸡翅，根紫黑似老鸱头。故《本经》①款中亦载曰：此谓草鸱头也一说根形如大瓜，下有黑须毛。二八月采根阴干，赤小豆、藋菌为使。驱诸毒，理金疮恶毒；杀三虫，去寸白蛔虫。仍除头风，更破癥瘕。

【点评】贯众苦寒，可除蕴热湿秽之疾，为清热解毒之品，兼有止血杀虫之功。

凫茨一百七十九

味甘，气平、微寒，无毒。苗似龙须，叶如芋状，根黑指大，皮厚有毛又一种皮薄无毛者亦同。今人谓之葧荠，《本经》载曰乌芋。凫鸟喜

---

① 《本经》：此条实引《别录》文。

食，又得此名。水田莳之，在处有者。三月三日，采根曝干。主产后血闷攻心，理产难子胞不下。压丹石，除胸膈痞气；下石淋，退面目疸黄。风肿能消，痹热堪却。开胃进食，益气温中。性善毁铜，着之即碎，故为消坚削积要剂也。多食则生他症，卒食则呕水来。孕妇食动胎，小儿食脐痛。**叶**采捣烂，蛇咬可敷。

水萍－百八十

味辛、酸，气寒，无毒。系柳絮随风飞起，入池沼得水生成。小者藻，背面俱青；大者萍，面青背紫。下无根蒂，水面漂浮。入药拯疴，惟萍可用。七月半采，依法曝之。竹筛摊开，水盆架住。曝向烈日，才得燥干_{盆无水则不燥}。研末细罗，蜜丸弹大。豆淋酒化，空心顿吞。发汗骤来，驱风速退。仍治时行热病，堪浴遍身痒疮_{生采煎汤}。消水肿，利小便，去暴燥，止消渴。夏夜蚊蠓，烧烟可除。

谟按：《普济》大风丹云东京开河，掘得石碑，梵书天篆，无有晓者。休灵素逐字释解，乃是治中风方。歌曰：天生灵草无根干，不在山间不在岸。始因飞絮逐东风，泛梗青青漂水上。神仙一味去沉疴，采时须是七月半。怕甚摊风与中风，酒下三丸都汗散。

【点评】水萍即浮萍，性寒轻浮，为发汗利水之药，与麻黄发汗有霄壤之殊。麻黄发汗以散风寒，浮萍发汗以解风热。

大戟－百八十一

味辛、甘，气大寒，阴中微阳，有小毒。种甚猥贱，处处有生。

春发红芽，日渐丛长。凡资入药，惟采正根。傍附误煎，冷泻难禁。恶薯蓣，使赤豆，反甘草、海藻、芫花，畏菖蒲、芦根、鼠屎。每与甘遂，同利小便。消水肿腹满急疼，除中风皮肤燥痛。驱蛊毒，破癥坚。通月信堕胎，散颈疬逐瘀。○苗名**泽漆**，味苦兼辛。退邪热皮肤，却浮肿面目。大腹水气立遣，阴气不足堪扶。

【点评】大戟有红芽大戟、绵大戟之别，其中红芽大戟又称红毛大戟或紫大戟，为南方通用的品种；绵大戟又称草大戟或北大戟，此品种不多用。大戟功能逐水化饮，适宜于痰饮水肿之实证，气壮体实者宜之。因其为性猛有毒之药，使用不当易伤元气。

蚤休 一名紫河车　一百八十二

味苦，气微寒，有毒。川谷俱有，江淮独多。不生傍枝，一茎挺立。茎中生叶，叶心抽茎。年久发三四层，上有金线垂下。故又名金线重楼，俗呼七叶一枝花也。《图经》云：叶如鬼臼，根若肥姜。凡入药中，惟采根用。主惊痫摇头弄舌，除湿热发肿作疮。下三虫，解百毒。或摩酒饮，或摩醋敷。

【点评】蚤休，古人又称紫河车，现称胎盘粉为紫河车。蚤休与拳参有些地区与文献均称"草河车"，但二者系不同科属植物。所谓草河车，一般多指拳参而言。二者皆能清热解毒，拳参偏于收敛，兼可止血；蚤休长于散结，兼能解痉。蚤休亦称重楼、七叶一枝花，消痈肿，解虫毒，为疗疮肿毒之常用药。因其苦寒，惟阳性红肿热痛者为宜，阴疽及腹泻者忌用。

莨茹—百八十三

味辛、酸，气寒，有小毒。近产河阳，原出高丽。苗逢春暖方起，叶类大戟常青。花色黄，结子绝无；根皮赤_{似萝卜根}，断则流汁。黑凝如漆，故云漆头。五月采根，阴干，惟取头黑者胜。使甘草节，恶麦门冬。载《素问》中，云去恶血。古姚僧垣，用治痈疽。作散频敷，肉满便止。破癥瘕，杀疥虫。逐败疮死肌，除大风热气。善忘不乐，亦著《本经》。○又**草莨茹**，其根色白。因医取黑头入剂，采多烧热铁烰①之。作假代真，主治不异。敷溃疡作散，载古方亦多。

【点评】莨茹与草莨茹同属于大戟科，但前者为狼毒大戟，后者为月腺大戟。"姚僧坦"应为姚僧垣，南北朝时期著名医家，著有《集验方》。

卫矛—名鬼箭羽　一百八十四

味苦，气寒，无毒。深山谷多产，平陆地绝无。茎类柏皮褐黄，叶似山茶青绿。干有三羽，状似箭翎。削取皮羽阴干，拭净赤毛酥炙_{一说只使箭头，每两用酥一分，缓炒酥尽为度}。任煎汤液，专治女科。能堕妊娠，善疗血气。遣邪祟，杀蛊毒，破癥结，通月经。腹满汗出立瘥，崩中下漏即止。消皮肤风肿，去腹脏白虫。产后血绞肚痛殊功，恶疰卒暴心痛捷效。

【点评】卫矛长于行血通经，祛风止痛，既可祛瘀疗产后腹痛、经闭不行，又能通络治风湿痹痛。

---

① 烰(páo 刨)：热气上升。

狼毒一百八十五

味辛，气平，有大毒。山陕西郡州，似商陆苗叶。采根八月，肉白皮黄。重实者良入水即沉。浮虚者劣。使黑大豆，恶麦句姜。破积聚痰癖痕癥，去恶疮鼠瘘疽蚀①。逐咳逆上气，杀蛊毒鬼精。走兽飞禽，亦堪杀害。

【点评】《本经》认为狼毒能治咳逆上气，惟体质壮实，暴咳者宜之。

淫羊藿即仙灵脾 一百八十六

味辛，气寒，无毒。茎细而坚，叶圆而薄。所在俱有，凌冬不凋。俗呼为三枝九叶草也。但生处不闻水声者为美，凡采制须先酒浸过曝干。剉碎对拌羊脂每一斤用羊脂四两，火炒脂尽为度。羊食贪合，故此著名。治男子绝阳不兴，治女人绝阴不产。却老景昏耄，除中年健忘。益骨坚筋，增力强志。久服有损，明载《本经》。

【点评】《本经》认为淫羊藿为"辛寒"之品，《开宝本草》亦云其"味辛，寒"；《药性论》则谓其"味甘，平"，《纲目》则明确指出其"味甘气香，性温不寒"。《本草新编》则认为淫羊藿"味辛，气温，无毒。云寒，误"。《景岳全书》亦曰"味甘，气辛，性温"。淫羊藿乃命门之要药，有强阳益气，发郁动情之功，性温不寒，补肾阳，强筋骨，适宜于肝肾不足之阳事不兴，男女阳衰不育等症。因其能伤阴助火，故阴虚火盛者忌用。

---

① 蚀：增补本作"痈"。

羊踯躅一百八十七

味辛，气温，有大毒。向阳山谷，逢春则生。起苗一尺余高，结蕊二月半后。叶如桃叶深绿，花似瓜花正黄。羊误食之，踯躅而死。故《本经》竟名羊踯躅，今南人又呼黄杜鹃。依时采花，阴干入药。主风湿藏肌肉里，溅溅痹麻；治贼风在皮肤中，淫淫掣痛。鬼疰蛊毒并却，瘟疟恶毒齐驱。

藜芦·百八十八

味辛、苦，气寒，有毒。近道俱有，深谷多生。反芍药、细辛及五参人参、沙参、玄参、丹参、苦参勿用，恶大黄，使黄连。三月采根，阴干去芦。微炒入药，专能发吐。不用煎汤，惟作散用。主头秃疥疡，疗肠癖泻痢。杀诸虫，除蛊毒，去死肌，愈恶疮。治喉痹不通，理风痰上壅。亦能医马涂癣，并敷马刀烂疮。

【点评】藜芦催吐力强，服少许立致呕吐，其主要功用为涌吐风痰，与瓜蒂之吐热痰略有不同。诸家本草或方书称其有杀虫治疥之功，可知其毒性较强。若嗅之能引起喷嚏。《别录》则谓"不用入汤"，入丸散剂乃取其和缓之意。如服后吐不止，可服用葱白汤解之。

莨音浪菪音荡子即天仙子　一百八十九

味苦、甘，气寒，有毒。山谷各处生，苗高四尺许。叶阔三指，夏开白花。实同罂子①作房，子如黍米成粒。五月收采，向日曝干。主风痫癫狂，疗湿痹拘急。助足健行见鬼②，理齿蛀蚀出虫。久服轻身，走及奔马。炒熟方益，生则泻人。《别说》云：煮一二日，尚入土萌芽，用者尤宜审也。

续随子 一名千金子 一百九十

味辛，气温，有毒。苗如大戟，叶中抽茎。开花黄小多层，结实青而有壳。人家亭圃，每种观瞻。又因秋种冬生，春秀夏实，故又名曰拒冬实也。用须取仁纸裹，压以重石去油。复研成霜，方可入药。宣一切宿滞积聚，敷诸般疥癣恶疮。逐水利大小二肠，散气除心腹胀痛。驱蛊毒鬼疰，消疣癣瘕癥。通月经，下痰饮。不可过服，防毒损人。其茎中白汁旋收，敷白癜面皯即去。

蓖麻子 一百九十一

味甘、辛，气平，有小毒。园圃中俱种，胡地者盖良。子如牛蜱色斑，叶类火麻厚大。得名由此，其性善收。剥壳取仁，修制忌铁。盐汤入砂锅煮透半日为度，捞起以石臼捣糜。用敷无名毒疽，吸出有形滞物。剩骨立起，脓血尽追。涂足心，下胎孕子胞如神；涂巅顶，收生肠脱肛甚捷。涂口眼㖞僻，即牵正复元左患涂右，右患涂左。见效急除，久则反损，因性峻急故也。亦堪服饵，方法须依。驱卒仆风痫取仁一两，黄连切成豆粒一两，水一碗，入砂锅中文火旋煮，水尽复添，务周三日两夜为度，取去黄连，只用仁，风干不得见日，每仁一粒，竹刀切四段，每服五粒，作二十段，荆芥汤送下，食远，日三服，不拘年久月近并效，载《卫生宝鉴》。消中满水胀年壮人水研十粒

---

① 子：增补本作"粟"。
② 见鬼：由药物毒性所致之幻见。

服之，吐恶沫旋加至二十粒，三日一服瘥，载《经文》。兼逐尸疰恶气，又主寒热风虚。服过者，一生忌食豆入喉；误犯之，顷刻作腹胀倾命。摄生之士，不可不知。**油榨取**，敷疥癞疮痍；调银硃，可为印色。**叶捣蒸**，敷脚气风肿；熨囟上，即**止衄红**油涂炙热，熨之尤①验。

谟按：病分血气，药别阴阳。丹溪云：蓖麻子属阴，主吸出有形质之滞物，故取胎产胞衣、剩骨、脓血者用之。荔枝肉属阳，主散无形质之滞气，故消瘤赘赤肿者用之。苟不明此理而错用，治则不应也。

荜拨 一百九十二

味辛，气大温，无毒。出蕃国中，产竹林内。苗作丛高二尺许，叶圆绿阔二寸余。五月开花，白色在表；七月结子，小指般长。秋末收子阴干，辛烈过于蒟酱。岭南海舶，贸易常多。老黑者不堪，紫褐者为上。消宿食下气，除胃冷温中。疝癖阴疝痛并驱，霍乱冷气疼立却。禁水泄虚痢，止呕逆醋心。得诃子、人参、桂心、干姜为丸，治脏腑虚冷肠鸣泄痢神效。仍杀腥秽，食味堪调。久服走泄真阳，令人肠虚下重。**根名荜拨没**，黑硬近似柴胡，能治诸劳伤，阴汗寒疝核肿。

【点评】荜拨始见于《新修本草》。本品味辛气大温，且走肠胃，为除肠胃寒冷之专药，适宜于寒郁呕吐、胸腹满痛、冷痢水泻等。

---

① 尤：增补本作"有"。

鬼臼_{一百九十三}

味辛，气微温，有毒。齐杭襄峡最多，深山阴地才有。独茎起土内，一叶坚茎端_{状如伞盖}。_{一云：叶六出或五出，如雁掌}。旦东向，暮西倾，随日出没；枯一茎，为一臼，逐岁增添_{每年长一茎，茎枯为一臼，二十年则二十也}。要求真采之，勿贸假误也。垣衣所畏，制伏可资。辟瘟疫恶气不祥，杀蛊毒鬼疰精物。去目赤肤翳，疗喉结风邪。不入汤煎，惟作散用。

干苔_{一百九十四}

味咸，气寒，_{一云温}，无毒。即地面青苔是也。渗湿有，背阴生。疗心腹闷烦，研调水饮；治霍乱呕吐，采煎汁尝。发诸般疮疥杀虫，下一切丹石去毒。但服不可过剂，令人少血痿黄。○生老屋上者，名**屋游**，利膀胱吊气，及浮热在皮肤间。○生古墙侧者，名**垣衣**，主黄胆心烦，致暴热攻肠胃内。○**陟厘**生水石面，止泄痢，强胃气，消谷温中。○**土马鬃**生土墙头，凉骨蒸，止鼻衄，败毒驱热。○**井苔**从井底觅，疗水肿漆疮热疮。○**船苔**向船底求，治五淋鼻洪吐血。○**昔邪**生山石，去小儿时热惊痫。○**瓦松**生瓦沟，通女人经络闭涩。

谟按：至贱之类，如许之名，盖因所附不同，以致主疗各异。瓦松虽则别种，亦由渗湿而生。故并录之，以便查考。

鬼督邮—百九十五

味辛、苦，气平，无毒。所在山谷，有必丛生。苗惟一茎，类小箭竿。叶出茎端如伞，根横而不发须。花开叶心，其色黄白。二月八月，用惟采根。甘草水煮一伏时，漉曝干任凡煎服。主鬼疰卒忤中恶及百精毒，去温疟时行疫疠并心腹邪。强脚胕，益膂力。腰腿诸疾，并可驱除。今医不审其真，每每以徐长卿充代，乖戾殊甚。夫长卿、赤箭、鬼箭，虽皆有鬼督邮别名，而治大相异也。务辨的实，切勿混淆。

【点评】鬼督邮，李时珍《纲目》认为其是徐长卿、天麻的别名。李时珍又曰："此草独茎而叶攒其端，无风自动，故曰鬼独摇草，后人讹为鬼督邮尔。因其专主鬼病，犹司鬼之督邮也。"徐长卿、赤箭皆治鬼病，故并有鬼督邮之名，其实是名同而物异，主治不同，宜审用之。

蜀葵花—百九十六

味甘，气寒，阴中之阳，无毒。即家园红白葵花，惟川蜀产者最胜。色因有二，治同。**红葵花**治赤带赤痢如神，血燥兼治；**白葵花**驱白带白痢速效，气燥亦驱。子能催生堕胎，更疗淋涩水肿。一切疮疥痈毒，研末俱可敷之。**叶**捣烂，贴金疮火疮；又煮食，除热痢丹痢。**茎**理恶疮散血。**根**主客热通便。根茎共煮汁吞，即解丹石热结。○**黄蜀葵花**各种，叶狭多缺而尖。催生产尤灵，敷金疮更验。子炒研调酒，亦催产捷方。

【点评】蜀葵花乃锦葵科植物蜀葵的花。蜀葵的花、叶、子、根均可入药。

大青—百九十七

味苦，气大寒，无毒。多生郧蜀濠淄，亦产江东州郡。叶绿似石竹茎紫，花红如马蓼根黄。入药用叶兼茎，春末夏初收采。仲景书内，每每擅名。伤寒热毒发斑，有大青四物汤饮效；伤寒身强脊痛，有大青葛根汤服灵。又单味大青煎汤，治伤寒黄汗黄胆，天行时疫尤多用之。仍罨肿痛，且解烦渴。○**小青**异种，惟产福州属福建。土人用治痈疮，取**叶**生捣敷上。

【点评】大青即大青叶，为解毒要药，尤善清解心、肝、胃三经实火热毒。因其味苦气大寒，若非实热火毒之证，则不宜服。

王瓜—百九十八

味苦，气寒，无毒，一云有小毒。生平泽田野，及篱埕垣墙。一名土瓜，处处俱有。《月令》四月王瓜生，即此是也。作藤蔓发叶，多刺微圆；逢夏至开花，深黄单瓣。实结一二寸许，成熟七八月间。外壳红黄如栝蒌状，中子紫赤似螳螂头。采入医方，**根子**两用。治小便数遗不禁，润心肺，解蛊毒，却黄病黄胆，用子宜生；疗下痢赤白杂来，驱肠风，除肺痿，止血溢血泄，用子须炒。根捣汁，去小儿闪癖痞满及天行热疾发狂，痰疟暴生，并可服也，但少为奇多服则吐下。根煎汤，破妇人血瘕坚癥，并扑损瘀血作痛，乳汁不下，俱当饮之，过多不妙。仍逐骨节中伏水，更消项颈上瘰疬。去湿痹酸疼，散痈疽炊肿。通经堕孕，益气愈聋。

【点评】王瓜又称土瓜。土瓜子生用可治小便数遗不禁及"黄病黄胆"，炒用则可疗下痢赤白、肺痿、血溢血泄等。土瓜根适宜于妇人血瘕坚癥、扑损瘀血作痛、产后乳汁不下、湿痹酸疼、痈疽炊肿等。

木部

桂_{一百九十九}

味辛、甘，气大热，浮也，阳中之阳也。有小毒。采皮宜冬至，同饵忌生葱。收必阴干_{勿见火日}。用旋咀片，余剩须密纸重裹，犯风免辛气泄扬。种类多般，地产各处。○**菌桂**正圆无骨_{形类竹}，生交趾①桂林。**牡桂**扁广薄皮，产南海山谷。○**官桂**品极高，而堪充进贡，却出观宾_{州名，属广东。一说世人以观字笔画多，懒书之，故只作官，如写黄蘗作柏，薑作姜，同意亦通}。**木桂**皮极厚，而肉理粗虚，乃发从岭。○**筒桂**因皮嫩，如筒卷束。○**板桂**谓皮老，若板坦平。○**柳桂**系至软枝梢。○**肉桂**指至厚脂肉。○**桂枝**枝梗小条，非身干粗厚之处。○**桂心**近木黄肉，但去外甲错粗皮。品分既明，欺罔难入；又各主治，亦须详知。菌桂、筒桂相同_{一说菌、筒字近似，人误书之，习以成俗也}，养精神，和颜色，耐老；牡桂、板桂一类，坚骨节，通血脉，堕胎。四者性并辛温，难作风寒正治。柳桂、桂枝味淡，能治上焦头目，兼横行手臂，调荣血，和肌表，止烦出汗，疏邪散风，《经》云气薄则发泄是也。肉桂、木桂性热，堪疗下焦寒冷，并秋冬腹疼，泄奔豚，利水道，温筋暖脏，破血通经。《经》云气厚则发热是也。桂心美之之义，性略守，治多在中；

---

① 交趾：古地名。泛指五岭以南，包括两广和越南。

官桂贵之之辞，味甚辛，治易解表。如此之异，盖缘本乎天者亲上，本乎地者亲下。理之自然，性分所不可移也。然柳桂、桂枝，入足太阳之腑；桂心入心，在手少阴之经。《本经》注云：桂有小毒①，亦从类化。与黄芩、黄连为使，小毒何施；与乌头、附子为使，全得热性；与人参、麦门冬、甘草同用，能调中益气，实卫护荣；与柴胡、紫石英、干地黄同用，却主吐逆；与巴豆、硇砂、干漆、穿山甲、水蛭、虻虫如此有毒之类同用，则小毒化为大毒矣。春夏禁服，秋冬宜煎。

谟按：诸桂所治不同，无非各因其材而致用也。然《本经》谓：桂止烦出汗。仲景治伤寒乃云无汗不得服桂枝，又云汗过多者，桂枝甘草汤。是又用其闭汗，何特反其经义耶？抑一药而二用耶？噫！此正所谓殊途而合辙也。盖桂善通血脉。《本经》言桂止烦出汗②者，非桂能开腠理而发出汗也，以之调其荣血，则卫气自和，邪无容地，遂自汗出而解矣。仲景言汗多用桂枝者，亦非桂枝能闭腠理而止住汗也，以之调和荣卫，则邪从汗出，邪去而汗自止矣。昧者不解出汗止汗之意，凡病伤寒，便用桂枝汤，幸遇太阳伤风自汗者，固获奇效。倘系太阳伤寒无汗者，而亦用之，为害岂浅浅乎？犹有谓仲景之治表虚，而一概用敛虚汗者，此又大失经旨矣。

【点评】本节中与桂有关的药物有桂、菌桂、牡桂、官桂、木桂、筒桂、板桂、柳桂、肉桂、桂枝、桂心。《本经》有"牡桂"与"菌桂"，《别录》又有"桂"。《本经》中未见牡桂形态与药用部分的描述，但辑述者于"牡桂"条后录东晋郭璞语，云："今人呼桂皮厚者为木桂，及单名桂者是也。一名肉桂，一名桂枝，一名桂心。"由此说明辑述者及东晋学者均认为"牡桂"为肉桂树之皮，并有肉桂、桂枝、桂心等异名。《新修本草》并谓"此桂……大小枝皮俱名牡桂。然大枝

① 有小毒：此非《本经》所云，乃《别录》语。
② 止烦出汗：此非《本经》所云，乃《别录》语。

皮肌理粗虚如木兰，肉少味薄，不及小枝皮也。小枝皮肉多半卷，中必皱起"。《别录》认为菌桂"无骨，正圆如竹"。所谓"无骨"，指不带木心的桂树之皮；"正圆如竹"乃指其皮卷如竹筒。《新修本草》明确指出："菌桂……大枝小枝皮俱是菌桂，然大枝皮不能重卷，味极淡薄，不入药用"。又云："其小枝皮薄卷乃二、二重者，或名菌桂，或名筒桂。其牡桂嫩枝皮，名为肉桂，亦名桂枝；其老者名牡桂，亦名木桂。"可见，菌桂的药用部分亦是桂树之枝皮。《别录》指出桂"二月、七八月、十月采皮，阴干"。《纲目》认为："桂，即肉桂也……桂即牡桂之厚而辛烈者，牡桂即桂之薄而味淡者，《别录》不当重出，今并为一。"可见，桂与牡桂同为一物，药用部分皆是肉桂树的皮。由此认为《本经》的"牡桂"即今之肉桂。据《集注》"凡用桂……皆削去上虚软甲错处，取里有味者秤之"，《纲目》谓"牡桂……薄而味淡，去粗皮用"可见桂枝的"去皮"，是去浮其皮上"虚软甲错"的粗皮(栓皮)。进而可知，仲景方用桂枝乃唐以前本草之"牡桂"。"柳桂"之名，始载于宋·陈承《本草别说》，《证类本草》载："《别说》云：谨按诸家所说……今又有一种柳桂，乃桂之嫩小枝条也，尤宜入上焦药用也。"但与《本草别说》同时代的《衍义》及《图经》等本草专著均无类似记载。

柏实二百

味甘、辛，气平，无毒。近道俱有，干州属陕西独佳。屋边者为宜，冢上者切忌。霜后采实，去壳取仁。先以醇酒浸曝干，次取黄精汁和煮。执箸连搅，汁尽才休。研细成霜，入剂方效。畏羊菊曲面诸石羊蹄根、菊花、神曲、白面、一切石。使牡蛎、瓜子、桂皮。聪耳目，却风寒湿痹止疼；益气血，去恍惚虚损敛汗。治肾冷腰冷，并膀胱冷脓宿水；润肾燥体燥，及面颜燥涩不光。兴阳道，杀百邪，止惊悸，安五脏，头风眩痛，亦可煎调。久服不饥，增寿耐老。○**侧柏叶**苦涩，翠扁者采收，务向月令建方_{春采东，夏采南，秋冬仿此}，才得节候生气。即止吐衄崩痢，重生发鬓须眉，为燥湿仙丹，系补阴要药。若合黄连煎服，小儿虫痢立痊。**白皮**烧灰，敷火灼烂疮，长毛发亦验。**枝节**酿酒，主历节风痹，疗疮疥尤灵_{凡患疥疮癞疱及牛马畜产有疥，并烧敷二三次，无不愈}。

【点评】柏实去壳取仁，称柏子仁。柏性属阴，性寒而涩，故其子仁能养心安神、止汗润肠；其叶凉血止血。陈氏认为侧柏叶为燥湿仙丹，系补阴要药，与当今认为其为凉血止血之品有所不同，值得进一步研究。

黄柏皮_{二百一}

味苦、微辛，气寒。阴中之阳，降也。无毒。树尚蜀产，皮宜夏收。择内黄紧后为优，去外褐粗糙才制。先渍蜜水，日际曝干；次涂蜜糖，火边炙燥。恶干漆。治三焦，二制则治上焦，单制则治中焦，不制则治下焦也。乃足少阴本药，又足太阳引经。加黄芪汤中，使足膝气力涌出，痿躄即瘥；和苍术散内_{即二妙散}，俾下焦湿热散行，肿胀易退。佐泽泻，利小便赤涩；配细辛，擦舌颊红疮_{一方同青黛研细，入冰片少许，擦之亦效}。安虚哕蛔虫，泻隐伏龙火。解消渴，除骨蒸。补肾强阴，洗肝明目。肠风连下血者立效，热痢先见血者殊功，去脐腹内虚疼，逐膀胱中结热。女人带漏，亦可治之。○**根名檀桓**，如苓结块。疗心腹百病，主长生神仙。不渴不饥，安魂定魄。

谟按：《内经》云肾苦燥。故肾停湿也。活人解毒汤，用黄柏、黄连、黄芩、栀子。盖栀子、黄芩入肺，黄连入心，黄柏入肾，燥湿所归，各随其类而然也。上下内外，并可治之。积热门中，诚为要药。至今医家，气虚用四君子，血虚用四物，有痰用二陈，有热用解毒，故常宗述而不易焉。

【点评】因黄柏有不制、单制、二制等不同制法，故其作用部位也有所差异，临证用之须详加辨别。所谓不制是指"去外褐粗糙"；单制是指"先渍蜜水，日际曝干"；二制是指在"先渍蜜水，日际曝干"的基础上，"次涂蜜糖，火边炙燥"。

楮实二百二

味甘，气寒。无毒。近道虽有，荥阳属湖广独多。每产废田，又名谷实。叶类葡萄作瓣，实如弹子结蓬。初生绿青，渐熟红赤。待深秋采摘，浸水以去皮瓤，取中子曝干，投酒再浸昼夜。务蒸从巳至亥，任用煎膏为丸。阴痿能强，水肿可退。充肌肤，助腰膝，益气力，补虚劳。悦颜色轻身，壮筋骨明目。**叶**主小儿身热，食下即使生肌。**皮**煎逐水利便，浸烂又可作纸。**茎**煮澡洗，疹痒立驱。**皮开白汁**荐收，涂癣更敷蛇咬。○**纸**烧存性调酒，亦止血晕血崩。剪有印纸烧吞衙门中有印信之纸，**断妇人产神效。**

谟按：楮有二种，名亦不同。叶有瓣曰楮，叶无瓣曰构音穀。一说皮斑者楮，皮白者构。多生久废谷田，结实味甘，又因名曰谷实也。诗云爰有树檀，其下维谷是尔。即今幽州，犹云谷桑。荆杨交广，咸谓之构。每逢秋月，剥取其皮。或织为履穿，或捣作纸卖。色甚光泽，媒利无涯。所入医方，惟贵其实。赤者频服，不老不饥，筋力倍增，行及奔马。并载经注，决无欺人。奈何滋补药中，用之稀少。惜哉！惜哉！

【点评】楮实，以果实入药，亦称楮实子。早在《山海经》中即有"鸟危之山其阳多磐石，其阴多檀楮"。郭璞注：楮即穀木。袁珂校注：即构木。以其入复方者始载于《素问病机气宜保命集》，如"楮实子丸，治水气，洁净府"。

淡竹叶二百三

味甘、淡，气平、寒。阴中微阳。无毒。竹类颇多，难指何是。惟尝笋味，淡者为然。菫竹、雷竹、水竹，味淡兼甜，治病第一。筀竹、篃[①]竹，味皆纯淡，采用亦宜；苦竹、紫竹，苦辣而膻，不堪入药。东坡苏公云：淡竹者对苦竹为文，除苦竹之外，皆淡竹也。迹此观之，足可征矣。逐上气咳逆喘促，退虚热烦躁不眠。专凉心经，尤却风痉一种草类如铁线，茎似嫩稷，叶长尺余，亦名淡竹叶，俗多采，利小水，治喉痹等证并神效。**根**止消渴，散毒补虚。**实**通神明，轻身益气。**皮茹**削去青色，惟取向里黄皮。主胃热呃逆殊功，疗噎膈呕哕神效。〇**败船茹**原亦竹皮刮下，大艑艕[②]用程漏处极多。取干煮之，亦止诸血。〇烧取**竹沥**，与荆沥同。横锯截尺余，直劈作数块。两砖架起，紧火中烘。沥从两头流来，少加姜汁调服每沥一杯，加生姜自然汁二匙。却阴虚发热，理中风噤牙。小儿天吊惊痫，入口便定；妇人胎产闷晕，下咽即苏。《衍义》云：胎前不损子，产后不得虚。止惊悸，却痰涎。痰在手足四肢，非此不达；痰在皮里膜外，有此可驱。但世俗反以大寒，置疑不用。殊不知系火煅出，又佐姜汁，有何寒乎？〇**竹肉**状如肉脔，每生苦竹枝上。鸡蛋般大，生啖毒多。戟人喉颡来红，且令爪甲变黑。须灰汁煮炼三度，然后依常菜食之。杀三虫，破老血。别有功效，人未尽知。〇**竹蓐**惟盛夏间，状类鹿角色白。系慈竹逢雨滋润，每滴汁着地发生。同姜酱煮尝，痢赤白治验。〇节内黄粉，即**天竺黄**俗云天竺国生者也，旋飞尘沙结成，老竹间或可得。形类黄土，一名竹膏。治小儿急慢惊抽，疗肥人卒暴风中。镇心明目，解热驱邪。〇**竹笋** 发气托痘疮，更止消渴利小

---

① 篃：《广群芳谱·竹谱一·猫竹》则谓“猫竹，一作茅竹，又作毛竹”。

② 艑艕：大船。

水。○**桃竹笋**苦有毒赖笋不成竹者，俗谓顽笋是也。用捣成膏；六畜皮肉生蛆，纳入尽出。灰汁煮才可食，不尔亦戟人喉。○更有**仙人杖**味咸，是笋成竹时立死。色黑如漆，收宜夏初。惟苦筀竹多生，专生哕气呕逆。大人翻胃反食，以水煮尝；小儿惊厥夜啼，安身伴睡。痔漏去血，烧末汤吞。○**旧筄齿**亦载《医方》，治活虱入腹为病。状如癥瘕，煮服即除。

【点评】竹之种类颇多，但陈氏认为治病首选"堇竹、雷竹、水竹"，亦可用"筀竹、箽竹"，但"苦竹、紫竹"则不堪入药。《别录》将淡竹叶收载于竹叶项下，认为其"味辛、平、大寒"；《滇南本草》首次将淡竹叶单列，认为其"味甘淡，性寒"。尽管两书均未提及其植物形态，但所载其性味功效相差甚大。

松脂 二百四

味苦、甘，气温。无毒。普天下植养，州土不拘。大木中流来，沥清松脂别名便是。采取媒利，凿多窍可遂贪心；炼饵延年，待自流易奏捷效。择通明成颗，分向背阴阳。向南日月照者为**阳脂**，向北日月背者为**阴脂**。阳脂补阳，阴脂补阴。《仙经》亦云：不见日月者皆可取服。以人多阴虚，欲其专补阴尔。制炼有方，依式勿错。水盛釜内，甑安水傍。白茅藉甑底两层，黄沙盖茅上寸许。松脂任布，桑柴紧炊。汤减少旋添，脂流尽方出。新笊篱掠投冷水沉釜底者勿用，候凝结复炊如前。周毕三回，色白如玉。研和群药加白茯苓、柏子仁、甘菊花共剂，亦可单服。为丸酒吞。逐诸风，安五脏。除伏热胃脘，解消渴咽喉。轻身通神，延年耐老。熬膏贴疮毒长肉，作散治齿痛杀虫。**实**主少气虚羸，兼驱风痹。**花**虽轻身益气，发热上焦。**菩**花底菩收晒干，研末罗细，鸡清鸡蛋清丸成豆粒，暑痢止涩如神。○**根白皮**主辟谷不饥，补虚损劳乏；**节**性温，燥血中之湿，却脚痹软疼。**叶**味苦温，能生毛发。捣烂敷风湿疮效，悬挂辟瘟疫气灵。历节诸风，渍酒可服。○**松萝**一名女萝。《诗》云：茑与女萝施于松上。陶云：茑是寄生，当用桑上者，女萝当用松上者。苦甘，无毒。煎浓可作吐汤。涌客痰，截温疟，利水道，驱头风。扫顶上疮痍，去项间瘤瘿。虚汗堪止，嗔怒能消。

【点评】松脂亦称松香、松膏、松肪、松胶，芳香质润，功能祛湿杀虫，生肌排脓，并能止血定痛，治恶疮疖肿及金疮出血等症。除内服外，亦多用于外治。

茯苓二百五

味甘、淡，气平。属金，降也，阳中阴也。无毒。近道俱有，云贵云南、贵州独佳。产深山谷中，在枯松根底。由木被斧斤砍伐，或老遭风雹折摧。枝叶不复上升，津气旋向下泄。凝结成块，乃名茯苓。因其本体相离，故取附之之义。小如鹅卵，大若匏瓜。犹类龟鳖人形，并尚沉重结实四五斤一块者愈佳。久藏留自无朽蛀，初收采须仗阴干。咀片水煎，黑皮净削。研末丸服，赤筋尽淘茯苓中有赤筋，最损目，为丸散久服者，研细末，入细布袋中，以冷水揉摆，如作葛粉状，澄取粉，而筋滓在袋中者，弃去不用，若煎汤则不须尔，方益心脾，不损眼目。忌酸物，恶白蔹，仍畏牡蒙、地榆、雄黄、秦艽、龟甲。种赤白主治略异，经上下行走自殊。**赤茯苓**入心、脾、小肠，属己、丙、丁，泻利专主；**白茯苓**入膀胱、肾、肺，属辛、壬、癸，补益兼能。甘以助阳，淡而利窍。通便不走精气，功并车前；利血仅在腰脐，效同白术。为除湿行水圣药，乃养神益智仙丹。生津液缓脾，驱痰火益肺。和魂炼魄，开胃厚肠。却惊痫，安胎孕。久服耐老，延年不饥。倘汗多阴虚者误煎，伤元夭寿；若小便素利者过服，助燥损明。暴病有余相宜，久病不足切禁。凡须细察，不可妄投。○**茯神**附结本根，因津泄少，谓既不离其本，故此为名。体比苓略松，皮与木须去。所忌畏恶，悉仿于前。专理心经，善补心气。止恍惚惊悸，除恚怒健忘。心木名**黄松节**载经，偏风致口㖞僻治验。

谟按：《经注》有曰松木既焦，根尚能生物者何也？盖因精英未沦，沾其土气，不能不为物尔。正犹马勃、菌蕈、五芝、木耳、石耳之类，多生枯木润石粪土之上，则可知焉。其上菟丝下有伏苓之说，甚为轻信者矣。又曰：茯苓为在天之阳，阳当上行，何谓利水而泻下也？《经》云气薄者，阳中之阴。所以茯苓利水泻下，亦不离乎阳之本体，故入手足太阳经焉。丹溪又曰茯苓、猪苓、泽泻各有行水之能，久服损人。八味丸用之，亦不过接引诸药，归就肾经，去胞中久积陈垢，以为搬运之功也。

第一卷白术款后谟按宜参看。

【**点评**】茯苓内部白色（白茯苓）或红色（赤茯苓），若抱松根而生或有松根穿入中间者为茯神。早期的茯苓并无茯苓和茯神之分，至梁代陶弘景始分茯苓和茯神。一般认为白茯苓偏于健脾，赤茯苓偏于利水，茯神偏于养心安神。陈氏认为"赤茯苓入心、脾、小肠，属己、丙、丁""白茯苓入膀胱、肾、肺，属辛、壬、癸"。现行教材认为茯苓归心、脾、肾经。

琥珀二百六

味甘，气平。属金，阳也。无毒。出自松脂所化，入土千岁才成。初如桃胶，久渐坚硬。西戎多产，色淡澈光。南郡亦生，色深重浊嵌首饰澈光为奇，入药剂重浊不计。手摩热可拾草芥，汤煮软㑆若饧糖。遇物即粘，如是方妙。今市家多煮鸡蛋及青鱼枕造成，不可不细察尔。入药研末，用汤调吞。利水道，通五淋，定魂魄，安五脏。破癥结瘀血，杀鬼魅精邪。止血生肌，明目摩翳。治产后血晕及儿枕疼，疗延烂金疮并胃脘痛。○又种瑿者，名异产同。状似玄玉而轻，质亦松脂化出。历二千载，方得成形。安神补心益佳，生肌破血尤善。不堪造器，见风拆开。小儿带之，谓能辟恶。

谟按：丹溪云古方用琥珀利小便，以燥脾土有功。盖脾能运化，肺得下降，故小便可通也。若血少而小便不利者用之，反致燥急之患，不可不谨。《别说》又云茯苓、琥珀皆自松出，而所禀各异，茯苓生成俱阴，琥珀生于阳而成于阴，故皆治荣而安心利水，其效同也。

【点评】琥珀，功能镇惊安神、活血散瘀，以治心神不安、不寐多梦、惊恐及小便淋痛、赤浊尿血、经闭带下等症。

墨二百七

味辛，无毒。择系松烟造成，摩入药剂主治。烟细才效，烟粗不灵。其桐油烟、石油烟并粟草灰伪为者，俱不可以治病也。止血果捷，因黑胜红。故天行热毒，鼻衄下血数升，水摩滴入；若产后血晕崩中，卒暴来红，摩醋服之。游丝缠眼中，摩鸡血速点；客忤中腹内，摩地浆顿吞。下死胎而逐胎衣，合金疮以生肤肉。

【点评】以墨为药收载于《本草拾遗》。墨又名乌金、陈玄、玄香、乌玉块，具有止血、消肿功效，适宜于吐血、衄血、崩中漏下、血痢、痈肿发背等症。

槐实二百八

味苦、辛、咸，气寒。无毒。折枝插地即活，人家多植门庭。实生荚中，十月收采。粒大如豆，色紫而坚。一荚两粒、三粒者为良，若系单粒、五粒者勿用。小铜锤击碎，乌牛乳浸宵。蒸过才煎，景天为使。主五内邪热，去五痔肿疼七月七日取捣绞汁，贮铜器内，置高处曝二十日以上，煎稠硬，圆如鼠屎大，纳谷道内，三易之乃愈。止涎唾，补绝伤，凉大肠，消乳瘕。除男子阴疮湿痒不歇，却女子产户痛痒难当。仍理火疮，且堕胎孕。酒吞七粒，催产尤良。**嫩房荚**收煎代茶，去头风明目补脑。**老荚**疏导风热，亦可取捣煎尝。**白皮**煮酒治风，皮肤不仁服效。消阴疝卵肿，却壮热惊痫。**茎叶**功同，总治疮毒。熬膏贴痛疽；浸烂煮汁，嗽口齿风疳。**根**作神烛可烧，仍主喉痹寒热。**枝**洗疮住痒，煨揩齿杀虫。**花**味甚苦，炒黄亦凉大肠去热。理肠风泻血及皮肤风，止痔瘘来红并赤白痢。去胃脘卒痛，杀腹脏蛔虫。**胶**主诸风化涎，任作汤散丸服。却风痹肢难举动，散风毒身如虫行。噤口急风殊功，破脑伤风立效。**槐耳**系菌，亦树所生。坚如桑耳者良，用作细末酒服，去妇人阴中疮痛，治痔瘘谷道血流。

【点评】槐实（亦称槐角）为槐之荚果，槐花为槐之花蕾。槐实苦寒，能凉大肠而止痔疮出血，泄湿热而愈淋带滞下。槐实与槐花虽均能止血，且以下部出血为主，但槐实偏于下降，主要用于大便下血；槐花又用于吐血、衄血等症。槐实能堕胎催生，故孕妇慎用。

枳实二百九

味苦、酸，气寒。味薄气厚，阴也，阴中微阳。无毒。商州属河南所生，似橘极小。择如鹅眼，色黑陈者良近道亦生。一种俗呼臭橘，其皮微绿，不堪药用。今市家每采指为绿衣者，欺世谋利无益有损。故凡入药剂，必求黑色为真也。剜净内瓤，到片麸炒用。本与枳壳一物，因收迟早异名。枳实秋收，枳壳冬采。今医者不以此泥，惟视皮厚小者为实，完大者为壳也。壳大则性浮而缓，治高，高者主气，治在胸膈；实小则性酷而速，治下，下者主血，治在心腹。故胸中痞、肺气结也，有桔梗枳壳汤之煎；心下痞、脾血积也，有白术枳实汤之用_{白术补脾，枳实去脾经积}血，脾无积血，则不痞也。此高下缓急之分，易老①详定以为准的也。除胀满，消宿食，削坚积，化稠痰。破气，佐牵牛、大黄、芒硝；益气，佐人参、干姜、白术。仲景加承气汤内，取疏通破结之功。丹溪入泻痰药中，有倒壁冲墙之捷。**树皮**治风中身直，久不能屈伸。**根皮**主痔瘘来红，及肠风脏毒。**树茎**并**皮**收采，水胀风痛齐驱。○其大**枳壳**，亦贵陈年。取翻肚如盆口唇，制剜瓤剉片麸炒。泻肺脏，宽大肠。结气胸中，两胁虚胀者急服；发疹肌表，遍身苦痒者宜加。逐水饮停留关节并利，破痰癖积聚宿食亦推。同甘草瘦胎_{即枳壳散}，和黄连灭痔_{即连壳丸}。能损至高之气，不宜接迹服多。虚怯劳伤，尤当全禁。

第五卷青橘皮款后谟按宜参看。

【点评】枳实，始载于《本经》，唐代甄权所著《药性论》增加枳壳之名。《纲目》认为："枳实、枳壳，气味功用俱同，上世亦无分别；魏晋以来始分实、壳之用。"陈氏认为枳实、枳壳本是一物，但"枳实秋收，枳壳冬采"，二者性味功用基本相同，只是生熟老嫩之不同，其中枳实性烈而速，枳壳性和而缓，故消坚散积多用枳实，理气宽中多用枳壳。

女贞实_{即冬青树子}　二百一十

味苦、甘，气平。无毒。乡落幽居，多植遮护。能欺霜雪，又名冬青。黑实遇冬至采收，衣皮将布袋挼净。酒浸一宿，日曝待干。研末为丸，用旱莲草熬膏合妙；捣碎渍酒，同生地黄投罐煮良。黑发黑须，强筋强力。安五脏补中气，除百病养精神。多服补血去风，久服

---

① 易老：金元时期著名医家张元素，字洁古，为易州（今河北省易县）人，承前启后建立了以寒热虚实为纲的脏腑辨证体系，成为易水学派的开山始祖，故别称张易水、易老。

健身不老。**树皮**凉而无毒，若渍酒每日饮，亦益肌肤。**枝叶**煎可染绯，又烧灰面膏涂，能治瘅瘃①。**木**白纹细，函板堪为。○**虫白蜡**附树枝结成，系小虫食树汁化者_{虫类虮虱有白有黑，每食冬青树汁久而化为白脂，熔则成蜡。人谓虫屎着树而然，非也。亦有不变蜡者，则结苞枝上，初如黍米，渐圆大青紫，宛若树之结实，土人呼为蜡种。来年春深，则苞拆而虫出延树矣。欲广蓄者，候苞将拆时，连枝采系他树，其虫亦应候而出。}**逢秋刮取，以水煮溶，滤置冷器之中**_{或滤冷水内亦可，但去渣滓净为美，}**自然凝聚成块。文理莹澈，不忝石膏。**《本经》原脱漏未书，丹溪始珍重才用。尝与戴原礼简云：白蜡者禀气收敛坚凝，诚为外科要药。生肌止血定痛，接骨续筋补虚。与合欢皮同煎，入长肉膏神效。但未试可服否。其合欢皮服之验矣_{蜡有二种，蜜白蜡人可服饵，《本经》石蜜款内曾已载详，其虫白蜡《本经》未载。后因丹溪此简有未试可服否一句，乃知言此虫蜡也。故采之以补脱漏。}**白蜡尘取，能治瘰虫。**

【点评】女贞之名自古沿用至今，因其药用果实，故有女贞实或女贞子之称；又四季青翠，凌冬不凋，故又有冬青之名。民间以蜡虫置于枝上，造成白蜡，故女贞又俗称蜡树。女贞子甘平，不寒不热，不燥不腻，补益肝肾，为清补之品，适宜于肝肾不足之目昏不明、腰酸耳鸣等症。

楝_{音练}**实**_{即金铃子} 二百十一

味苦，气寒。有小毒。蛟龙极畏，堤岸多栽。在处有之，川蜀独胜。木高丈余略大，叶密如槐稍长。花红紫甚香，实青黄类弹。待冬收采，向日曝干。取肉堪煎，去皮去核。一说将核捣碎，浆水煮一伏时②。漉晒收藏，亦堪入药。大抵用核莫用肉，用肉莫用核，此常理也。主中湿伤寒大热烦狂，理膀胱小肠疝气吊痛。利小便水道，杀三

---

① 瘅瘃(dàn zhú 但竹)：瘅指恶疮，瘃指冻疮。
② 一伏时：一昼夜，指24小时。

虫疥疡。**根**性微寒,雌雄两种。雄根赤无子,大毒忌煎;雌根白子多,微毒宜采。择向东者,才入药灵。略刮外青,只留里白。单味煎酒,大能追虫。宜月前,忌月后_{月半前虫头向上,月半后虫头向下}。先啖鸡弹饼,引虫口开;顿饮浓药汤,过昼即利。多则成团追下,少则逐条推来。积聚行,疼痛止。亦堪研细末,敷作痒虫疮。○又**石茱萸**即花落子。外科亦用,医者当知。

【**点评**】楝实,始载于《本经》,而《图经》首次将之命名为金铃子,正如其所谓"楝实,即金铃子也"。《本草求真》指出其"因出于川,故以川名",至此确定了川楝子之名。楝实苦寒性降,功能疏肝泄热止痛,以治肝胃气滞所致脘腹胁痛、小肠疝痛等症;亦能驱虫,故治虫积腹痛等症。

蕤核二百十二

味甘,气温,微寒,无毒。生函谷及巴西河东,类乌豆,但略圆而扁,外有纹理,六月采收。碎核壳取仁,去皮尖研烂。辅佐良药,专治眼科。消上下疱风肿烂弦,除左右眦热障努肉,退火止泪,益水生光。**蕤子**啖之,亦止鼻衄。

厚朴二百十三

味苦、辛,气大温。属土,有火。阴中之阳,可升可降。无毒。树甚高大,榛乃别名。陕西川蜀多生,梓州_{属四川}出者独胜。凡资治病,秋尽采皮。择厚脂颜色紫莹佳,去粗皮姜汁炒褐用。恶寒水硝泽_{寒水石、硝石、泽泻},使炮熟干姜。诸豆忌之,食则动气。主中风寒热,治霍乱转筋。止呕逆吐酸,禁泻痢淋露。消痰下气,与枳实大黄同用,实满能泄;温中益气,与陈皮苍术同用,湿满能除。与解利药同用，则治伤寒头疼；与泄痢药同用，则厚肠胃止泄。大抵味苦能泄，气温能补，各随药引。《衍义》云：平胃散中，用之最当。既温脾胃，又走冷气。再随证加减，妙不可胜言。洁古亦曰：治腹痛胀满，散结之神药也。倘患者虚弱，须斟酌少加。对证不真，误服太过，则反脱人元气，岂不慎哉！若气实人服多参芪，致成喘闷者，正此泄除，不在禁也。孕妇忌用，女科当知。○**子**入医方，又名**逐折**。散结疗鼠瘘，益气明眼睛。

谟按：丹溪云厚朴气药温而能散，故泄胃中实也。平胃散用佐苍术，正乃泄去上焦之湿，不使胃土太过，得复其平，致于和而已，非谓温补脾胃也。习以成俗，皆谓之补。哀哉！然治腹胀者，因味辛能提其气故尔。

【点评】厚朴以散满除胀为治，《金匮》厚朴三物汤治腹胀便秘，属胀重而积滞轻者；《局方》平胃散用厚朴配伍苍术，以治湿滞脾胃证，湿重而气滞轻者。前方以除胀散满为主，后方以燥湿运脾为治。

桑根白皮 二百十四

味甘而辛，甘厚辛薄。气寒，可升可降，阳中阴也。无毒。山谷出少，家园植多。山桑质坚，木堪作檐；家桑气厚，叶可饲蚕。凡入剂中，须觅家者。近冬收采，如式制精。根出土外者杀人，根向东行者得气 得生气也。皮取近木洗净，留白去青，片用铜刀咀成，恶铅忌铁。稀蜜拌透，文火炒干。为使续断、桂心，入手太阴肺脏。甘助元气，补劳怯虚羸；辛泻火邪 罗谦甫曰：桑白皮泻肺，是泻肺中火邪，非泻肺气也，火去则气得安矣。止喘嗽唾血。利水消肿，解渴驱痰。刀刃伤作线缝，热鸡血涂即合。**皮中白汁**取依四时。春夏取向上者从升 枝干皮汁也。秋冬取向下者因降 根皮汁也。敷金疮血止 剥白皮裹之，令汁得入疮中良，敷蛇咬毒消。点唇裂易瘥，染褐色不落。釜中煎如糖赤，老痰宿血并推。**叶**采经霜者煮汤，洗眼去风泪殊胜。盐捣敷蛇虫蜈蚣咬毒，蒸捣罨扑损瘀血滞凝。煎代茶，消水肿脚浮，下气令关节利；研作散汤调，止霍乱吐泻，出汗除风痹疼。炙和桑衣煎浓，治痢诸伤止血。**枝**煎常饮，耳目聪明。去手足拘挛脚气，兼散润皮毛枯槁，风痒且驱。阴管通便，眼眶退晕。利喘嗽逆气，消欬肿毒痛。**椹**收曝干，蜜和丸服。开关利窍，安魂镇神。久久不饥，聪耳明目。**黑椹**绞汁，系桑精英。入锅熬稀膏，加蜜搅稠浊。退火毒，贮磁瓶。夜卧将临，沸汤调下每服一二钱止。解金石燥热止渴，染须发皓白成乌一方：黑椹一升和蝌蚪子二斤，瓶盛封闭，悬屋东向，百日化为泥，染白须如漆。又方：取黑椹二七，和胡桃脂研如泥，拔去白须，点孔中，即生黑须。**柴灰**辛寒，淋汁小毒。合冬灰为烂药，医外科著奇功。蚀恶肉死肌，灭瘊疵黑痣。能结铅汞，会益丹家。○**桑耳**有毒，味甘，古方入剂屡用，一名桑菌，又名桑黄，老树上多雨即生。软湿者作菹堪啖。采收剉碎，醇酒煎尝。散血如神，止血甚捷。黑者主女人癥瘕、崩漏、带下，及乳肿暴来。黄者治男子癖饮、积聚、腹疼，并金疮初得。若色黄熟陈白，止泄补益元阳。○**桑花**非指桑椹花为云，乃树上白藓。其状因与地钱花相类，故假此立名。刀削取之，火炒入药。性缓无毒，健脾涩肠。塞崩中，禁带漏。鼻洪吐血愈，肠风下血安。○**桑上蠹虫**主卒心痛，金疮溃烂，亦可生肌。○**桑上寄生**节间生出。叶厚软如橘叶，茎肥脆类槐枝。别树虽有不灵，独桑气厚甚妙。倘求主治，须认精详。或云：碎其实有汁稠黏者真。又曰：折其茎，以色深黄者是。固当宗此辩别，仍贵缠附桑枝。外科散疮疡，追风湿，却背强腰痛笃疾；女科安胎孕，下乳汁，止崩中漏血沉疴。健筋骨，充肌肤，愈金疮，益血脉。长须长发，坚齿坚牙。**实**服通神，轻身明目。

谟按：木部之中，惟桑寄生最难得其真者，必须近海桑树，生意郁浓，地暖不蚕，叶无采捋，节间自然生出，缠附桑枝，采得阴干，乃可入药。其诸桃、梅、榆、柳、榉、檞、松、枫等上，间或亦有寄生，不似桑木气厚，假桑之气以为佳尔。故凡风湿作痛之证，古方每用独活寄生汤煎调，百发百中。今人服之，杳无奏其功者，岂非药不得真之故欤？况古名医用药立方，必以主病者为君，所用川独活、桑寄生，俱能去风胜湿，以为主药，诚为合宜。奈今卖药之家，因难得真，往往收采杂木寄生，指为桑寄生谋利。种虽同类，气味大殊，且川独活亦未辨认分明，每用土当归假代。两俱燥性，耗卫败荣，无益有亏，宁不增剧。近幸茨山吴氏，辨认独活。原本羌活一种，以节密轻虚者为羌，节疏重实者为独。川续断与桑寄生，气味略异，主治颇同，不得寄生即加续断。便立名曰：羌活续断汤。使医者不泥于专名，病家勿误其假药。仁恩溥济，何其渊哉！

【点评】桑根白皮（桑白皮）最早载于《本经》，其功效以补虚为主。《别录》则认为其以祛邪之功居多。桑根白皮功能泻肺行水，以治肺中水气、喘咳肿满等症。因其甘寒，宜于肺热，此与寒饮有所不同。故肺虚无火，小便清长者忌用。桑根白皮、桑叶、桑枝、桑椹、桑上寄生均可入药，其功用主治各有不同。陈氏认为桑寄生最难得其真，以杂木寄生入药，不似桑木气厚而难以取效。

樗根白皮 二百十五

味苦、涩，气寒。有小毒。南北俱各有生，其木最为无用。本多痈肿，难定墨绳。枝乃曲拳，不中规矩。与椿木相类，须辨认分明。无花不实，木身大，其干端直者为椿；有花而荚，木身小，干多迤矮者为樗。又曰：椿木实而叶香，樗木疏而气臭。今人不识樗名，故多呼为臭椿树也。入剂挖东引细根，刮外取白皮蜜炙。止女人月信过度，久痢带漏崩中。禁男子夜梦遗精滑泄，肠风痔瘘。缩小水，驱蛔虫。其荚收采曝干，大便去血尤效。〇**椿白皮** 主疳䘌，亦惟白者为良。止血功同，女科任用。

谟按：汪石山曰椿、樗二木各有两种，一种皮赤，一种皮白。白者先花后叶，其树身皮粗糙如粟粒；赤者先叶后花，其树身皮细腻而不粗。叶皆相同，香臭无别。医之所取，皆在白皮。故入药无间椿、樗，但择皮白者采收，不必以香臭为泥也。

【点评】椿、樗二物功用相近，均能燥湿清热，收敛涩肠，止血止泻，适宜于赤白痢疾、产后血崩、赤白带下、肠风下血等症。

榆皮二百十六

味甘，气平。性滑利，降也。无毒。多生山谷，处处有之。取向里白皮，旋晒干入药。勿令中湿，湿则伤人。通水道，除五淋，压丹石，利关节。捣和酽醋。凡赤肿薄敷，煎成膏饴。但寒朐连服，老人服久多睡，孕妇服即滑胎。新剥捣烂如糊，用粘瓦石甚固。**皮**涩敷癣，杀虫立瘥。**叶**压丹石尤灵，生服一两顿效。为羹日饮，水肿即消。**花**主小儿惊痫，亦利尿管闭涩。**实**生有荚，作酱甚香。因味微辛，肺气能助。杀诸虫，消心腹恶气并卒心疼，疗小儿，涂痂疕头疮及诸癣疥。**荚**作羹少和牛肉，妇人食即止带崩。

秦皮二百十七

味苦，气寒。沉也、阴也。无毒。产陕西郡州，及庐江川谷。木类檀木，根同槐根。叶如匙头少光，皮多白点不糙不粗糙也。俗因呼为白桪木，又呼石檀树、苦树，咸取像焉。秋末采皮，阴干待用。渍水水色侵碧，书纸纸面略青。此验才真，凡求勿误。使大戟，恶吴茱萸葵^{苦瓠}、^{防葵}。专眼科，去肝中久热。煎汁澄净，点洗无时。白膜遮明，视物不见者旋效；赤肿作痛，流泪无休者殊功。益男子精衰，止妇人带下。小儿发热痫搐，亦可作汤浴身。风寒湿痹兼驱，热痢后重且却。《经》云以苦坚之，故用白头翁、黄柏、秦皮之苦剂也。久服发黑，亦使身轻。○**梣木皮**，多出产江南，作汤末，可洗敷蛇咬。

【点评】秦皮，首载于《本经》。秦皮之别名甚多，按其出现时间的先后为序就有：石檀（《吴氏本草》）、青皮木（《说文解字》）、樊槻皮（《别录》）、苦树（《新修本草》）、白梣木、梣木皮（《本草拾遗》）、秦白皮（《药性论》）、盆桂（《日华子》）、秦木（《纲目》）等。陈氏通过秦皮"渍水"使"水色侵碧""纸面略青"以鉴别秦皮之真伪，可谓匠心独运。

海桐皮_{二百十八}

味苦，气平。无毒。出雷州^{属广东}及近海州郡，似桐皮而坚韧白黄。收采无时，任煎汤液。主霍乱赤白久痢，除疳蜃疥癣牙虫。渍酒治风躄殊功，渍水洗赤眼神效。堪作绳索，入水常存^{浸不烂也}。

【点评】海桐皮，始载于《开宝本草》。海桐皮内服能祛风通络，以治痹证；外用可化湿杀虫，用敷疥癣。古之"海桐"与现今海桐科的海桐是两种不同的植物。

山栀子_{二百十九}

味苦，气寒。味厚气薄，气浮味降，阴中阳也。无毒。一名越桃。霜后收采。家园栽者，肥大且长^{此号伏尸栀子}，只供染色之需，五棱六棱弗计；山谷产者，圆小又薄，堪为入药之用，七棱九棱方良。

折梗及须，研碎才炒止血用，须炒黑色；去热用，但燥而已。留皮除热于肌表，去皮却热于心胸一说去皮泻心火，留皮泻肺火。其所入之经，手太阴一脏。因轻浮象肺，色赤象火，故治至高之分，而泻肺中之火也。本不能作吐，仲景用为吐药者，为邪气在上，拒而不纳，食令上吐，邪因得出。《经》曰在高者因而越之，此之谓也。亦不能利小便，易老用利小便者，实非利小便，乃清肺也。肺气清而化，则小便从此气化而出。《经》曰膀胱为津液之府，气化则能出者，此之谓也。《本经》又谓治大小肠热及胃中热者。此因辛与庚合，又与丙合，又能泄戊，其先于中州故焉。加生姜、橘皮，治呕哕不止；加厚朴、枳实，除腹满而烦；加茵陈，治湿热发黄；加甘草，治少气虚满。倘除烦燥于心内，须加香豉而建功。盖烦者，气也；燥者懊憹不眠之谓，血也。气主肺，血主肾。故用栀子治肺烦，用香豉治肾燥也。若加生姜绞汁，尤治心腹久疼。上焦客热善驱，五种黄病竟解。去赤目作障，止霍乱转筋。赤白癞疮，酒疱皶鼻。五内邪气，悉能除之。丹溪又曰：解热郁，行结气。其性屈曲下行，大能降火从小便泄去，人所不知也。

【点评】栀子有家园栽和山谷产之分。陈氏认为"家园栽者，肥大且长此号伏尸栀子，只供染色之需，五棱六棱弗计；山谷产者，圆小又薄，堪为入药之用，七棱九棱方良"。由此可见，古人仅以山栀子入药。山栀子轻清上行，泻肺中之火，色赤味苦，解心经客热，功近黄连、黄芩，但黄连、黄芩能清热燥湿，山栀子能疗虚烦。栀子能去肌表之热，亦能清泄里热。古今治发黄，栀子与茵陈常相合用之，疗效甚佳。

枸杞子二百二十

味甘、苦，气微寒。无毒。近道田侧俱有，甘肃州并属陕西者独佳。春生嫩苗，作茹爽口。秋结赤实，入药益人。依时采收，曝干选用。紫熟味甜，粗小膏润者有力；赤黯味淡，颗大枯燥者无能。今市家多以蜜拌欺人，不可不细认尔。去净梗蒂，任作散丸。明耳目安神，耐寒暑延寿。添精固髓，健骨强筋。滋阴不致阴衰，兴阳常使阳举。谚云离家千里，勿服枸杞，亦以其能助阳也。更止消渴，尤补劳伤。**叶**捣汁注目中，能除风痒去膜。若作茶啜喉内，亦解消渴强阴。诸毒烦闷善驱，面毒发热立却。**叶上虫窠子**收曝，可同干地黄作丸。不厌酒吞，甚益阳事。**茎名仙人杖**须识，皮肤骨节风能追，热毒兼消疮肿可散。○**地骨皮**者，性甚寒凉，即此根名，惟取皮用。经入少阴肾脏，并手少阳三焦。解传尸有汗肌热骨蒸，疗在表无寒风湿周痹。去五内邪热，利大小二便。强阴强筋，凉血凉骨。

谟按：本草款中，竹笋立死者，既名仙人杖。此枸杞苗茎，又名仙人杖。藏器《拾遗》篇内，一种菜类，亦名仙人杖。何并此三物而同立一名？古今方书治疗或有用之，但命其名而未细注其物者，当考究精详，必得证治相合，庶不失于孟浪也。

【点评】《本经》认为枸杞苦寒，并未有根、茎、叶、实之分。《别录》中将根、叶、子分而论之，认为枸杞味苦寒，子微寒。《药性论》首次将枸杞子药性记载为"甘平"。其后如《开宝本草》《嘉祐本草》《证类本草》《衍义》《增广太平和剂图经本草·药性总论》《履巉岩本草》等，仍延续"枸杞苦寒，子微寒，无毒"的观点，而至《宝庆本草折衷》则认为枸杞子"味甘平，微寒，无毒"。从本草书籍中可知枸杞子有两种性味观点的记载。现认为枸杞子为滋补药，枸杞根（地骨皮）为清热药，气味既殊，功用当别。

辛夷 二百二十一

味辛，气温。无毒。原产汉中川谷，今则处处有之。人家园庭，亦每种植。木高数丈，花开两番。腊结苞似着毛小桃，春开花于未叶秃树。北人呼为木笔，南人唤作迎春。花谢才生叶缀枝，叶盛复开花作朵。有红紫二种，多香气熏人。凡收采入药同煎，宜未开花紫苞蕊。刷去毛免射人肺，摘去心不致人烦。畏惟菖蒲、蒲黄、黄连、石膏四药。恶石脂，使芎䓖。止头脑风疼面肿，引齿痛眩冒；除身体寒热鼻塞，有香臭不闻。生须发，杀虫；禁清涕，通窍。久服明目，下气轻身。

【点评】辛夷为木兰科植物玉兰的干燥花蕾。玉兰春天先叶开花，故名"迎春"，亦称"望春花"。因其含苞待放的花蕾形如笔头，故又名"木笔"。本品功能通窍散风，为治鼻渊之专药。

酸枣 二百二十二

味酸，气平。无毒。生河东川泽，秋采实阴干。因肉味酸，故名酸枣。凡仗入药，碎核取仁。粒扁色丹，亦不易得。市家往往以棘实充卖，不可不细认焉。能治多眠不眠，必分生用炒用。多眠胆实有热，生研末，取茶叶姜汁调吞；不眠胆虚有寒，炒作散，采竹叶煎汤送下。倘和诸药共剂，却恶防己须知。宁心志，益肝补中；敛虚汗，驱烦止渴。去心腹寒热，五脏能安；疗手足酸疼，筋骨堪健。久服长寿，且令人肥。**核壳**烧末水调，刺入肉中敷效。

【点评】《本经》载录酸枣，而无枣仁，亦没有提及其治疗不眠的功用。到《别录》始有酸枣仁治"烦心不得眠"的记载，陶弘景则谓酸枣"啖之以醒睡"。后世由此认为酸枣仁既治失眠，又治好眠。正如马志所云："子肉味酸，食之使不思睡，核中仁服之疗不得眠"。李时珍认为生用治好眠，熟用之失眠。酸枣仁为治疗虚烦不眠的要药，《金匮》酸枣仁汤便是以此为主。

杜仲_{二百二十三}

味辛、甘，气平，温。气味俱薄，降也，阳也。无毒。汉中^{郡名属四川}产者第一，脂厚润者为良。刮净粗皮，咀成薄片，姜汁润透，连炒去丝。凡为丸散煎汤，最恶玄参、蛇蜕。补中强志，益肾添精。腰痛不能屈者神功，足疼不欲践者立效。除阴囊湿痒，止小水梦遗。

【点评】杜仲功能补肝滋肾，为治肝肾不足，腰膝酸痛之要药。陈氏认为杜仲"最恶玄参、蛇蜕"，故在使用时应加以注意。

山茱萸_{二百二十四}

味酸、涩，气平，微温。无毒。多出汉中，遍生山谷。因名蜀枣，生青熟红。近霜降摘取阴干。恶桔梗、防风、防己，宜蓼实为使，入肝肾二经。合散为丸，惟取皮肉。温肝补肾，兴阳道以长阴茎；益髓固精，暖腰膝而助水脏。女人可匀经候，老者能节小便。除一切风邪，却诸般气证。通九窍，去三虫。强力延年，轻身明目。其**核**勿用，滑精难收。

谟按：《经》云滑则气脱，山茱萸之涩以收其滑。八味丸用之，无非取其益肾而固精也。《本经》谓其九窍堪通。是又尽信书，则不如无书矣！

【点评】山茱萸以果实入药。为温肾固精之剂，能补益元阳，与养阴药配伍则可疗肝肾阴虚之阳痿遗精、小便频数等症。陈氏认为"惟取皮肉……其核勿用"，因其"核"可致"滑精难收"。

合欢 即交枝树 二百二十五

味甘,气平。无毒。多产雍洛 并属河南。每植庭除,叶如槐叶甚密繁,木似梧桐但枝软。其枝互相交合,风来辄自解开。故因名曰合欢,俗又呼为交枝树也。采皮及叶,不拘月时。利心志补阴,安五脏明目。令人事事遂欲,时常安乐无忧。**皮**采煎稠膏,散肿痛续断筋骨;**叶**捣绞浓汁,浣衣服去黑炱①霉。

【点评】合欢为豆科植物,干皮、枝、子、花皆可入药,如合欢皮、合欢花等。合欢皮功能益心脾,蠲愤息怒,为解郁宁神之品;合欢花功用与皮同,长于理气解郁、和中开胃;合欢枝可舒筋通络;合欢子能化痰,可治肺痈痰浊。

接骨木 二百二十六

味甘、苦,气平。有小毒 《本经》云无毒。误也。木高一二丈许,轻虚无心,砍枝插土即生,近京多植。花叶并类陆英水芹,故又名木蒴藋也。专续筋接骨,易起死回生。折伤频渍酒吞,风痒堪作汤浴。任煮三次,功力一般。产后诸血疾亦驱,女科方药中屡用。**叶**主疟,生捣汁饮 大人七叶,小儿三叶;惟得吐,寒热竟除。**根皮**采收,亦堪煎服。痰疟痰饮吐去,水肿水胀利消。见效即停,切勿终剂。○又种**折伤木**,多产资州山 属四川。系藤绕大树引长,其叶如苘草圆厚。八九月内,采茎日干。主折伤筋骨殊功,散产伤血痢立效。酒水煮饮,并与前同。

---

① 炱(tái 台):烟气凝积而成的黑灰。

木槿 二百二十七

味苦，气平。无毒。株干不高，在处俱有。花浅红，朝开暮敛；叶淡绿，秋瘁春生。沿栽则篱障可为，入药须花枝各用。**枝**主痢后热渴，令人得眠，绞汁度丝，软滑易络。**花**主泻痢肠风，涩肠止血，作汤代茗，风痒渐驱。二者用之，并宜炒过。

【点评】木槿之名最早见于《尔雅》，《日华子》开始有入药的记载，《本草蒙筌》有"花枝各用"之说，而药用其"皮"则始见于《纲目》。以花入药者名木槿花，以皮入药者名木槿皮。

伏牛花 二百二十八

味苦、甘，气平。无毒。一名隔虎刺花，惟生蜀益近郡，川泽傍才有，茎深赤刺多。叶青细，似蘖叶而不光；花浅黄，如杏花而作穗。三月半后，收采阴干。主大风遍身碎疼，疗湿痹四肢挛急。五痔下血堪止，风眩头痛能驱。

【点评】伏牛花，始载于《开宝本草》。《纲目》以"伏牛花"为正名，在校正项并入《图经》"虎刺"，但《本草纲目补正》指出伏牛花与虎刺不是同一种植物。

南藤 即丁公藤 二百二十九

味辛，气温。无毒。出泉州荣州 并属福建。生南山山谷。常依南木，故名南藤。叶如杏叶略尖，苗似马鞭无节。皮色紫褐，收采无时。专治风疼，用酒渍服。排风邪，强腰膝除痹；主风血，补衰者起阳。性烈亦可摩吞，令人皓发变黑。○**石南藤**生于石上，株高大，凌冬不凋。如枇杷叶，但背无毛；似椿树花，细碎成簇。秋结红实，收采随时。湖浙甚多，一名鬼目。恶大小蓟，使五加皮。治肾衰脚弱最宜，疗风淫湿痹并效。女人不可久服，犯则切切思男。**实**杀虫毒尤灵，亦逐风痹积聚。

【点评】南藤之名最早出现于《开宝本草》，但在《别录》中名为丁公寄、丁父等，可疗诸风。在李时珍以前，石南藤和南藤作两种药分别记载，至《纲目》将石南藤和南藤二者合并为一药，且把石南藤归入南藤项下，作为南藤的释名。

蔓荆实二百三十

味苦、辛、甘，气温，微寒。阳中之阴。无毒。不拘州土，惟盛水滨。实系蔓生，名因直述。大如梧子，色黑轻虚。依时收采阴干，炒研去衣才用。乃太阳经药，恶乌头、石膏。主筋骨寒热，湿痹拘挛；理本经头痛，头沉昏闷。利关节，长发髭。通九窍，去虫；散风淫，明目。脑鸣仍止，齿动尤坚。久服耐老轻身，令人光泽脂致_{音姼}。胃虚者禁服，恐作祸生痰。

【点评】蔓荆实（亦称蔓荆子），始载于《本经》。陈氏谓"主筋骨寒热……去虫"则由《本经》梳理而来，"脑鸣仍止……令人光泽脂致"乃由《别录》整理而成。《新修本草》最早对蔓荆子植物形态进行描述，《蜀本草》明确"蔓荆"与"牡荆"之别。

牡荆实二百三十一

味苦，气温。无毒。高岸田野，俱各丛生。种有青黄两般，惟取青者为上。因茎坚劲，故以牡称。乡人只呼黄荆，法司常作棰杖。八月采实，向日曝干。凡入药中，必须炒研。防风为使，单恶石膏。下肺气，止咳逆咽喉；通胃气，除寒热骨节。通神见鬼，又载仙方。得柏实青葙，疗头风甚验。**叶**主脚气肿满，湿䕌湿疮；仍治霍乱转筋，血淋血痢。**根**解肌发汗，煎服为宜。头肢体诸风，驱逐悉效。○又有**荆沥**多截茎条，砖架火上炙熏，沥取两头流滴，加姜汁传送_{每沥一杯加}姜汁二茶匙，消痰沫如神。治老人中风失音昏危，疗小儿发热惊痫抽搐。气实能食者宜服，气虚少食者忌之。故丹溪云：虚痰用竹沥，实痰用荆沥。二味俱开经络，行血气要药也。

【点评】牡荆、黄荆与蔓荆为同科同属植物，形态相似，在古代本草中出现牡荆、黄荆与蔓荆混用的现象，亦有将蔓荆与牡荆误认为是一物。如孙星衍辑《本经》曾云："牡荆，蔓荆也。"而《别录》把牡荆、蔓荆区分为两种植物。苏颂把牡荆属黄荆错当作蔓荆。

猪苓_{二百三十二}

味甘、苦、淡，气平。降也，阳也。无毒。多产衡山，八月收采。作块类猪粪，故此名猪苓。用须去净黑皮，经入膀胱与肾。通淋消肿满，除湿利小便。盖苦泄滞，甘助阳，淡利窍，故尔。《衍义》又云：行水之功居多，大能燥亡津液。倘无湿证，勿轻用之。若久煎尝，损肾昏目。

【点评】猪苓专主渗泄，为临床常用利水渗湿之品，无补益作用，且不宜久用。

紫葳_{即凌霄花}　二百三十三

味酸，气微寒。无毒。多生山谷，处处有之。初作蔓藤依木，旋长岁久延引，直至杪梢，夏开黄赤色花，因以凌霄为誉。称时采曝，惟畏卤咸。取其有守能独行，故用女科调月信。治血痛要药，补阴衰捷方。崩中带下立安，癥瘕血闭即遂。去产乳余疾，散酒皶热风。**茎叶味苦同煎，亦主痿蹷益气。**

【点评】紫葳始见于《本经》，而凌霄花之名则始见于《新修本草》，该书在"紫葳"项下曰："此即凌霄花也，及茎、叶俱用，亦称凌霄花"。紫葳专入血分，功能活血祛瘀，适宜于血滞经闭等症，亦能祛血中伏热，可用于血热瘀结之症。

南烛枝叶　二百三十四

味苦，气平。无毒。江左吴越最多，江东州郡亦有。初生甚矮，越四五载，仅与蒢莱相侔。久养渐长，历三十年方成木株而大。叶类茶茗圆厚，实若茱萸缀多。谓本木株而似草类，故名南烛草木，又名草木之王。取汁渍米甚乌，炊饭食最甘美。南人又曰乌饭树叶是也。治大人一切风疾，多采煎汤；疗小儿误吞铜钱，单用烧末。悦颜色耐老，坚筋骨健行。久服身轻不饥，多服发白变黑。《上元宝经》曰：子服草木之王，气与神通；子食青烛之津，命不复殒。此之谓也。

【点评】《图经》《植物名实图考》等本草著作中不仅有南烛形态特点的描述，还有采其枝、叶渍汁浸米，煮成青黑色乌饭的记载。现今称其为乌饭树。

乌药<small>一名旁其</small>　<small>二百三十五</small>

味辛，气温。气厚于味，阳也。无毒。此药甚贱，各处俱生。虽称天台者，香白固优；不及海南者，功力尤大。根采旁附<small>直根不堪用。</small>有二种，<small>天台者白而虚软，海南者黑褐坚硬，</small>状取连珠<small>如镯珠连者佳。</small>入足少阴肾经，及足阳明胃腑。因多走泄，不甚刚强。诸冷能除，凡气堪顺。止翻胃消食积作胀，缩小便逐气衡致疼。辟疫瘴时行，解蛊毒卒中。攻女人滞凝血气，去小儿积聚蛔虫。猫犬病生，磨水灌效。叶采入剂，下气亦灵。但力缓迟，须醋浸炙。

【点评】乌药始载于《开宝本草》，其根、叶均可入药。陈氏认为叶"力缓迟"，醋浸炙以增强作用。乌药辛温香窜，上能理脾胃之气，下可通少阴肾经，功能理气止痛，可治吐泻腹痛，下焦冷气；亦治脬气不足之小便频数者。

茶茗<small>二百三十六</small>

味甘、苦，气微寒。无毒。江淮闽浙俱有，蒙山中顶独佳<small>《茶谱》云：雅州蒙山有五顶，顶上各有茶园。其四顶茶园采摘不废，惟中顶草木繁密，云雾遮蔽，鸷兽时出，人迹罕到。春分前后，多构人力，俟雷发声，并步采摘，三日而止。若获一两，以本处水煎饮，即驱宿疾，二两轻身，三两换骨，四两成地仙。予闻此言，初未全信。近见土人带有真者欲售，其价极贵。其状与石藓颇类似，非原摘嫩芽，疑必制造殊异。故尔少取煎饮，气味果奇，始知前语不诬，无怪显名而传远也。</small>早采细者曰茶<small>芽如雀舌麦颗，虽甚细嫩，犹未称善。又种新芽，一发便长寸余，微粗如针，是为上品。其根干水土力皆有余，故也。</small>晚采粗者曰茗<small>茶之粗者，多杂木叶，不可不择。故《经》云：粗者损人，细者益人。一说春分以前采者曰茗，以后采者曰茶。</small>入二经络，手足厥阴。专清头目利小便，善逐痰涎解烦渴。下气消宿食，除热治瘘疮。姜连<small>生姜、黄</small>

连同煎，止赤白下痢；香油调末，敷汤火炮煨。眼目疼，嚼贴两眦；暑天泻，少加醋吞。热服宜，冷服忌_{冷则聚痰}。多服少睡，久服消脂_{令人瘦}。唐毋景①云：释滞消壅，一日之利暂佳；瘠气侵精，终身之累斯大。损多益少，观此足征。

谟按：茶茗所治，《本经》以清头目为上，后医坚执《素问》苦以泄之之说。乃云其体下行，如何头目得清也？殊不知，头目不清，多由热气上熏，用苦泄之，则热降而上清矣！且茶体轻浮，采摘之时，芽蘖初萌，正得春生之气，是以味虽苦而气则薄，乃阴中之阳，可升可降者也。故云：清利头目，有何悖乎？

【点评】《集注》是现存最早记载"茶茗"功效的本草专著，《千金要方》始将"茶"单独列条。《茶经》明确指出："茶之为用，味至寒……若热渴、凝闷、脑疼、目涩，四肢烦、百节不舒，聊四五啜，与醍醐甘露抗衡也"。

蜀椒_{二百三十七}

味辛，气温、大热。属火，有金与水，浮也，阳中之阳。有毒。产自蜀川。八月收采。颗红者为贵，闭口者杀人。制须炒出汗来，去目及黄壳_{凡用，先择去目及闭口者，微炒汗出则有势力。炒毕，竟投竹筒内，以杵舂之，播去附红黄壳，只取外红皮，旋舂旋播，以尽为度}。宜杏仁为使，畏款冬、雄黄。却心腹冷疼及寒湿痹疼并效，杀鬼疰蛊毒并虫鱼蛇毒尤灵。除骨节皮肤死肌，疗伤寒温疟不汗。上退两目翳膜，下驱六腑沉寒。通气脉，开鬼门，仍调关节；坚齿发，暖腰膝，尤缩小便。理风邪，禁咳逆之邪；治噫气，养中和之气。消水肿黄胆，止肠澼痢红。多食乏气失明，久服黑发耐老。十月勿食，伤心健忘。**椒目**味苦兼辛，行水而治

① 毋景：又称"毋煛"，唐玄宗开元年间十八学士之一，著《茶饮序》。

水蛊。定痰喘劫药，敛盗汗捷方。并宜炒之，研末调服。**叶**和艾葱捣烂，少加酽醋拌匀。罨内外肾吊痛殊功，敷猭狁①、伏梁气极验。亦堪煮饮，气甚辛香。○又种**秦椒**，乃出秦岭。气味俱苦，生温熟寒。制法与蜀椒相同，颗粒较蜀椒略大。所恶又有三药，防葵、雌黄、栝蒌。主遍身恶风，散四肢痿痹。灭瘢生发，悦色通神。治口齿浮肿动摇，并喉痹吐逆；调产后腹痛余疾，及经闭不通。世相传此椒可制水银，凡误饵成毒者，服即愈也。○**崖椒**施州出，上气喘嗽者须求。○**蔓椒**云中生，贼风挛急者宜服。

【点评】蜀椒主产于四川，外皮紫红，品质最佳；产于陕西者称花椒，又称秦椒，较蜀椒为大，色较淡，目亦不及蜀椒目之光黑。蜀椒以果实及种子入药，其中果实称之为蜀椒，种子称之为椒目。

吴茱萸 二百三十八

味辛、苦，气温、大热。气味俱厚，可升可降，阳中阴也。有小毒。所产吴地独妙，故加吴字为名。重阳采收，依法精制。汤泡苦汁七次，烘干杵碎才煎。畏紫白石英，恶丹参硝石。用蓼实为使，入肺脾肾经。主咽嗌寒气噎塞不通，散胸膈冷气窒塞不利。驱脾胃停寒，脐腹成阵绞痛；逐膀胱受湿，阴囊作疝剜疼。开腠理，解风邪，止呕逆，除霍乱。仍顺折肝木之性，治吞吐酸水如神。厥阴头疼，引经必用。气猛不宜多食，令人目瞪口开。若久服之，亦损元气。肠虚泄者，尤忌沾唇，为速下气，故尔。**根**杀寸白三虫，煎服即出。**枝**疗二便关格，衔口立通。并择向在东南，取之方获效验。

---

① 猭狁：即"奔豚"，病名。

【点评】吴茱萸之名称首载于《本经》，《纲目》中引陈藏器曰"茱萸南北总有，入药以吴地者为好，所以有吴之名也"。吴茱萸既能温中祛寒，治脘腹疼痛、下利等症；又能止呕，治呕吐、吞酸等症，属寒者为宜。

干漆 二百三十九

味辛、咸，气温。属金，有水与火。降也，阴中阳也。无毒。汉蜀多生，歙州属南直隶亦产。待夏季方取，得阴湿才干在燥热晴日反难干，得阴湿雨天却易干，亦物之性也。凡欲买求，须验好歹。湿者以物蘸起，细而不断，断而急收，涂诸干竹，荫地速干者才佳；干者着目视之，如𤫌音医莹黑，若铁坚刚，状类蜂房，孔孔相隔者方美。湿堪饰器皿，干仅入医方。捣作碎砂，炒以文火。畏鸡蛋，忌油脂。又畏蟹黄，见则化水漆疮涂即愈。资半夏为使，合汤散随宜。追积杀三虫，补中安五脏。疗男子风寒湿痹，时作痒疼；治女人疝瘕癥坚，不通经脉。续筋骨及填髓脑，消瘀血专主绝伤。痞结腰痛可驱，血气心痛能止。丹溪云：性急而能飞补，近用为去积滞之药。若用之中节，积去后，补性内行，人不知也。○生漆向树吸之小竹筒插树皮内，口含吸之，温酒下，立下长虫住痛。叶合青粘作散，华佗曾载方中。利五脏，杀虫；黑髭发，益气。挤汁涂癣，疮晕渐收叶摘断，汁自滴。

【点评】药用干漆须取漆树之液汁。甄权《药性论》记载干漆可"杀三虫，治女人经脉不通"，《大明诸家本草》认为干漆可治"传尸劳，除风"。漆树根、皮、叶、子、花等的各个部位均可入药，故有"漆树全身都是宝"之说。干漆气味俱厚，性善下降，功能破血消瘀，可治癥瘕积聚、闭经等病症，亦能杀虫，治虫积等。本品易伤胃气，胃虚之人应慎用。

钩藤① 二百四十

味甘、苦，气微寒。无毒。湖南、北俱有，山上、下尽生。叶细茎长，节间有刺。因类钩钓，故名钩藤。三月采收，取皮日曝。专医稚幼，不理别科。寒热惊痫、手足瘈疭者急觅，胎风客忤、口眼抽搐者宜求。因茎长中虚，可钻隙盗酒。小人每取，魆②置瓮中，口含略吸引之，酒出涓涓不断。

【点评】钩藤始载于《别录》。《衍义》谓其"专治小儿惊热"。《证类本草》称其"主小儿寒热，十二惊痫"。陈氏认为其"专医稚幼，不理别科"，尽管有失偏颇，但足以说明钩藤长于息风止痉。

槟榔 二百四十一

味辛、苦，气温。味厚气薄，降也，阴中阳也。无毒。岭南州郡，俱各有生。形类鸡心尖长，性如铁石沉重。存坐正稳，中实不虚。破有锦纹，此品方妙。逐水谷，阴痰澼，止心痛，杀三虫。治后重如神，坠诸气极下。专破滞气下行，若服过多，又泻胸中至高气也。

谟按：槟榔服之，苦以破滞气，辛以散邪气，久服则损真气，多服则泻至高之气。较诸枳壳、青皮，此尤甚也。夫何岭南烟瘴之地，平居无病之人，朝夕如常猛噬？云：可辟除山岚瘴气之疾。习以成俗，至今为然。吾儒有仕于彼者，亦随其俗而噬之，使一身冲和胃

---

① 钩藤：底本作"钓藤"。
② 魆（xū 须）：暗中，悄悄。

气，竟常被其耗折矣。正所谓非徒无益而反害之，因习之弊，死而无悔者焉！罗谦甫曰：无病服药，如壁里安鼠，诚哉是言也！尝闻用药如用兵，朝廷不得已而行之，以御寇尔。若无寇可平，而无故发兵，不惟空费粮饷，抑且害及无辜。戒之！戒之！

【点评】槟榔首载于李当之《药录》，供药用的槟榔主要为鸡心槟榔与大腹槟榔，《图经》认为槟榔以"鸡心状，存坐正稳，心不虚，破之作锦纹者为佳"。但《中国药学大辞典》则认为"大腹槟榔，佳品也"。槟榔功能散结破滞，下泄杀虫，以治虫积腹痛、食积不化、腹胀后重、泻痢、水肿脚气以及瘴气疟疾等症。

大腹二百四十二

味苦、辛，气微温。降也。无毒。树与槟榔小殊，同生南海诸国。《传》曰：向阴生者曰大腹，向阳生者曰槟榔。槟榔尖长，大腹圆矮。一说槟榔难得真者，今市所货，并此代之。以姜盐同煎，入疏气药妙。主冷热诸气，通大小二肠。止霍乱痰隔醋心，攻心腹大肠痛①毒。○裹外粗壳，名**大腹皮**。此树鸩鸟多栖，粪毒最能为害。先浸醇酒，后洗豆汤。下隔气亦佳，消浮肿尤捷。

【点评】大腹子的原植物为"大腹"，首见于唐代《海药本草》，书谓槟榔"树、茎、叶、根、干与大腹小异"。其后一些本草文献亦谓"其大腹所出与槟榔相似，但茎、叶、根、干小异"。可以认为大腹与槟榔的植物外形大同小异。至《纲目》则提出"大腹子与槟榔可通用"。但清代医张璐所著《本经逢原》则指出："大

---

① 痛：底本作"拥"，据医理改。

腹子偏入气分，体丰湿盛者宜之；夫槟榔偏主血分，腹满多火者宜之。"可见，大腹子与槟榔有区别。

密蒙花 二百四十三

味甘，气平，微寒。无毒。产自川蜀，木高丈余。叶青，冬不凋零；花紫，瓣多细碎。千房一朵，故名密蒙。采花酒浸一宵，候干蜜拌蒸过。再向日曝，专治眼科。去肤翳青盲，止眵泪赤涩。消赤脉贯睛内胀，除疳①毒侵眦外遮。

【点评】密蒙花始载于《开宝本草》，为清肝明目之要药，适宜于目赤肿痛多眵、羞明畏光、目盲翳障等症。

棕榈子 二百四十四

味苦、涩，气平。无毒。木高一丈二丈，多植岭南江南。叶圆大如车轮，萃于木杪。一匝为一节，重桑裹包。子黑作房，九月收采。阴干入剂，血证宜求。涩肠禁泄痢肠风，养血治崩中带下。其皮二旬一剥，转复上生；堪作睡荐雨衣，以充家用。药求陈者，烧研汤调，止鼻洪吐衄殊功，塞肠风崩带立效。

【点评】历代本草学有关著作中所载棕榈之名，《本草拾遗》始称"栟榈木皮"，《嘉祐本草》改称为"樱榈皮"，《衍义》名为"樱搁木"，《证类本草》载有"栟榈木皮"，"樱榈亦曰栟榈"，至《履巉岩本草》称之"棕榈"。之后《纲目》《本草蒙筌》《本草品汇精要》《本草通玄》等均称之"棕榈"。陈氏提出棕榈皮应"药求陈

---

① 疳：底本作"疸"，据增补本改。

者"，而以年久败棕入药为佳。清代中期出现"棕榈皮"药材名称，此可能与棕榈的采收时间或存放时间有关。棕榈子苦能泄热，涩可固脱，功能收敛止血，以治出血之症，临床应用以治崩漏居多。

五倍子 一名文蛤 二百四十五

味苦、酸，气平。属金与水。无毒。在处生，季秋采。形类拳大，色兼青黄。内多小虫，俗又名百虫仓也。疗齿宣疳䘌，及小儿面鼻疳疮；治风癣痒瘙，并大人五痔下血。煎汤洗眼目，消赤肿止疼；研末染髭须，变皓白成黑。专为收敛之剂，又禁泻痢肠虚。解消渴生津，却顽痰去热。○**百药煎者**，亦此造成 新鲜五倍子十斤，春捣烂细，磁缸盛，稻草盖盒七昼夜，取出复捣，加桔梗、甘草末各二两，又盒一七，仍捣仍盒，务过七次，捏成饼锭，晒干任用。如无新鲜，用干倍子水渍为之。肺胀喘咳不休，噙化数饼即止。

【点评】《开宝本草》载五倍子释名为文蛤，《纲目》则谓"其形似文蛤，故亦同名"。遂误传至今。五倍子系漆树科植物盐肤木之叶由五倍子蚜虫刺伤而生成的不整齐囊状瘿瘤；文蛤系介类动物的贝壳。两者截然不同，只是文献上的同名异物，不能混为一谈。五倍子味酸能收，功能敛肺止咳、固肠止泄，可治久泻久痢、肺虚久咳、消渴等症；外用还能治疮毒湿烂。

巴豆 二百四十六

味辛，气温，生温熟寒，性烈。浮也，阳中之阳。气薄味厚，体重而降。有大毒。生自巴郡，一名巴椒。反牵牛，恶蘘草。忌芦笋、酱豉、冷水，畏大黄、藜芦、黄连。得火为良，芫花为使。八月收采，连壳阴干。有荡涤攻击之能，诚斩关夺门之将。凡资治病，缓急宜分。急攻为通利水谷之方，去净皮心膜油生用；缓治为消摩坚积之剂，炒令烟尽黄黑熟加一说炒令黄黑似为太过，不如去心膜煮五度，换水各煮一沸佳。虽可通肠，亦堪止泻，世所不能知也。丹溪云：能去胃中寒积，无寒积者忌之。《本经》又云：人吞一枚，便欲致死。鼠食三载，重三十斤。物性相耐，有如此夫！

【点评】巴豆，亦称巴椒，始载于《本经》。巴豆味辛气温，为急峻泻下药，适用于寒凝积滞所致便秘、腹水实肿等症。所谓峻用有戡乱劫病之功，微用有抚援调中之妙，既具斩关夺门之力，亦有推陈致新之功。若用之不当，易犯伤阴之戒。使用巴豆必须去油，否则易于中毒。

苏方木 二百四十七

味甘、咸，气平。可升可降，阳中之阴。无毒。多生海外，堪用染红。入药惟取中心，煎酒专行积血。女科资通月水，产后败血立除。外科仗散肿痛，跌扑死血即逐。同防风散表里风气，调乳香治口噤风邪。

【点评】苏方木（亦称苏木）为伤科之主药，李时珍谓其"少用则和血，多用则破血"。张元素认为其能"发散表里风气，宜与防风同用"，临床上以此治风疹瘙痒，乃取其祛风和血之功。

诃黎勒 二百四十八

味苦、酸，气温。苦重酸轻，性急喜降，阴也。无毒。岭南俱生，广州独胜。六棱黑色为美，火煨去核才煎。消宿食，去腹膨，且通津液；破结气，止久痢，兼遂肠风。开胃涩肠，驱痰住嗽。又因其味酸苦，有收敛降火之功。故能治肺金伤极郁遏，胀满喘急咳嗽无休也。

【点评】"诃黎勒"系外来语音译。"诃子"之名始见于《海药本草》，至清代《本草备要》以之为正名。陈氏则认为"岭南俱生，广州独胜"。诃黎勒(诃子)酸能收，苦能降，既能涩肠以治久泻久痢，又可泄气以治气滞腹胀。

皂荚二百四十九

味辛、咸，气温，有小毒。所在各处有生，怀孟州并属河南者独胜。恶麦门一味，畏空青二参人参、苦参。入足厥阴引经，宜以柏实为使。种因有二，用亦各分。○理气疏风，**长板荚**须觅。○治齿取积，**猪牙荚**当求。去弦去子，煨熟俱同；蜜炙酥炙，烧灰略异。制度凭诚，活法在人。堪作散熬膏，勿为丸煎液。搐鼻喷嚏立至，敷肿疼痛即除。和生矾吐风痰即稀涎散，拌炼蜜为导箭即蜜导箭。杀痨虫精物，主风痹死肌。利窍通关，破癥堕孕。○**皂角刺**乃载外科圣药，治溃疡直达溃处成功。

【点评】皂荚(亦称皂角)最早载于《本经》，以果实、种子及棘刺入药。《别录》认为"如猪牙者良"，而《集注》则谓"长尺二者良"，《新修本草》指出："猪牙皂荚最下，其形曲戾薄恶，全无滋润，洗垢亦不去，其尺二寸者，粗大长虚而无润，若长六七寸，圆厚节促直者，皮薄多肉，味厚大好"。《救荒本草》《纲目》等本草统以"肥厚者"或"多脂者"为佳。不同果荚类型的皂荚，作用亦有所区别。如疏风，多用长皂荚；治齿及取积，多用猪牙皂荚。《本经逢原》则认为"大小二皂，所治稍有不同，用治风痰，牙皂最胜；若治湿痰，大皂力优"。皂荚功能通窍消痰，搜风溃坚，可治中风口噤、急喉痹塞、风痫、痰喘肿满等症；皂荚子可治便秘、疮癣、瘰疬等；皂荚刺能消痈肿，通乳汁，下胞衣。

枫香脂—名白胶香　二百五十

味辛、苦，气平。无毒。性甚疏通，木多虫穴。山谷俱产，江南独多。此烈日灼流白脂，为外科敷贴要药。主风瘙瘾疹最捷，退虚浮水气尤灵。搽齿龈，止齿痛，近世不知，误为松脂明莹者，甚失《本经》意矣。**树皮**性涩，久痢堪驱。○**大枫子**取仁，杀虫疮疥癣。○**枫菌**误食，令笑不休，惟饮地浆，其毒即解。

谟按：枫木连抱大者甚多，并结球而不结子。《本经》以大枫子内附，但载主治，余无一言，诚可怪也。今询市家所得，咸云海舶贸来。疑必外番枫木，别有一种生者，不然何独指此为名，而不言他木耶？姑述之，以俟识者再教。

麒麟竭—名血竭　二百五十一

味辛、咸，气平。有小毒。出自南番诸国，麒麟树脂结成。其树高长，婆娑可爱。脂从中滴，状类胶饴。久久凝块成形，红赤与血同色。故今番贾收采货卖，特名曰血竭，又名曰麒麟竭也。敲断而有镜脸，光彩似能射人。取摩指甲弦间，红透甲者方妙。但与紫铆音矿相类，勿误认假成真。书载叮咛，用须仔细。治跌扑伤损，疗恶毒疮痈。专破积血引脓，竟驱邪气止痛。凭作膏贴，任调酒吞。

【点评】《图经》首次描述了麒麟竭来源植物形态，并称之为血竭，谓其内服能活血散瘀止痛，外敷可止血生肌敛口，为外科伤科方中之要药。

沉香二百五十二

味辛，气微温。阳也。无毒。出南海诸国，及交广崖州。大类椿榉节多，择老者砍仆。渍以雨水岁久木得水方结香使皮木朽残，心节独存。坚黑沉水，燔极清烈，故名沉香。但种犹有精粗，凡买须当选择。**黄沉**结麕鸹斑者方是，**角沉**似牛角黑者为然。二种虽精，尚未尽善。倘资主治，亦可取功。若咀韧音软柔，或削自卷，此又名**黄蜡沉**也。品极精美，得者罕稀。应病如神，入药甚捷。堪为丸作散，忌日曝火烘。补相火抑阴助阳，养诸气通天彻地。转筋吐泻能止，噤口痢痛可驱。○又浮而不沉水者，名**栈香**，此品最粗。半浮半沉与水面平者，名**煎香**，此品略次。煎香中形如鸡骨者，名**鸡骨香**凡入药剂，惟沉而不空心者力上。若难沉水而有空心则是鸡骨，若中空而有朽路若鸡骨中血眼而软嫩也。○形如马蹄者名**马蹄香**，形如牛头者名**牛头香**。并与沉香种同，亦皆品之粗者。难咀入剂，惟爇①熏衣。

谟按：《衍义》云沉香保和卫气，为上品药。今人多与乌药摩服，走散滞气。独行则势弱，与他药相佐，当缓取效，有益无损。余药不可方也。

【点评】《图经》认为"沉香、青桂香、鸡骨香、马蹄香、栈香，同是一本"。其中黄蜡沉品极精美，得者罕稀。沉香体重而沉，以降气为主，但其气芳香，能清解阳明太阴湿浊，适宜于脾胃湿浊引起的胸痞腹胀、吐逆泄痢等症。正如黄宫绣所谓其为"温而不燥，行而不泄""降多升少，气虚下陷者切忌"。

---

① 爇（ruò 若）：焚烧。

檀香二百五十三

味辛，气温。阳中微阴。无毒。产南海昆仑，及江淮河朔。专入肺肾脏，通行阳明经。醋摩敷恶毒止疼，水煎升胃气进食。腹痛霍乱可却，中恶鬼气能驱。○又**紫真檀香**主恶毒风毒。○**降真香**爇烟直上天，召鹤成群，盘旋于上。主天行时疫狂热，驱宅舍怪异乡声。小儿带之，辟恶邪气。

谟按：东垣云檀能调气而清香，引芳香之物上行，至于极高之分。最宜橙橘之属，佐以姜枣，并葛根、豆蔻、缩砂、益智通行阳明之经，在胸膈之上，处咽嗌之中，同为理气之剂也。

安息香二百五十四

味辛、苦，气平。无毒。惟生海外，亦系木脂。因香辟邪，土人呼为辟邪树也。七月七日，裂其树皮，胶脂如饴，随即涌出。坚凝成块，其色黑黄。烧烟鬼惧神欢，研服邪驱恶逐。鬼胎能下，蛊毒可消。

苏合香二百五十五

味甘，气温。无毒。来从西域，卖自广东。气极芬香，色乃紫赤。或云：系诸香汁煎合成就。一说是狮子屎，故饰其名。诸论纷纭，难指孰是。今市卖者，多如膏油。辟诸恶，杀鬼物精邪；去三虫，除蛊毒痫痓。仍禁梦魇，尤通神明。

【**点评**】苏合香气味辛散芳香，善于走窜，功能辟秽开窍，故适用于中恶昏迷、气郁暴厥、中风痰厥以及心腹猝痛等症。卒中暴厥之疾往往突发于顷刻之间，而苏合香开透关窍，使闭闷者可通，昏厥者可醒。

龙脑香 即冰片　二百五十六

味辛、苦，气温、微寒。无毒。来从海舶，出自波斯。木直长类杉，皮有甲错；枝傍生发叶，皆白正圆。香即木脂结成，状若梅花细瓣。片片洁净，气甚熏人。市家多以番硝混搀，不可不细择也番硝质重色苍，如砂细碎。龙脑轻浮洁白，片片相牟，细认自别。磁罐藏贮，灯草务加不致耗蚀。目热赤疼，调膏点上即止；喉痹肿塞，擂末吹入即消。疳毒生管中，连敷渐殁和眼药敷。舌胀出口外，多掺自收病重者，用五钱方愈。仍治小儿痘疮，心烦狂躁妄语。取擂细末，猪心血丸。浓煎紫草茸汤，送下芡实大粒。竟能发透，更定心神。○**龙脑油**出佛誓国中，钻树取，摩一切风气。○根下清液，又名**膏香**。堪逐风涎，可通关窍。

谟按：丹溪云龙脑属火，世知其寒而通利，然未达其热而轻浮飞越。《局方》但喜香而贵细，动辄与麝，同为桂附之助。然人身之阳易动，阴易亏，幸思之。节斋又云龙脑大辛善走，故能散热，通利结气。医方目痛、喉痹、下疳多用之者，取辛散也。人欲死者吞之，气散尽也。世人误以为寒，不知辛散性甚，似乎凉耳。诸香皆属阳，岂有香之至者，而反寒乎？

【点评】龙脑香首见于《别录》，而最早提出冰片之名的则是《纲目》，正如其谓："龙脑者，因其状加贵重之称也。以白莹如冰，及作梅花片者为良，故俗呼为冰片脑，云梅花脑"。冰片之性有古人有温、寒两种说法，各有其理。因其功擅散郁火，通诸窍，以治喉痹咽肿、疮疡肿毒，以及中暑霍乱、惊痫痰迷诸症，现认为其性寒。本品不论外用内服皆有通利宣达之功，但不宜于汤剂，多配入丸散剂中使用。

乳香 二百五十七

味辛、苦，气温。阳也。无毒。亦出波斯国土，赤松木脂所成。垂滴成珠，缀木未落者，名**珠香**；滴下如乳，镕榻地面者，名**榻香**。珠香圆小光明，榻香大块枯黯。珠香效速，榻香效迟。凡欲用之，不可不择。箬盛烘燥，灯草同擂。若合散丸，罗细和入。倘煎汤液，临熟加调。疗诸般恶疮及风水肿毒，定诸经卒痛并心腹急疼。亦入敷膏，止痛长肉。更催生产，且理风邪。

【点评】乳香系橄科植物乳香树树皮中渗出的树脂，凝固后形似乳头状，即名之乳香。因其辛温香窜，功能活血止痛，故为痈疽疮疡、跌扑损伤、血滞疼痛之要药，内服外用均可。无瘀滞者及痈疽已溃者忌用。

丁香 二百五十八

味辛，气温。属火，有金，纯阳。无毒。生交趾、广州，收春前、秋后。形有大小，名列雌雄。**雄丁香**如钉子长，**雌丁香**似枣核大。凡资主治，母者用多。专入肾胃二经，又走太阴肺脏。诸香能发，凡气善驱。口舌气，奔豚气殊功，且止乞忒①气逆；翻胃呕，霍乱呕立效，兼除心腹冷疼。暖腰膝壮阳，杀疳䘌坚齿。治奶头绽裂，消蛊毒胀膨。细末研成，犹有两治。妇人阴户常冷，纱囊盛纳阴内，旋使转温；老人拔去白须，姜汁和涂孔中，重生即黑。**丁皮**止齿痛亦验，**根**捣敷风肿尤奇。

---

① 乞忒："乞"仁寿堂本作"吃"，增补本作"噫"。"忒"意为"太"。其意大抵指噫气、呃逆甚者。

【点评】丁香有公丁香与母丁香（亦称鸡舌香）之分，古人认为母丁香力大入药最胜，近人记载，母丁香之香气较公丁香弱，油分亦不足，多以公丁香入药。丁香功能温中降逆止痛，可治呃逆呕吐、胃痛腹痛、疝气奔豚等症。热证及阴虚内热者忌用。畏郁金。

胡桐泪—名木律 二百五十九

味咸、苦，气大寒。无毒。出甘肃州以西，作碱音减卤地之上。树甚高大，皮似白杨。津液沦入地中，乃与土石相着。冬月收采，状如黄矾。重实而坚，多夹烂木。又若硝石，得水便消。磁罐贮封，勿令熔化。口齿门圣药，瘰疬毒仙丹。毒热腹满心烦，水和服之取吐；牛马急黄黑汗，水研灌之即瘥。火毒面毒并驱，金焊银焊可用。切勿多服，令吐无休。

【点评】胡桐泪，始载于《新修本草》，列于玉石部下品。《证类本草》也称胡桐泪，列于木部下品。

阿魏二百六十

味辛，气平、热。无毒。出波斯国中，生阿虞木内。其木长八九尺，皮色青黄；四季花实俱无，叶如鼠耳。断其枝梗，汁滴如饴。久乃坚凝，遂名阿魏。《唐本》注云：体性极臭而能止臭，亦为奇物也。色黑者力微，黄散者为上。但今市家，多煎蒜白假充，不可不细辨尔。凡使研作粉霜，热酒器上裛①过，置地待冷，入药随宜。去臭

---

① 裛（yì 义）：用香熏。

气，杀诸小虫；下恶气，破凡①癥积。辟瘟禁疟，却鬼驱邪。蛊毒能消，传尸可灭。

【点评】阿魏作为外来药物而首载于《新修本草》，其原植物是具有特殊葱蒜样臭味的多年生草本植物，阿魏是植株的分泌物，因其辛散气臭，功能化积破结、消痞杀虫，故适宜于癥瘕痞块、虫积腹痛等症。

芦荟二百六十一

味苦，气寒。无毒。波斯国土所出，木滴脂泪结成。状类黑饧，俗呼象胆味苦故云。误服巴豆，毒能解除。杀虫去疳，镇心明目。治小儿癫痫惊搐，疗大人疮瘘痔疽。癣发颈间，同甘草研匀敷效；䘌生齿缝，以盐汤漱净点瘥。

【点评】芦荟始载于《开宝本草》，因其"味苦如胆"，故又称之为"象胆"。芦荟以其液汁浓缩后的块状物供药用，功能泻热通便、杀虫通经，适宜于大便秘结、小儿疳积、惊痫等症。脾胃虚弱者忌用。

没药二百六十二

味苦、辛，气平。无毒。黄黑类安息香，出产自波斯国。亦木脂液，逐日结凝，成块大小不侔，断碎光莹可爱。擂细入药，制同乳香。主坠堕跌打损伤，疗痈疽疮瘘溃腐。破血立效，止痛如神。

---

① 凡：增补本作"痕"。

【点评】没药与乳香均为伤科之要药，功效相侔，正如李时珍所谓"乳香活血，没药散血，皆能止痛消肿生肌，故二药每每相兼而用"。没药既可用于疮疡，亦可内服治损伤瘀痛。

木鳖子二百六十三

味甘，气温。无毒。朗州属湖广所生，藤茎甚大。黄花绿叶，子若栝蒌。生青熟红，肉上有刺。其核类鳖，故此得名。消肿突恶疮，除䵟黯粉刺。两胯蚌毒①立效，双乳痈赤殊功。止腰疼，主折损。匪专追毒，亦可生肌。

谟按：乌头毗穗，亦名木鳖子。两物一名，不可不识。但此专入外科，而有追毒之效。彼则徒载其名，全无治病之能。非比仙人杖三物同名，而各有用也。

【点评】木鳖子始载于《开宝本草》，因形似鳖状，故名之。陈氏认为乌头毗穗虽亦称木鳖子，但与此木鳖子不是同一物。且认为"此专入外科"，功能消积块痈肿；"彼则徒载其名，全无治病之能"。木鳖子之毒性历代本草存在争议，如《开宝本草》《证类本草》均言其"无毒"，《本草乘雅半偈》《本草述校注》等亦认为木鳖子"无毒"，但张景岳《本草正》则认为木鳖子"有大毒"，《纲目》称其"有小毒"。现今因其有毒以外用为主，内服只宜极少量，且须慎用。

芜荑二百六十四

味辛，气平。无毒。产河东河西，有种大种小。**大芜荑**比榆荚大

---

① 蚌毒："蚌"疑为"便"。便毒乃生于腹股沟之痈毒，与西医性病淋巴肉芽肿相合。

甚，气臭如狌①音信难闻；**小芜荑**较榆荚小差—说此即榆荚也，味辛酏酱堪用。凡资治疗，取大宜陈。但市收藏，多以盐渍，殊失气味，入药无功。故求买，必择气腥者为良；倘修合，务经火煅过才用。主五内邪气，杀寸白三虫。化食除肠风，逐冷止心痛。散皮肤骨节风湿，疗痔瘘疥癣疮痏。

【点评】芜荑首载于《本经》，但该书未说明芜荑的基原植物特征。至《图经》补充了芜荑基原植物的特征。《衍义》认为"芜荑有大小两种，小芜荑即榆荚也。揉取仁，酏为酱，味尤辛。入药当用大芜荑，别有种。然小芜荑酏造多假以外物相和，不可不择去也"。可见，大芜荑是正品，入药须用；小芜荑非正品，主要作食用。芜荑功专杀虫消食，可治小儿疳积、虫积腹痛等症。脾胃虚弱者忌用。

雷丸二百六十五

味苦、咸，气寒。有小毒。系竹之苓，苗蔓鲜有。建平属南直隶出，累累相连，状如丸，因而名此。入药炮用甘草煎汤浸一宿，尤杀毒。赤者杀人白者善。恶蓄蓄、葛根，使厚朴、芫荔芫花、荔实。胃热可解，蛊毒能驱。杀三虫，仍杀白虫，利丈夫，不利女子非利益之利，乃疏利也。主癫痫狂走，疗汗出恶风。又作摩积之膏，专却小儿百病。久服阴痿，尤宜慎之。

【点评】雷丸始载于《本经》，是书认为其"性寒，味苦，有小毒"；《别录》则认为其"微寒，味咸，有小毒"；《吴普本草》记载神农认为雷丸味苦，而黄帝、岐伯、桐君皆认为雷丸味甘，有

---

① 狌：一种狐狸猫类的小兽，有臭气。

毒。雷丸功能杀虫，适用于绦虫、蛔虫以及小儿疳积诸症。

杉材 二百六十六

味辛，气微温。属金，有火，阳也。无毒。江南深山，多有栽植。株类松大而劲直，叶附枝生若刺针。凌冬不凋，随时收采。煎服，主心腹胀痛及卒暴心痛殊功；淋洗，疗风疹痒疮并延片漆疮立效。**节**煮浸，捋脚气肿痛；**菌**煎吞，治心肺卒疼生老杉木上[1]者。

没食子 即无食子 二百六十七

味苦，气温。无毒。出自西戎，树极高大。叶似桃长绿，花瓣白心红。实结圆类弹丸，初青熟渐黄白。虫蚀成孔眼者入药，纹细无秋[2]米者尤佳。浆水浸砂盆，硬者石上研尽；切忌犯铜铁，湿须火上焙干。益血生精，安神和气。烧黑灰，浴阴毒，合他药，染髭须。治疮溃肌肉不生，主腹冷滑痢不禁。

柳花 二百六十八

味苦，气寒。无毒。岸侧道傍，在处俱植。木高丈许，秋瘁春荣。初生黄蕊是**花**，渐干为**絮**，能治湿痹挛急，及贴灸疮。多积捍[3]作毡眠，柔软清凉尤妙。**叶**煎水，洗骡马疥痂疮立愈，及疗心腹内血止疼。**枝**煮汤，浴婴孩寒热疾即瘥，更治风毒瘾疹去痒。**根**理齿痛而漱出疳涎。**实**主溃痈而逐去脓血。**柳胶**结砂子，**子汁**除渴消。**木中虫**

---

① 上：底本作"土"，据增补本改。
② 秋：《证类本草》无食子条引《海药本草》作"秋"。
③ 捍：疑当作"擀"。

屑煎浓，风湿疥疡浴效。

使君子 二百六十九

味甘，气温。无毒。交趾多生，岭南亦有。新采香润，陈久干枯。用须慢火微煨，去壳便可嚼食。或和诸药，凭作散丸。去白浊，除五痔，杀蛔虫，止泻痢。因郭使君原用以治小儿，后人竟名之曰使君子也。

【点评】使君子之名始载于《开宝本草》，作为正名沿用至今。《图经》最早详细描述其生物习性为"缠绕藤本，叶青，花五瓣，红色成簇，果实类栀子，有五棱，仁白色"。使君子以果仁入药，既能杀虫，亦能健运脾胃，适宜于小儿疳积、消化不良、虫积诸症。

卷之五

谷部

粳米_{即晚大米} 二百七十

味甘、苦，气平，微寒。无毒。水田堪莳，霜降才收。谷大多芒，米黏曰粳。有赤白两种_{赤者江右多莳}。入心肺二经。拯病煎汤，惟白最胜。充飧为饭，过熟则佳。益气填满中焦，止泄平和五脏。合熟鸡头_{芡实熟者}煮粥，明目强志益精。伤寒方中亦多加入。各有取义，未尝一拘。少阴证，桃花汤每加，取甘以补正气也。竹叶石膏汤频用，取甘以益不足焉。白虎汤入手太阴，亦同甘草用者，取甘以缓之，使不速于下尔。○又**陈廪米**味兼咸酸，即粳米贮仓廪年深，致性缓调脾胃效捷。易消化，频止泄痢；多滋润，竟解渴烦。卜气延年，开胃进食。若蒸作饭和醋，能封肿毒立瘥。研汁下咽，去卒心痛。惟忌马肉同食，恐发痼疾难瘳。**炊寒食饭**敷，灭瘢痕，捣泥烂才妙；**煮炒米汤**饮，润喉燥，去火毒良方_{米炒熟铺冷地面一时辰，使火毒去尽才煮，不尔则反助燥渴}。○**籼米**秧莳高田，早秋便可收割。谷长无刺，米小不黏。色赤白，亦有两般；凭炊煮，任充正用。温中健脉，益卫养荣。仍长肌肤，尤调脏腑。○**稻米**亦小，味甘气温。收近重阳，舂甚洁白。若黏滞者曰糯，不沾滞者曰粳_{音姜}。商贾贸钱，竟谓黏米。煮饧诚妙，酿酒弥佳。充餐不宜，恋膈难化。昏五脏令人贪睡，动正气致人发风。但霍乱吐逆不休，用清水研服即止。○**稻稳**_{即秕芒也}治蛊毒作胀，**稻秆**

疗黄疸如金。并用煎浓，莫惜时啜。**稻秆灰**治跌损，淋汁沃痛渐苏。**杵头细糠**堪治卒噎，蜜丸弹大，无时含之，能送食饮过喉，斯亦春捣义尔。**糠秕**勿用筑枕，枕则令人损明，因火力倍常，切不可误犯。

谟按：东坡云稻者，矿谷通名。罗氏亦曰在谷通谓之稻。故今人号籼为早稻，号粳为晚稻。《论语》曰"食夫稻"是亦指粳而谓。何独《本经》款中直指稻为糯米，与前诸说大相戾焉？或者云糯与粳有黏不黏之异，故书通名以标之，未必得其意也。

小麦米二百七十一

味甘，带皮气寒，折皮气热。诸处皆种，四气俱全。盖秋种冬长，春秀夏实故也。北地霜雪多而毒少，南方霜雪少而毒多。北麦面可以常餐，南麦面只堪暂用一说北地高燥，麦不受湿，故作面可常食；南方地卑，麦受湿重，作面多食则中其毒。造饮馔者不可不知，入药煎汤，务宜完用。养心气、肝气，止漏红、唾红，通淋利小便，除热解烦渴。**浮小麦**先枯未实，敛虚汗，获效如神。砻磨成麨①，实大肠止泻；水渍为蘖，消宿食除膨；作面诚佳，充餐不厌。助五脏增益气力，厚肠胃滑白肌肤。性热未免动风，萝卜汁服可解善解面毒故也。和山栀子醋捣，裹伤折处甚良。**寒食面**灭瘢痕，**飞罗面**消涎沫。**麸皮**醋炒，罯汤火疮赤烂，散血止痛；**蒸饼**即熟馒头去皮渍水打糊，调上焦药为丸，下咽即化。**麦奴**系苗上黑霉先枯者，名小麦奴却天行热毒；**麦稳**即茎叶去酒疸目黄，并用煎浓，滤汤频服。○**大麦米**粒长又厚，因此得名，味甘、咸，气平，微寒，故堪久食。仗蜜为使，入药拯疴，能益气调中，主消渴除热。实肠胃，补虚劣，壮血脉，悦颜容。合没食子针砂，染皓须发变黑。**大麦面**无燥热较小麦面尤胜，平胃解渴殊功；**大麦蘖**味咸温，化食消痰

① 麨：炒的米粉或面粉，作干粮。

尤效今医多用此。孕妇勿食，恐堕胎元。虚者少煎，防消肾水。

谟按：麦者，接绝续乏之谷也。方夏之初，旧谷已绝，新谷未登，民于斯时，正乃乏食，二麦先熟，接续无忧。故《春秋》于他谷不书，至无麦禾则书之。可见圣人于五谷中，亦惟重麦与禾也。非因民命所系，安足以动笔耶？

荞麦米二百七十二

味甘，气平、寒，无毒。一名乌麦，秋种冬收。曝烈日，预令口开；春熟米，堪蒸饭食。亦可磨面，任意充餐。益气力，续精神，炼滓秽一年沉滞，积在肠胃，食此乃消，实肠胃。与丹石人食，解除燥毒。和猪羊肉食，脱落须眉。久食尤当忌之，动风令人眩晕。**叶**作茹压饭，利耳目下气亦良。**梗**烧灰淋汤，洗牛马除疮最效。丹家多采，用煮粉霜。

粟米二百七十三

新则味咸，陈则味苦。气平、微寒，无毒。在处俱种，北地尤多。日春为粮，呼曰小米。丹溪云属水与土，因而用养肾调脾。须分新陈，才索效验。○**新粟米**养肾气不亏，去脾热，常益中脘。○**陈粟米**止泄痢分渗，却胃热大解渴消。春为**粉**，理气劣食停，仍止呕逆；蒸作**糗**，除寒中热渴，更实大肠。**泔**主霍乱转筋，顿饮数升立愈。**臭泔**除烦渴驱热，**酸泔**洗疮疥杀虫。○**糯粟**收摘略迟，经栽**秫米**即此。解寒热，利肠胃，杀疥毒，疗漆疮。煮粥炊饭最黏，捣饧造酒极妙。但动风壅气，切不宜食多。○又种**黍米**甘温，芦苗似粟非粟。由大暑布种，故以黍金名。酿酒捣饧，亦同糯粟。肺病宜食孙思邈云：肺家谷也。益气补中。食多昏五脏贪眠，食久缓筋骨绝脉。小儿食，足难健步；

猫犬食，脚忽偏斜。倘资充餐，务防所忌。○相类又有三米，**青粱、白粱、黄粱**，味俱甘微温，粒比粟颇大。夏食清爽，因名曰粱。古称膏粱之家，亦缘食美而养厚也。但损地力收少，以致种者罕稀。调胃和脾，力倍诸谷。青白略次，惟黄独优，盖得土中和之气多尔。○**稷米**亦甚香美，苗芦与黍相同。北人名乌，南人名穄。但农家不甚珍此，惟略种以备荒年。为饭不黏，亦益脾胃。

谟按：天生五谷，俱能养人。其甚益胃补脾，无过粳与粟也。日资食用，诚寄死生。盖因得天地中和之气最多，与造化生育之功相等。非比他物，可以名言。故今南人食粳为常，北人食粟不缺。虽云地方种莳相宜，实亦本诸此也。

莺粟米[①]二百七十四

味甘，气平。无毒。一名御米，处处有之。人家园亭，多栽玩饰。花开红白色二种，子结千百粒一罂。又名米囊，细如葶苈。凡入药剂，亦有奇功。妨动气膀胱，且不宜多用。主胸膈稠痰凝滞噎塞，致食反回；治丹石药服过多发扬，令食不下。并和竹沥煮粥，日旋调理自安。**壳**泡去净膜筋，蜜醋随宜拌炒。其性多涩，甚固大肠，久泻捷方，虚嗽要药粟壳一两，乌梅肉三钱，研末，以桑白皮煎汤，调服效。倘湿热泻痢，须禁服莫加。误用劫除，杀人如剑。

杂谷米二百七十五

并性寒，无毒。各出产不同，但遇凶年，可充粮食。○**茵米**水田秜子产，久食不饥。○**菱米**湖泊菱草生，古称美馔。○**狼尾子米**似麦

---

① 莺粟米：即罂粟籽。

粒略小。○**蓬草子米**如粳米甚黏。○**稗子米**味脆气辛。○**东墙米**轻身健步。河西人误曰：贷我东墙，偿尔田粮。正此是也。

生大豆二百七十六

味甘，气平，无毒。原产泰山平泽，今则处处有之。黑白种殊，惟取黑者入药；大小颗异，须求小粒煎汤紧小者为雄豆，入药方效。恶龙胆五参草龙胆、人参、沙参、玄参、丹参、苦参，宜前乌杏牡前胡、乌喙、杏仁、牡蛎。和桑柴灰汁煮，下水蛊肿胀、瘀血积胀如神；同生甘草片煎，解饮馔中毒、丹石药毒立效。合饭捣，箍痈疽消肿，妇人阴户肿，亦可纳之；煎水饮，杀鬼疰止疼，脚膝筋挛疼，勿吝服也。炒研**豆屑**，汤调下咽，消食免膨，驱热除痹。又炒黑烟未断，乘热投**淋酒**中即古方豆淋酒，一名紫酒，主瘫痪风湿噤牙，理产后风中抽搐。○以水渍生芽蘗，**大豆黄卷**立名，去湿痹筋骨挛疼，散五脏胃气结积。○**豆豉**系蒸熟畲①晒，江右每制卖极多。味淡无盐，入药方验。虽理瘴气，专治伤寒。佐葱白，散寒热头疼；助栀子，除虚烦懊憹。足冷痛甚，浸醇酒可尝。血痢疼多，同薤白煮服。仍安胎孕，女科当知。○**豆腐**性寒，亦动正气。食多积聚，萝卜能消著解豆腐毒。○**豆曲**可代米粮，乃豆炒和大枣肉同捣。**豆黄**亦治湿痹，制黄末、合炼猪膏为丸。**豆酱**拌白面畲饼晒成，入药涂风癣，杀虫最验。**炒熟豆**婴儿勿贪多食，恐壅气咽喉，窒塞难医。

谟按：豆性和平。炒食则热，煮食则寒。牛食之温，马食之凉。一体之中，而有数等之效。且为食馔，尤著多名。用治病邪，亦称要剂。又杂牛肉同煮，能试瘟毒有无。无毒豆煮鲜黄，有毒豆变黯黑。免致中害，诚益世人。但搜补脾养胃之功，概未有一言尔。古尝以菽

---

① 畲(yǎn 演)：覆盖。

名之，是亦伯叔之义，谓较诸谷亚之之辞。

赤小豆_{二百七十七}

味辛、甘、酸，气温而平。阴中之阳。无毒。地土各处俱种，胭脂赤者为良。驴食脚轻，人食脚重。外科称要剂，脚气为捷方。散痈肿，末调鸡子清簁；下水气，末入通草汤服。小儿急黄烂疮，取汁洗之，不过三度；大人酒醉燥热，煎汁饮下，只消一瓯。和桑白皮煎，治湿痹延手足胀大；同活鲤鱼煮，疗脚气入脐腹突高。但专利水逐津，久服令人枯燥。**赤豆粉**解油衣沾缀。**赤豆叶**止小便数频。**腐婢**花名，因气腐臭，虽称卑贱，解酒诚良。共葛花煎尝，任酒多不醉。○又种**绿豆**，粒小而圆。味甘，皮寒肉平，能行十二经络。煎汤解酒毒，烦热兼除。作**粉**敷肿痈，丹毒且压。益气力，润皮肉，厚肠胃，养精神。五脏能和，常食不忌。筑枕夜卧，明目疏风。**花**采曝收藏，解醒汤亦用。○**白豆**色白，气味平咸。因走肾经，故云肾谷_{孙思邈曰：此肾家谷，肾病宜食}。杀鬼气益肾，暖肠胃调中。**叶**下气，和五脏尤灵，嫩作蔬，生啖之益妙。○**豌豆**即蚕豆别号，益中而荣卫兼调。作酱弥佳，发气须记。○**刀豆**长有尺许，亦堪入酱用之。○仍有**筋豆**、**蛾眉豆**、**虎爪豆**、**羊眼豆**、**豇豆**，只可供茶，别无他用。

白扁豆_{二百七十八}

味甘，气微温。无毒。园圃俱种，苗蔓引长。开花紫白两般，结实黑白二种。实藏荚内，秋老采收。白者扁豆名，黑者鹊豆唤。惟白入药，下气和中。霍乱吐逆能除，河肫酒毒并解，加十味香薷饮内，治暑殊功；佐参苓白术散中，止泻立效。**花**主赤白带下_{曝干研末，米饮调服}。**叶**敷蛇虫咬伤_{和醋捣烂，敷咬处}。

白油麻二百七十九

味甘，生则气寒，炒则气热。无毒。在处俱有，夏种秋收。行风气并头面浮风，治虚劳及身体客热；滑肠胃通便闭结，利血脉润发枯焦。勿久食之，抽人肌肉。生者嚼烂，堪敷头疮。**叶**捣和浆水沐头，亦能去头风润发。**麻油**性冷，食物资调。经宿必熬熟为佳，生食恐动气反害。入药拯病，惟益外科。治一切恶疡，下三焦热毒。推子胞催产，搽疥癣杀虫。煎滚沸醇酒挼尝，取微汗散除背痛。外肿合鸡蛋芒硝搅服油一合，鸡蛋二枚，芒硝一两，共搅匀服之。致大泻，攻下热毒内疽。蜒入耳中，枕煎饼自出；发成藏痛，饮满碗吐安。大便枯燥难通，吹入谷道即润用人含油满口，以鹅管插谷道内，吹进肠中，粪润自通矣。小儿闭胀，此法极佳。陈者熬膏，生肌长肉。煎炒少食，与火无殊。脾病及齿病人，全忌切务沾口。

胡麻一名巨胜 二百八十

味甘，气平，无毒。原出胡地大宛，张骞始得种归。粒大而肥，与麻相类。因在胡产，故名胡麻。八谷之中，惟此大胜。又名巨胜，美之之辞。此说所传，本于陶注。世谓夫妇同种，生而茂熟倍收。上党属北直隶效园，并多种莳。茎叶嫩可为菜，麻乃作荚中藏。黑者良，白者劣。诗云"松下饭胡麻"即此是也。《仙经》甚重，茯苓相宜。蒸熟堪补虚羸，且耐饥渴寒暑。填脑髓，坚筋骨，益气力，长肌肤。明目轻身，延年不老。生者嚼涂疮肿，秃发敷亦重生。小儿头疮及浸淫恶疮立效；妇人阴肿并金疮疔肿殊功。火灼烂延，亦堪敷愈。榨**油**可食，滑肠下胞甚良；采**花**阴干，渍汁搜面极软。○**苗叶**收采，又名**青蘘**，曾载方书，亦资拯治。主五脏邪气，而风寒湿痹兼驱；益一身元阳，其肌肉髓脑俱补。泡水沐头发常润，煎汤灌病牛即苏。

谟按：胡麻，一名巨胜。《本经》只此附载，陶注亦已释明。后因仙方，有服饵胡麻、巨胜二法，小有差殊，以致诸家辩论不一。有曰：茎圆者，为胡麻；茎方者，名巨胜。有曰：作角八棱而色紫黑者，名胡麻；两头尖锐、作角七棱而色纯赤者，名巨胜，味兼涩酸。有曰：胡麻别名藤弘，巨胜别名狗虱。虽然一物，而种之有二者。固亦有之，如天雄、附子之类，形状异，主治差，载诸《本经》，名亦各列，医采入药，不得不分。是则虽附二名，且同一治。形色不等，亦物之常。种类认真，便可采用。何必细辩，孰为巨胜，孰为胡麻。索骥按图，有何益尔？

【点评】胡麻（亦称巨胜），始载于《本经》。《集注》对胡麻的命名、来源及其特征、产地、炮制、功效等加以介绍。《新修本草》认为："此麻以角作八棱者为巨胜，四棱者为胡麻，都以乌者良，白者劣尔。"陈氏则认为"虽附二名，且同一治"。

火麻子 二百八十一

味甘，气平，无毒。乡落俱有，平地沿栽。根实花茎，依时收采。各有用度，并无弃遗。**麻骨**可作炬心，**麻皮**堪绩布匹。**麻子**入药，修制宜精。始用帛包浸沸汤，待冷检出；次以绳吊悬井内，隔水勿沾。务过一宵，方取曝日。候干燥，置平地面，压重板，揩净壳皮。择起细仁，随宜索效。或搀粳米煮粥，或佐血药为丸。经入阳明大肠及足太阴脾脏。恶茯苓一味，畏牡蛎、白薇。益气补中，催生下乳；去中风汗出，皮肤顽痹；润大肠风热，结涩便难。止消渴而小水能行，破积血而血脉可复。胎逆横生易顺，产后余疾总除。和菖蒲鬼臼为丸，吞服即见鬼魅 要见鬼者，用各等分，杵，丸弹大。每朝向日服一丸，满百日即见鬼魅。合豆子头发着井，祝敕①能辟瘟魔除夜四更，取麻子、豆子各二七粒，家人头发少许，着井中，祝敕井吏，能辟五瘟鬼，竟年②免瘟疫伤寒。仍作沐汤，头发滋润。久服肥健，不老神仙。重压取**油**，亦能油物。**麻花**味苦、性热，堪调经水不通。驱恶风黑色遍身，散诸风瘙痒难抵。**麻根**煮服，更通石淋。除难产带下崩中，逐踠折挝打瘀血。**麻叶**捣汁，又杀蛔虫。或被蝎伤，敷之即效。○**麻沸汤**专主虚热，**渍麻汁**善解渴消。

【点评】《本经》最早记载火麻仁，并指出其性味、功能主治，但未言及植物形态及药材性状。《别录》描述了其药用部位和采收季节。《梦溪笔谈》详细描述了"麻子"的修治，知其以种仁入药，与现今使用相符。

神曲二百八十二

味甘，气平，无毒。六月六日，制造方宜。曝干仍积月深，入药须炒黄色。助天五真气③，走阳明胃经。下气调中，止泻开胃。化水谷，消宿食。破癥结，逐积痰。疗妇人胎动不安，治小儿胸腹坚满。○**酒曲**系诸药合造，味辛而性气大温。落胎兼下鬼胎，下气并驱冷气。酒痰尤劫，宿食竟消。六畜误食米多，胀满欲死，急研煎汁灌下，即解回生。○**麸曲**性凉，消食亦用。○**红曲**色赤，滑血须知。

谟按：六月六日造神曲者，谓诸神集会此日故也。所用药料，各肖神名。当此之日造成，才可以名神曲。倘或过此，匪但无灵，抑不得以神名也。其方用白面一百斤，以象白虎；苍耳草自然汁三升，以象勾陈；野蓼自然汁四升，以象滕蛇；青蒿自然汁三升，以象青龙；

---

① 敕(chì 赤)：祷告。
② 竟年：终年。
③ 天五真气：天五生土，即脾胃之气。

杏仁去皮尖四升，以象玄武；赤小豆煮软熟，去皮三升，以象朱雀。一如造曲法式，造备晒干，收贮待用。今之卖家，只蓼面为之，既不依方，又不按日，何得以取效乎？医者见其不真，每以酒曲代用，亦失原造之意矣。

【点评】神曲功能消食化积，健脾和中，适宜于食积属于实证者。神曲虽为常用之品，但其作用以消食为长，故陈修园谓其："除化水谷之外，并无他长"。

酒 二百八十三

味苦、甘、辛，气大热。有毒。酿匪一等糯米、粟米、秫米、黍米，并可酿造，名亦多般醇酒、清酒、白酒、黄酒、腊八酒、清明酒、绿豆酒、羔儿酒，如此多名，不能尽述。惟糯米面曲者为良，能引经行药势最捷。因走诸经不止，称与附子同功。味辛甘苦相殊，治上中下分用。辛者能散，通行一身之表，直至极高顶头；甘者能缓居中；苦者能下，淡则竟利小便而速下也。少饮有节，养脾扶肝，驻颜色，荣肌肤，通血脉，厚肠胃。御雾露瘴气，敌风雪寒威。诸恶立驱，百邪竟辟。消愁遣兴，扬意宣言。虽然佳酝常称，犹有狂药别号。若恣饮助火，则乱性损身。烂胃腐肠，蒸筋溃髓，伤神减寿，为害匪轻。倘入药共酿，凡主治又异。○姜酒疗厥逆客忤，紫酒即豆淋酒理瘈疭偏风，葱豉酒解烦热而散风寒，桑椹酒益五脏以明耳目。狗肉汁酿酒日饮，大补元阳。葡萄肉浸酒时尝，甚消痰癖。牛膝干地黄酒更妙，渐滋阴衰。枸杞仙灵脾酒尤佳，专扶阳痿。又等社酒，亦有小能。指纳婴儿口中，可令速语；口含喷屋四壁，堪逐蚊蝇。○糟罯跌伤，行瘀止痛。亦驱蛇毒，仍合冻疮。

谟按：大寒凝海，惟酒不冰。因性热多，独异群物。丹溪亦曰酒乃湿中发热，近于相火，醉后颤栗。即此可知，正所谓恶寒非寒，明是热证然也。性却喜升，气必随辅，痰壅上膈，溺涩下焦，肺受贼邪，金体大燥，寒凉恣饮，热郁于中，肺气得之，尤大伤耗。其始也病浅，或呕吐，或自汗，或疮疥，或鼻齆，或泻痢，或心脾痛，尚可散而出也。其久也病深，或为消渴、为内疽、为肺痿、为痔漏、为鼓胀、为黄疸、为失明、为哮喘、为劳嗽、为吐衄、为癫痫、为难治之病。倘非具眼，未易处治，可不谨乎！

醋 一名苦酒　二百八十四

味酸、甘，气温。无毒。造有数种，因著诸名 米醋、麦醋、面醋、桃醋，葡萄、大枣、蘡薁①、诸杂果醋及糠糟等醋。会意者，俱极酸烈。入药沽米醋佳 余者不入药。取效得年久妙。散水气，杀邪毒，消痈肿，敛咽疮。驱胃脘气疼，并坚积癥块气疼，搋剂吞服；治产后血晕，及伤损金疮血晕，淬气熏蒸 用石煅红，浇醋淬之。渍黄柏皮含之，口疮堪愈；煮香附子丸服，郁痛能除；煎大黄，劫痃癖如神；摩南星，敷瘤肿立效。又调雄黄细末，蜂蚕蛇啮可涂，牛马疫侵，灌之即愈。切忌蛤肉同食，造饮馔者须知。惟入肝经，宜为引使。不利男子，专益女人。

谟按：丹溪曰醋味酸甘，调和鱼肉蔬菜，尽可适口。但致疾以渐，人所不知。盖酸收也，甘滞也。苟远而不用，亦却疾一端。然食多齿软者，因水生木，水气弱，木气盛，故如是尔。齿属肾水，酸助肝木，安得不然？

酱 二百八十五

味咸、酸，气冷利。无毒。所造弗一，其用亦殊。鱼肉造者，呼

---

① 蘡薁：野葡萄。

为醢，充庖厨妙；豆面造者，名曰酱，入药剂灵。勿取新鲜，惟尚陈久。杀诸虫蛇蝎蜂毒立效，解百药蔬菜菌毒殊功。疥癣略涂，瘙痒如劫。圣人谓：不得其酱不食。意欲五味调和，五脏悦受，斯亦安乐之一端也。○**榆仁酱**味甚辛，食下通便，除心腹恶气。○**芜荑酱**气略臭，食多落发，发小儿无辜。

饴糖二百八十六

味甘、苦，气微温。无毒。稠黏如粥，故名饴糖。系糯或粟熬成，入脾能补虚乏。因色紫类琥珀，方中又谓胶饴。干枯名饧，不入汤药。和脾润肺，止渴消痰。建中汤内用之，盖亦取其甘缓。治喉鲠鱼骨，疗误吞钱环。中满莫加，呕吐切忌。小儿多食，损齿生虫。丹溪书内曾云：大发湿中之热。

【点评】有关饴糖的功用及制备方法，《别录》均有详细介绍。仲景大、小建中汤均用饴糖甘缓之功，《纲目》指出其能"解附子、草乌头毒"。

浆水二百八十七

味甘、酸，气微温。无毒。所造之法，臞仙江西宁王备云：节择清明，熟炊粟饭，乘热投磁缸内，冷水浸五六朝。味渐酸而生白花，色类浆故名浆水。或酷热当茶饮下，或薄暮作粥啜之。醒睡除烦，消食止渴，调和脏腑，滑白肌肤。霍乱立建神功，泻痢即臻速效。**水酱**冬成冰者至冷，孕妇忌尝。

菜部

冬葵子臣 二百八十八

葵菜子也。味甘，气寒，性滑利。无毒。主五脏六腑寒热，羸瘦五癃，利小便，疗妇人乳难内闭，久服坚骨，长肌肉，轻身延年。生少室山，今处处有之。十二月采之^{黄芩为使}。陶隐居云：其子是秋种葵覆养。《经》云：冬至春作子者，谓之冬葵子。古方入药用最多，苗叶作菜茹更甘①美。大抵性滑利，能宣导积壅。服丹石人尤宜，煮汁单饮亦佳，仍利小肠。孕妇临产煮叶食之，则胎滑易生。曝干叶及烧灰，同作末，治金疮。或煮汁饮，主治时行黄病。生葵菜叶绞汁少服，治小儿发斑，散恶毒气。**根**治消渴及口吻疮。烧灰傅之，蓐疮、恶疮俱效。小儿吞钱，煮汁饮之即出。凡患一切疽肿无头，以葵子一粒，新汲水吞之，须臾即破。如要破处多，逐粒加服之。凡妇人倒生，手足冷口噤，以葵子炒令黄，捣末二钱，酒调服则顺。妊妇患淋，葵子一升，水三升，煮取二升，分为二服。无葵子，用葵根一把亦效。凡卒关格，大小便不通，支满欲死，用葵子二升，水四升，煮取一升，顿服。小儿死腹中，葵子末酒调服。若口噤不开，格开灌之，药下即活。

【点评】冬葵子性寒质滑，为润下利窍之品，既可通利二便，又能催乳消肿。因其能滑胎，凡孕妇无水肿者不宜服用。

姜 二百八十九

味辛，气微温。气味俱轻，升也，阳也。无毒。荆扬多种^{荆州属湖}

---

① 甘：原作"其"，据《证类本草》"冬葵子"条改。

广、扬州注前，秋月采根。沙藏常得新鲜，四时不缺。应用制莨_{音浪}菪_{音荡}半朴_{莨菪子、半夏、厚朴}，恶鼠粪芩连_{天鼠粪、黄芩、黄连}。为使秦椒，入药凭证。去皮热，留皮凉。佐大枣益气厚肠，兼竹沥①豁痰利窍。杀半夏毒，不麻戟咽喉。润地黄炒，免滞泥胸膈。同陈茶叶_{多年者佳}煎汁，疫痢禁口者可苏；拌生盐炒泡汤，宿食裹痰者即吐。益脾开胃口_{或问：生姜辛温入肺，何是入胃口？东垣曰：俗皆以心下为胃口，非也。咽门之下受有形物者，谓之胃口，与肺同处，故入肺而开胃口也。}止胃反作呕仙丹。温经散寒邪，解头疼发热圣药。霍乱转筋欲死，醇酒掺汁饮佳。赤肿痛眼无疮，铜钱刮汁点效。行津液调合荣卫，去狐臭②通畅神明。宜喊春初，辟疠且助生发。勿食秋后，泄气犹损寿元。夜气敛收，尤全禁忌。《论语》虽曰不撤姜食，然必食之以时，又不可过于多尔。**姜屑**_{比干姜不热，比生姜不润}和酒服，能治偏风。**姜皮**作散调_{五皮散用}，堪消浮肿。○去皮日曝，又**名干姜**_{汉州造干姜法：以水淹姜三日，去皮，又置流水中六日，更刮去皮，方曝干，酿于瓮中三日乃成。}干则味辛，炮则味苦，气温大热，气味厚多，半浮半沉，阳中阴也，使恶并制并与前同。干辛专窜而不收，堪治表，解散风寒湿痹、鼻塞头疼、发热之邪；炮苦能止而不移，可温中，调理痼冷沉寒、霍乱腹痛、吐泻之疾。表证肺寒咳嗽，仗五味子相助建功；里证脉绝无阳，资黑附子为引取效。若疗血虚寒热，加入补阴药煎；能引血药上升，入于气分生血。故产血去多，热发骤盛者，倍用之，而弗疑也。炒黑止唾血痢血良，煨研塞水泻溏泻妙。遇阴阳易证，用取汗立瘥。一云泻脾，非泻正气。盖脾中寒湿，须干姜以燥之，故云泻耳。

白芥_{二百九十}

味辛，气温，无毒。原种来从西戎，白脆作茹甚美。冷气堪却，

---

① 沥：原作"溺"，据文义改。
② 味辛……狐臭：底本、增补本、仁寿堂本均脱，据刘本补。

五脏能安。子生比他芥略粗，色白与粱米相类。善却痉气，最辟鬼邪。研醋敷射工，煎液消痰癖。久疟蒸成癖块，须此敷除；皮里膜外痰涎，必用引达。故三子养亲汤方中，加萝卜子消食，苏子定喘，此却消痰，是皆切中老人病也。○**青芥**极辣，似菘有毛。细叶者杀人，大叶者为美。生食发丹石发毒，煮食动膈气动风。合兔肉同餐，成恶疮尤验。亦堪主疗，尝载《本经》，利窍明耳目，温中归鼻，除邪气止咳。子细青色，作酱甚香。扑损瘀血冷疼，生姜研贴；麻痹风毒肿痛，酽醋和敷。酒调末下咽，心脾痛竟止。○又**紫芥**、**花芥**、**石芥**，种却多般，惟采取作茹作齑，不复分别。

【点评】白芥子色白入肺，能利气豁痰，可治咳嗽痰多气急；又能散痛消肿，以治漫肿阴疽、寒湿骨痛。芥子泥外涂，适宜于寒痰哮喘、胸胁刺痛等症。凡患高热及肺虚干咳，不论内服外敷，均为所忌。

莱菔根 二百九十一

味辛、甘，气温。属土，有金与水。无毒。南北郡州，处处俱种。一名萝卜，逢冬拔收。根啖可生，叶啖须煮。制白面、豆腐二毒，忌何首乌、地黄同餐。倘误犯之，须发易白。消谷食，去痰癖，止咳嗽，解渴消。捣生汁，磨墨下咽，止吐衄下血甚捷。《衍义》云：散气用生姜，下气用莱菔。但煮食多者亦停隔间，以成溢饮之证，盖味甘多辛少故尔。子劫喘咳下气，功诚倒壁冲墙。水研服即吐风痰；醋研敷立消恶毒。○**芜菁**匝地生叶，又名蔓青两呼。与莱菔全差，毋以真认假。多种河朔①，可备饥年。昔诸葛亮出征驻营，每令兵士栽种，谓有六利，详载史书。至今三蜀江陵，呼为诸葛菜也。宜常啖

---

① 河朔：古代指黄河以北地区，大致包括今山西、河北和山东部分地区。

食，易至健肥。益气通中，下气消谷。**子**主黄疸利水，又治霍乱除膨。去目睛青盲，消癥瘕积聚。九蒸九曝为粉，服之断谷长生。研细入面脂中，揭皱转润，压油搀面膏内，黑黯回明。蜘蛛咬伤，捣末酒服。故蔓青园中无蜘蛛，是其相畏也。**根**治热毒风肿，消渴亦可解除。但食之多，令人胀满。

葱二百九十二

味辛，气温。味薄气厚，升也，阳也。无毒。四时常有，各处俱栽。每用食品中，调合五味。同蜜菘菜啖，易致杀人。若服常山，亦须戒忌。凡资治疗，务取白根。入足阳明胃经，及手太阴肺脏。出汗疏通骨节，归目驱逐肝邪。理霍乱筋转难当，治伤寒头痛如破。杀鱼肉毒，通大小肠。散面目肿浮，止心腹急痛。去喉痹，愈金疮，安妊娠，塞衄血。脚气、贲豚气，连须煎可除；蛇伤、蚯蚓伤，和盐罨即解。功专发散，食多神昏。病属气虚，尤勿沾口。**叶**煎汤，入干姜、黄柏共剂；洗疮疥，去风水肿痛如神。**花**同吴茱萸水煎，亦治心脾间痛甚。**实**补不足，温中益精。**葱汁**平温，又主溺血。

韭二百九十三

味辛、微酸，气温，性急。属金，有水与土。无毒。各处乡村，俱种园圃。久刈不乏，故以韭名。字画因之，亦合九数。虽充菜品，最利病人。春食则香，夏食则臭。温中下气，归心益阳。暖膝胻，和脏腑。除胸腹疝癖癞冷，止茎管白浊精遗。又捣如泥，加盐少许。蛇犬伤毒作，厚箍频换立安；刑杖打血凝，薄敷连拍即散。同鲫鱼鲊煮食，断卒下痢；同牛肉煮食，生寸白虫。食同蜜糖，杀人诚验。病后食发困，酒后食昏神。久食过多，两目易暗。○**根汁**绞出，汤剂可加，清胃脘瘀血殊功，下胸隔结气捷效；开中风音失，消中恶腹膨。仍有**韭黄**未出粪土极嫩，作葅悦口，每为祭品所珍。食不益人，甚能滞气。〇**子**止精浊遗漏，较渠根叶尤灵。

薤二百九十四

味辛、苦，气温。无毒。赤白殊种，家园多栽。白者虽辛不荤，赤者兼苦无味。其叶类韭，稍阔而光。故古云薤露之言，以光滑难贮之义。《千金》书名治肺喘急，亦取滑泄而然。为归骨菜芝，入阳明手腑。颇利病者，但少煮尝。除寒热调中，去水气散结。耐寒止冷，泻肥健身。主女妇带下久来，治老幼泄痢后重。诸疮中风寒水肿，生捣热涂上立瘥。又疗汤火金疮，和蜜捣敷即愈。新正①宜食，辟疬驱邪。牛肉同餐，作癥成瘕。生啖引涕唾，多食防热侵。骨鲠在喉，煮食即下。

葫即大蒜 二百九十五

味辛，气大温。属火。有毒。大者曰葫，多种园内；小者曰蒜，自产山中。端午采收，性最熏臭。为菜归五脏，入药择独头。同黄连丸治肠风，加平胃散治噎气。纳两鼻，提鱼骨鲠即出；置臭肉，掩熏臭气不闻。散疠瘰蛊疮，除劳疟痃癖。辟瘟瘴疫疬，制蛇犬咬伤。中脘卒得冷疼，嚼之即解；旅途忽中暑毒，用此可驱。痈疽初生，急切横片，若痛灸至不痛，不痛灸至痛来。艾炷连烧，以多为善。鼻衄不止，快捣成膏；左出涂左足心，右出涂右足心；两鼻齐出，双足俱涂。仍解蛊毒杀虫，更化肉积消谷。生啖，伤肝气损目；久食，伤脾肺引

---

① 新正：新年正月。

痰。○**蒜**亦辛温，善治鸡瘕。去溪毒恶蚑沙虱，却霍乱吐泻转筋。

谟按：丹溪云葫蒜属火，性热。善散快膈，故人喜食之，多用于暑月。其伤脾伤气之祸，积久自见。化肉之功，不足言也。有志养生者，宜自知警。

甜瓜二百九十六

味苦，气寒。有小毒。村乡园圃，处处种栽。两蒂两鼻，及沉水者杀人。过食作膨，即入水渍便解。食盐少许，化水亦消。少食止渴利小便，通三焦壅塞之气。多啖生痰发湿痒，致脚气泻痢之忧。**叶**捣汁，涂秃发重出捷方，酒服去跌打凝血。**子**压油，为肠胃内壅要药，水煎破结聚积脓。**茎**主鼻痛，**花**治心痛。其**蒂**落在茎蔓者为美，椰叶裹悬有风处吹干。俗呼苦丁香味甚苦，堪为涌吐剂。消身面浮肿水气，逐咽喉窒塞风痰。身暴急黄，同丁赤豆母丁香、赤小豆，研吹鼻中，只一遭竟来黄水。鼻内息肉，和羊脂油捣，敷患处，日三次，久旋消熔。逐胸中寒，除头偏痛。杀蛊毒鬼疰，止呃逆气冲。又同黍米丁香研成瓜蒂十四枚，黍米四十九粒，丁香一枚，为末，含水搐一字，取下，治久不闻香臭尤验。但性急多损胃气，凡胃弱切忌煎尝。虽有当吐之疴，必以人参芦代。○**西瓜**熟者，性温不寒，解夏中暑热毒最灵，有天生白虎汤之号。仍疗喉痹，更止渴消。

白冬瓜二百九十七

味甘，气微寒。无毒。园圃所栽，处处俱有。实生蔓苗之下，形长皮厚有毛。初则嫩青，经霜老白。切片日曝，干软可留。欲瘦轻健者多餐，望肥胖大者少啖。阴虚久病，须全禁之。盖入肠胃之中，性走而急故也。压丹石毒，利大小便。除脐下水胀成淋，止胸前烦闷作

渴。薄置痈肿上频易^{切薄块置肿上，热则易之}，大散热毒气旋平。夏月生
痱可摩，食鱼中毒即解。九月勿食，反胃免忧。和桐叶饲猪一冬，胜
糟糠长肉三倍。**藤**烧灰洗黑黵，**叶**捣汁杀蜂叮，**皮**入面脂作丸，**瓤**漱
白縑①用湿。**子**收剥壳仁，研成霜，亦作面脂，悦颜润色。任为丸
散，益寿轻身。○**越瓜**即梢瓜另名，色白味甘寒无异。头尾相似，大
者尺余。越人当果食之，善解酒毒去热。烦渴止易，小便来长。但发
冷利冷中，小儿夏月勿食。○**黄瓜**益少，不宜食多。积瘀热成疮，动
寒热作疟。发脚气，生疳虫。忌醋和之，慎勿犯也。○**丝瓜**性冷解
毒，亦治痘疮脚痛。多取烧灰，敷上即效。**瓤**堪涤器，枯者为宜。

瓠_{音护} 二百九十八

味苦者，气寒有毒；味甜者，性冷无毒。栽园圃俱同，发苗叶不
异。因大小结实，故彼此金名。长大类冬瓜者**瓠**称，圆矮似西瓜者**匏**
唤。**葫芦**腰细头锐，**瓢子**柄直底圆。为菜惟甜者独佳，治病分甜苦两
用。苦能下水令吐，消面目四肢肿浮；甜可利水通淋，除心肺烦热消
渴。滴汁鼻内，尤退急黄^{水煎滴入，即来黄水}。**皮**煮热解开，熨小儿闪
澼。**瓢**煮渍阴处，疗小便闭难。

茄子_{二百九十九}

味甘，气寒。无毒。一名落苏，处处俱种。有紫黄白数种，惟黄
茄子拯疴。主寒热，去五种痨。若食多，发痼疾易，生小疥，动大
便。**自裂茄**用之烧灰，堪敷乳成痈绽裂。**苦茄**磨醋，痈肿亦敷。**根**及
枯茎叶煎汤，冬月冻脚疮可渍。亦追风湿，曾载方书。煮醇酒早晚频

---

① 縑(jiān 坚)：双丝细密的绢。

吞，俾脚膝屈伸复旧。**蒂**用烧灰存性，口吻疮疥敷瘥。丹溪云：茄属土，故甘。用治疮毒，悉获奇效者，甘以缓火意也。

蕨三百

味甘，气寒。性滑利，无毒。深谷多生，在处俱有。如足之蹶，故以蕨名。三月采收，作茹可食。寒能去暴热，甘以利小便。气壅经络者旋驱，毒延筋骨者易去。但衰阳事落发，仍痿脚膝昏眸。切勿过餐，甚非良物。**根**挖造粉，堪以代粮，虽免啼饥，不能生肉。**花**留年久，能治脱肛，研细敷之，即时收涩。○**薇**较蕨差大，味略苦有芒。亦润大肠调中，尤消浮肿利水。夷齐日采，久食不饥。武工诫之，不食而死。

谟按：《搜神记》曰郗鉴镇丹徒，二月出猎，甲士折一枚食之，觉心中淡淡成疾。后吐一小蛇，悬屋前渐干成蕨，遂明此物不可生食。今山间人多用作茹，或以醋淹食之，亦不可不鉴此也。

苋实三百一

味甘，气寒。无毒。园圃多种，夏月才生。入剂拯疴，惟取其实。除邪利大便小水，明目退白翳青盲。杀蛔虫，去寒热。**叶**忌与鳖同食，又入血分通经。逐瘀血殊功，下胎孕最捷。孕妇临产，煮食易来。勿多食之，冷中损腹。○一种**马齿苋**性滑，野地最多。主治与苋实颇同，疮科尤善。杖疮敷散血，疔疮敷出根和梳垢封患处。一方用烧灰和陈醋淬，先灸后封，根即出。痈疮、痘疮、风结疮，悉用敷愈；马咬、马汗、射工毒，并取涂痊。种有两般，惟小叶节间有水银者妙叶大者不堪用。感多阴气，倘生食，捣蒜先拌制过佳。

胡荽 三百二

味辛，气温。微毒。此系熏菜，常种冬时。餍酒点茶，生啖最妙。善通气小腹，能拔热四肢。开心窍，上止头疼；散沙疹，内消谷食。利五脏，顺二肠。豌豆疮出不齐，用之煎酒可喷。多食发脚气、腋臭，久食损精神健忘。食同邪蒿，令人汗臭。**根**食之发痼疾，**子**煎油敷秃疮。

水芹 三百三

味甘，气平。无毒。多生池泽，一名水英。叶似芎䓖甚香，花开白色无实。其叶下常有虫子_{视之不见}。倘误取不免为殃。凡采之时，勿厌洗净。作葅菹甘味爽口，置酒酱香气熏人。能益气养精，令肥健嗜食。止烦渴，杀诸石药毒；保血脉，退五肿急黄。利大小二肠，亦利口齿；止赤沃带下，仍止崩中。小儿身暴热可驱，大人酒后热能解。勿和醋食，损齿须防。八月食之，患蛟龙瘕。其时龙带精入芹中故也。

果部

青橘皮 三百四

味辛、苦，气寒。味厚，沉也，阴也，阴中之阳。无毒。浙郡俱生，广州独胜。本与橘红同种，此未①成熟落之。皮紧厚，色则纯青；头破裂，状如莲瓣。去穰咀薄，润醋炒干。《汤液②》云：陈皮治高，青皮治低，亦以功力大小不同故尔。入少阳三焦胆腑，又厥阴肝脏引经。削坚癖小腹中，温疟热盛者莫缺患疟热盛，缠久不愈，必结癖块，俗云疟母。宜清脾汤多服，内有青皮疏利肝邪，则癖自不结也。破滞气左胁下，郁怒痛甚者须投。劫疝疏肝，消食宽胃。病已切勿过服，恐损真气；先防老弱虚羸，尤当全戒。〇近冬赤熟，薄皮细纹，新采者名**橘红**，气味稍缓，胃虚气弱者宜；久藏者名**陈皮**，气味辛烈，痰实气壅服妙。东垣又曰：留白则补胃和中，去白则消痰利滞。治虽分二，用不宜单。君白术则益脾，单则损脾；佐甘草则补肺，否则泻肺。同竹茹，治呃逆因热；同干姜，治呃逆因寒。止脚气冲心，除膀胱留热。利小水，通五淋，解酒毒，去寸白。**核**研仁调醇酒饮，驱腰痛疝痛神丹。**叶**引经以肝气行，散乳痈胁痛圣药。**橘囊上筋膜**微炒，醉呕吐发渴急煎。**肉多食生痰。**〇**乳柑子**味甘，大寒，主利肠胃中热毒，解丹石止渴、利小便，多食令人脾冷，发痼癖大肠泻。又有沙柑、青柑、山柑，体性相类，惟山柑皮疗咽喉痛效，余者皮不堪用。其树若橘树，其形似橘而圆大，皮色生青，熟黄赤，未经霜时犹酸，霜后甚甜，故名柑子。生岭南、江南，冷无毒。皮炙作汤可解酒毒及酒渴。多食发阴汗，乳柑子今人多作橘皮售于人，不可不择也。**穰多食上气。**虽并止渴，未足益人。又种**乳柑**，圆大过橘。皮粗且厚，色赤兼黄。经霜甚甜，未经霜者味酸，故名柑子。其皮不任药用，肉惟解酒良。多食脏寒，令人泄痢也③。柑皮不甚苦，橘皮极苦，至熟亦苦。

谟按④：青皮、陈皮一种，枳实、枳壳一种，因其迟早采收，特

---

① 未：底本作"木"，据增补本改。
② 汤液：即《汤液本草》。
③ 穰多食上气……令人泄痢也：底本脱，据增补本补。
④ 谟按：底本脱，据增补本补。

分老嫩而立名也。嫩者性酷治下，青皮枳实相同；老者性缓治高，陈皮枳壳无异。四药主治并以导滞消痞为专，虽高下各行，其泻气则一。单服久服俱损真元，故必以甘补之药为君，少加辅佐，使补中兼泻，泻则兼补，庶几不致于偏胜也。陈皮款下已详发明，余虽未言，举一隅则可以三隅反矣。

【点评】陈皮以橘柚之名始载于《本经》，列为木部上品，陶弘景将其合入果部。古之所述橘皮为今之所用陈皮，橘皮因陈久者良而称为陈皮。关于"陈久者良"记载始见《集注》："凡狼毒、枳实、橘皮、半夏、麻黄、吴茱萸，皆须陈久者良"。关于陈皮陈用之说在本草书籍中频繁出现，如《图经》载"黄橘以陈久者入药良"；《汤液本草》载"橘皮以色红日久者为佳，故曰红皮、陈皮"；《纲目》载"它药贵新，唯此贵陈"。陈嘉谟认为："新采者名橘红，气味稍缓，胃虚气弱者宜；久藏者名陈皮，气味辛烈，痰实气壅服妙"。陈皮久藏，能使气味更加辛烈，对治疗痰阻气壅效果更佳。

桃核仁使 三百五

味苦、甘，气平。苦重于甘，阴中阳也。无毒。入手足厥阴经，以他木接成者，形虽肥美，殊失本性，此等药中不可用，当以一生者为佳。七月采核，破之取仁。阴干汤浸，去皮尖研如泥用，主瘀血、血闭、血结、血燥、癥瘕邪气。杀小虫，通润大便。除卒暴击血，通月水止痛，苦以破滞血，甘以生新血。**花**味苦、辛，三月三日采，阴干，杀疰恶鬼，令人好颜色，除水肿石淋，利大小便，下三虫，酒渍服之，除百病。**叶**味苦、辛，主尸虫，出疮中虫，取汁饮之。又诸虫入耳，取桃叶熟挼，塞两耳即出。女人阴中生疮，如虫咬疼痛者，可生捣叶绵裹内阴中，日三四易瘥。**枝**味苦，治卒心痛，取东引桃枝一把，以酒一升，煎取半升，顿服大效。以五月五日取东向桃枝，日末出时，作三寸木人，着衣带中，令人不忘。凡天行疫疠者，常以东行桃枝细剉，煮浴佳又方：补心虚健忘，令耳目聪明，用戊子日，取东引桃枝着衣带中效。**实恣啖作热**，发丹石于心胸肺病宜食，生者损人，食讫入水浴成淋。人食桃致病，收桃枭烧灰服，暂吐即愈。○**桃枭**系自干桃奴，着树不落者是。春初采取，辟恶杀邪。吐血用之烧灰，米汤调服立止。○**桃胶**乃树中流汁，凝如琥珀者奇。秋后刮之，下淋破血。中恶炼之，日服诚能保中不饥。**桃蠹**食皮，长虫亦杀鬼恶。**桃毛**桃上毛羽，更破癥坚。**树白皮**治虫生齿间。**桃寄**疗蛊中腹内。

谟按：桃者，五木之精，故能辟恶。凡患尸疰鬼疰，一切染祟之病，采枝击体，亦能杀邪。正犹新春，家家门上用作符板，无非厌其邪气，使鬼畏也。

【点评】桃仁为肝经血分之药，功能活血祛瘀，主治瘀血闭经、跌打损伤之瘀痛等病症。因桃仁质润多油，可润燥滑肠，以治大便燥结。

杏核仁三百六

味甘、苦，气温。可升可降，阴中阳也。有小毒。树种山傍园侧家园种者妙，山杏不堪用。实结生青熟黄。五月摘收，堪为果品。凡资拯治，惟取核仁。所恶药有三般：黄芪、黄芩、干葛。解锡毒，得火良。单仁者泡去皮尖，麸炒入药。双仁者，惟堪毒狗，误服杀人。专入太阴肺经，乃为利下之剂。除胸中气逆喘促，止咳嗽坠痰；润大肠气闭便难，逐贲豚散结。研纳女人阴户，又治发痒虫疮。**根**主堕胎。**花**治厥逆。**实**啖多目瞀，伤筋骨伤神。**叶**逢端午采收，煎汤洗眼止泪。

谟按：东垣云杏仁下喘，用治气也。桃仁疗狂，用治血也。俱治大便闭燥，但有气血之分。昼则便难，行阳气也；夜则便难，行阴血也。年高人便闭，不可泄者：脉浮在气，宜杏仁陈皮治之；脉沉在血，宜桃仁陈皮治之。所以俱用陈皮者，以其手阳明病与手太阴相为表里，故用之以为使也。

【点评】杏仁，《本经》中称之味甘，《别录》则称之味甘苦。由此可知，古时杏仁甜苦相混，至元代《饮膳正要》载入巴旦杏仁后，便分为甜、苦两种杏仁。苦杏仁苦温泄肺，多用于咳喘气逆之实证；甜杏仁甘平润燥，多用于虚劳咳嗽。

木瓜实三百七

味酸，气温。无毒。各处俱产，宣州独良。经入手足太阴，用之勿犯铁器。气脱能固，气滞能和。平胃以滋脾，益肺而去湿。助谷气，调荣卫，除霍乱，止转筋凡转筋时，但呼其名及书木瓜字于病处皆愈，莫晓其义。脚气能驱，水痢可禁。《衍义》云：木瓜得木之正，故入肝益筋与血。腰背脚膝无力，不可缺也。以铅霜涂之，则失酸味，受金之制故尔。**枝**大者可作策杖。**木**干者堪造桶盆。取**根叶**煎汤，淋足胫已蹶。

【点评】木瓜功能祛湿舒筋，可治湿痹脚气，亦为治霍乱转筋之要药。因其味酸，多食可损齿，故使用时应予以注意。

梅实三百八

味酸，气平，可升可降，阳也。无毒。处处栽植，夏月摘收。火熏干者色乌，日曝干者色白。因制有二，故名不同。凡欲用之，俱宜去核。**乌梅**收敛肺气，解渴除烦。因涩大肠，禁痢止泻。却伤寒温疟，逐虚劳骨蒸。同建茶干姜为丸，治休息久痢尤验。黑痣可脱，虫痛能安。**白梅**杵烂成膏，敷攻恶毒。治妇人乳痈最效，拔肉中煎镞如神。中风紧闭牙关，急宜将肉摩擦。**叶**煮汁服，久痢亦除。

【**点评**】梅实，始载于《本经》。乌梅之名最早见于《集注》。乌梅别名梅实、黑莓、熏梅、桔梅肉。其中"黑莓"记载于《宝庆本草折衷》，"熏梅""桔梅肉"记载于《现代实用中药》。

梨 _{三百九}

味甘、微酸，气寒。无毒。远近俱生，种类殊别。○**鹅梨**出京郡，皮薄浆多，香最任而味差短。○**乳梨**_{今呼雪梨}出宣城_{蜀南直隶}，皮厚肉实，香不及而味极长。医家相承，二者为胜。并解酒病除渴，咸止咳嗽消痰。去客热心经，驱烦热肺脏。○**消梨**萧县_{属山东}产，捣汁主中风失音。○**鹿梨**信州_{属山西}生，取皮治疮癣疥癞。○**桑梨皮**蜜煮，润干燥咽喉。○**紫花梨**啖生，却结热胸膈。其他**青皮梨**、**香水梨**、**棠梨**、**茅梨**，种虽多品，未闻能入药焉。勿恣啖之，令人寒中。产妇切忌，金疮弗宜。并属血虚，故莫误犯。**叶**煮可治霍乱，亦堪作饯疗风。

谟按：梨性冷利，食不益人。酒病弥佳，故称快果。食少难却病，食多则动脾。凡百用之，须当斟酌。丹溪曰梨者利也，流利下行之谓也。

大枣 _{三百十}

味甘，气平温。气厚，属土有火，阳也，降也。无毒。北郡俱生，青州_{属山东}独胜。末秋摘取，微火烘干。多膏甚甜，形大核细。觅斯入药，不负所名_{诸果只载其名，惟枣独加大字故云}。忌生葱，杀乌毒_{乌头毒也}。劈除内核，服免人烦。通九窍，略亚菖蒲；和百药，不让甘草。

养脾胃益气，润心肺生津。助诸经，补五脏。中满及热疾忌食，齿疼并风疾禁尝。**生枣**食多，胀脐腹作痢。**蒸枣**旋啖，益肠胃肥中。**苦枣**大寒，系枣中味苦者便是，寒邪外感，致热伏脏腑者能医。通大小二便，去狂荡烦满。煮研代蜜，丸药弥佳。**枣核**以口常含，受气自生津液。陈年**核**中仁，燔之味苦三岁者良。中恶腹内痛，服即效臻。**叶**覆麻黄，能令出汗。余产因州土不一，各名且形状亦殊。○**牙枣、波斯枣**略尖长出广州。○**御枣、水菱枣**极甘美出安邑。○**天蒸枣**皮薄而皱出江南州，蒸熟火烘。○**羊矢枣**实小而圆，各处俱出。○**鹿轳枣**边大而腰细似匏一名边腰枣，出江东。○**东海枣**头圆而形大类盏此枣五年一实，形甚大者。并充食用，不入药煎。

柿三百十一

味甘，气寒，属金有土，阴也。无毒。各处俱产，青州注前独佳。虽多种类之名，并有收敛之义属金故也。润心肺住嗽，开胃脘消痰。腹内宿血旋除，口中吐血易止。解渴补虚劳不足，涩肠禁热痢频来。耳鼻气可通，但忌蟹同食。误犯痛泻，为害匪轻。○**红柿**忌醇酒共尝，易醉人，且患心痛至死。○**黄柿**和米粉蒸糕，小儿啖，堪塞肠澼便红。○**粗心柿**略大微寒。○**牛奶柿**至小极冷，俱不宜多食，恐寒中腹痛。○**干柿**气平，久服有益。涩中厚肠胃，杀虫润咽喉，火干乌不佳，日干白最美。○**酥柿**亦消宿血，健脾仍涩下焦。○**柿蒂**疗呃逆灵。○**柿霜**治劳嗽效。**枯叶**滑泽，古取临书。**木皮**下血能医，研细米饮调服。俗传柿有七绝，一寿，二多阴，三无鸟窠，四无虫蚀，五霜叶可玩，六嘉实，七落叶肥火也。

栗三百十二

味咸，气温，属水与土。无毒。濮阳范阳者最奇，兖州宣州者尤胜。他处虽产，总味不佳。秋采收藏，干生任意。欲干收日曝，水气全消袋盛，风处吹干尤美；欲生收沙藏，新鲜常在。蒸熟食滞气恋膈，生者食发气生虫。曝干食之，下气补益。小儿多食，令齿不生。专走肾经，堪治肾病。健腰足助力，厚肠胃耐饥。嚼生涂筋骨碎疼折伤断者，消肿去瘀血神效。患风水气，切忌沾唇。**栗楔**系内三颗者为然，劈开取中一粒子才是。敷瘰疬肿散血，理筋骨风止疼。**毛壳**疗肿毒火丹烧灰敷。**赤壳**止反胃消渴煮汁饮。研**近肉薄皮**和蜜涂面，冷急缩亦奇。**树白皮**煮浓，主沙虱溪毒。数种小者，亦附其名。○**奥栗**江湖多，子圆似豌豆粒。○**莘栗**桂阳出，实大如杏子仁《诗》云树之莘栗是也。○**茅栗**遍生江南，似栗圆细。○**旋栗**惟产江北，顶圆末尖。○**钩栗**俗以甜槠呼又名巢钩子，厚肠胃肥体。○**槠栗**人每苦槠唤，止泻痢健行。○造**粉**亦佳，凉心益胃。**皮叶**入水煎汁，产血不止可尝。

安石榴 三百十三

味甘、酸。无毒。原种本生西域，张骞为使得来。在处园林，栽为玩饰。花开红者，结实味甘，可为果餍酒；花开白者，实结酸味，堪入药拯疴。**子**啖生津，大能解渴。过食损齿变黑，抑又损肺当防。**壳**亦单方，能禁精漏。治筋骨风住痛，及脚膝不能行步，宜煎；疗赤白痢涩肠，并眼目时流冷泪，堪洗。尤染皓发，仍理虫牙。**花瓣**研吹鼻中，即止衄血神效。倘金疮未愈，和石灰捣敷。又**东行根**，取皮煎浓，杀寸白虫、蛔虫极妙。

谟按：丹溪云榴者，留也。味酸，性滞。汁能恋膈成痰，病人固宜戒也。然观损齿、损肺之说，虽寻常无病人，食多亦受其害，况病者乎？

椰子<small>三百十四</small>

味甘、苦，气平。无毒。虽出岭南，尤盛交趾。木高若桃榔，无枝干旁生。实大类匏瓜，有粗皮外裹。叶在木杪，又似东蒲。秋月采收，各有取用。**壳**锯开作器，任酌酒啜茶。有毒则沸起便知，勿漆庶灵性不失<small>今人多漆布之，则失其本意矣</small>。**肉**时啖，益中气虚弱，且却瘫痪偏风。**皮**煮汤，止吐衄来红，兼理霍乱吐逆。**浆**如乳汁，气亦醺人。涂须发转乌，润咽喉不渴。《交州记》曰椰子中有浆，饮之得醉，是也。

荔枝肉<small>三百十五</small>

味甘、微酸，气温。升也，阳也。无毒。木大连抱，叶茂不凋。结实缀枝，多满百斛。五月尽间盛熟，百鸟食之皆肥。因其枝弱蒂牢，人难摘取，必以锋刀利斧，劙①<small>音利</small>断其枝，故以荔枝名也。巴蜀岭南俱有，闽地产者独佳。壳若新罗纹，状类鸡卵；肉如白肪玉，味胜蜜糖。核小与鸡舌同，曝干留一年久。咸称珍果，甘美益人。悦颜容，驱烦止渴；益智慧，健气通神。丹溪又言：此属阳，主散无形质滞气。瘤赘赤肿，多啖能消。过度虚热亦生，饮下蜜浆即解。**花并根**煎咽，喉痹痛神方。**核**煅存性酒调，治卒心痛疝痛。**壳**烧解秽，种痘宜求。**木**锯作梳，色赤坚劲。

龙眼肉<small>三百十六</small>

味甘，气平。无毒。树颇大，叶微小，凌冬常青；实极圆，壳淡

---

① 劙（lí 离）：割，劈。

黄，纹作鳞甲。肉甘甚薄，名亚荔枝。亦产蜀闽岭南，荔枝过后才熟。土人鄙之，又呼荔枝奴也。取肉入药，因甘归脾。古方归脾汤中，功与人参并奏。《本经》一名益智，裨益脾之所藏脾藏智故云。解毒去虫，安志厌食。养肌肉，美颜色，除健志，却怔忡。多服强魂聪明，久服轻身不老。

榧 一名赤果　三百十七

味甘，属土与金。无毒。多生永昌属山东，亦产各处。树大连抱，叶密类杉。实生与橄榄同形，秋熟色紫褐而脆。摘以文火烘燥，嚼甚甘美馨香。丹溪云：此肺家果也。非火不可啖，经火则熟。生食不宜多，引火入肺。大肠受损，滑泻难当。主五痔，能使去根；杀三虫，旋化为水。助筋骨健，调荣卫行。忌同鹅肉食之，生瘕节风上壅。**木纹细软，器皿堪为。**

枇杷叶 三百十八

味苦，气平。无毒。襄汉闽广皆有，近道各处亦生。木高丈余，四时不瘁。叶如驴耳，背有黄毛。凡入剂中，惟采叶用。以粗布拭去毛净，捣姜汁浸炙微黄。剉碎煎汤，偏理肺脏。下气除呕哕不已，解渴治热嗽无休。**实**味甘酸，滋润五脏。少食止吐止渴，多食发热发痰。**木白皮**亦入医方，主吐逆不能下食。

【点评】枇杷叶苦平，以清肃为用，既能降肺气止咳，又能降胃气止呕。虚烦呕吐及寒嗽忌用。

郁李仁 一名隶　三百十九

味酸、苦，气平。降也，阴中阳也。无毒。山谷丘陵，每多种植。六月采实，碎核取仁。汤泡去皮，研烂方用。消浮肿肌表，竟利小便；宣结气肠中，立通关格。破血润燥，亦易成功。若患齿龈肿痛，**根**煎浓汁可漱。风虫牙痛齿因热生风，因风生虫含口亦除。**实**小味甘，红熟堪啖。

【点评】郁李仁善于宣行攻走，可通导肠中气滞，通利大便，除胀散积，以治实证为宜。

莲子 三百二十

味甘、涩，气平、寒。无毒。池塘栽，秋月采。生食微动气，蒸食能养神。食不去心，恐成卒暴霍乱；**取心**生研，亦止产后渴消产后瘀血去多而渴，研汁服效。凡用拯疴，不可不识。利益十二经脉血气，安靖上下君相火邪。禁精泄清心，去腰痛止痢。挼煮粥挼粳米煮，渐开耳目聪明；磨作饭，顿令肢体强健。蜡蜜丸服，耐老不饥。日服如常，退怒生喜。《本经[1]》注云：雁食粪于田野粪中未曾化者，猿含藏于石岩。经年未坏者得来不逢阴雨处常有之食之，寿算无量，且悦颜色，堪作神仙。○又过末秋，就蓬中干黑者，名**石莲子**。入水内竟沉之，惟煎盐卤能浮，服更清心黑发清心莲子饮，惟用此。**荷鼻**蒂也味苦，安胎甚良。瘀血逐，好血留，兼驱血痢。**莲房**蓬也烧灰，止血甚捷，胎孕推，胎衣下，并宜酒煎生者煎服。**荷叶**破血止渴，曾载《妇人良方》。原易老枳术丸用之，取引生少阳经清气，雷头风剂亦用，因形类震仰盂。震

---

① 本经：其下所述，来自唐代孟诜所著《食疗本草》。这里并非精准引用。

为雷，属木化风，故假此引经索效。**花瓣**忌地黄、蒜，镇心轻身驻颜。**花心名佛座须**佛座莲花故云，益肾涩精固髓。**藕**甘寒，主血多验，治瘀血遂散不凝。止吐衄血溢妄行，破产后血积烦闷产中忌诸生冷，惟藕不忌。解酒毒却热，罯金疮生肌。和蜜尝，肥腹脏不生诸虫；煮熟啖，实下焦大开胃脘。**节**同地黄捣汁，亦治口鼻来红。入热酒童便，取效验更易。**红莲花、白莲花**系胡人贡来中国。如多服、如久服，俱黑发悦泽颜容。**碧莲花**出禁中，只可卜其祥瑞，不堪服饵，亦使知之。

鸡头实一名芡实　三百二十一

味甘，气平。属上有水。无毒。处处池塘俱种，逢秋采实曝干。形类鸡头，故此为誉。须先舂壳，才可取仁。煮熟食堪以代粮，生嚼食动风冷气。婴儿食形体矮小孟诜云：与婴儿食不能长大，故驻年耳；老人食寿岁延长。入药可为散为丸，寻常任煮粥作饼。主湿痹，止腰膝疼痛；益精气，令耳目聪明。强志已颈瘰疬，补中除卒暴疾。久服不厌，渐作神仙。古方和金樱子丸吞，故名曰水陆二仙丹也。○嫩根乃名**蒇菜**，小腹气痛宜尝。○又种水菱，名曰**蒇实**，气味相若，亦产池塘。有四角两角不同，任生啖煮啖随用。不能治病，反有损人。令脏冷损阳气痿茎，饮热酒及姜汤可解。啖多腹胀，亦用此消。

【点评】芡实为滋养收涩之药，有扶脾止泻、固肾益精之功，适宜于小便不禁、遗精白浊、女子带下等症。

甘蔗三百二十二

味甘，气平。无毒。多生闽蜀，种有二般。○一种似竹粗长，名曰**竹蔗**；一种类荻细短，**荻蔗**为云。凡入药中，捣碎绞汁。丹溪医案，每每用之。助脾气和中，解酒毒止渴。利大小肠益气，驱天行热定狂。腊月窖诸粪坑，夏取汁服尤妙。勿共酒食，令人发痰。○又有**沙糖**，系汁熬出。杀疳虫润肺，除寒热凉心。共笋食则成血癥，同葵食则生沉癖。小儿多食，损齿消肌。

覆盆子三百二十三

味甘，气平、微热。无毒。道傍田侧，处处有生。苗长七八寸余，实结四五颗止。大若半弹而有蒂承之如柿蒂状。微生黑毛而中虚去蒂中虚而白。赤熟夏初，小儿竞采。江南咸谓莓子，《本经》易名覆盆。因益肾易收小便，人服之当覆溺器。由此为誉，大能拯疴。益气温中，补虚续绝。安和五脏，悦泽肌肤。疗中风发热成惊，治肾伤精竭流滑。明目黑发，耐老轻身。男子久服强阴，女人多服结孕。按**叶**绞汁，堪滴目中。止冷泪浸淫，去赤花盲暗。○又种**蛇莓**，附地而生。苗茎仅长寸余，茎端只结一实。小而光洁，略异覆盆。下有蛇藏，切勿采食。敷蛇虫咬毒最效，疗射工溪毒亦良。○仍有**蓬蘽**，甘酸咸味。茎粗叶疏类树，枝梗有刺柔。结实盈枝，赤熟而擎蒂中实，俗呼树莓，采食与覆盆同时。安五脏，益精气。长阴悦颜色，强志力有子。

谟按：覆盆、蓬蘽本系两种。《本经》不考，妄注蓬蘽即是覆盆，一种二名，则甚误也。殊不知蓬蘽枝茎类树而粗长，结实有百千颗；覆盆枝茎是草而短小，结实仅四五枝。蓬蘽赤熟擎蒂，中实而味酸。覆盆赤熟蒂脱，中虚而味甜。大相差殊，何得混指。故特别白以释其疑。

【点评】覆盆子既能补肝肾，又能涩精缩小便，其功用特点是补而兼固，适用于小便过多、遗精滑泄、阳痿等症。小便短涩不利者忌用。

金樱子 三百二十四

味甘、微涩，气平、温。无毒。丛生篱落山野，似小石榴稍长。芒刺遍身，霜后红熟。收采去净刺核，任凭煎液为丸。涩精滑自流、梦中精泄，止小便数去、睡后尿遗。杀寸白虫，塞休息痢。捣烂绞汁，用有两般。熬稠糖入酒鲜黄，调铁粉染须润黑。**花**收染皓发亦验，**根**煮杀蛔虫尤灵。**皮**治带下崩中，炒过煎服即止。

【点评】金樱子之功，全在固涩，故可止遗、止带、止泄，适宜于遗精、带下、泻痢等症。

山楂子 三百二十五

味甘、辛，气平。无毒。一名糖球子，俗呼山里红。深谷沿生，立秋摘取。蒸熟去核，曝干收藏。益小儿摩宿食积，扶产妇除儿枕疼。消滞血，理疮疡。行结气，疗癫疝。脾胃可健，膨胀立驱。煮肉少加，须臾即烂。

葡萄 三百二十六

味甘、酸，气平。属土，有木与水火。无毒。张骞因使西域，得种始到中华。由是郡州，尽各栽养。叶似蘡薁而大，苗成藤蔓极长。实结类马乳且圆，秋熟色紫黑或白。取汁酿酒，留久愈香。逐水气，利小便不来者殊功；治时气，发疮疹不出者立效。倍力强志，肥体耐饥。多食卒烦闷眼昏，因性专下走渗道。**根**煮浓汁，细细饮之。除妊娠子上冲心，止霍乱热甚作呕。○**藤茎**中空相贯，俗每呼为**木通**。凡暮溉其根，至晨则水浸子中矣。故通便甚验，与通草无殊。○**蘡薁**即山葡萄，酿酒尤极香美。饮之久久，亦能益人。

第二卷通草款后谟按宜参看。

橄榄 三百二十七

味酸、甘，气温。无毒。树生闽广，似木樨子树。端直而高，实成晚秋。如生诃子状，瓣棱绝少。采之咀嚼，满口生香。开胃消酒食甚佳，止渴①解鱼毒益妙。喉中鱼鲠，汁咽亦除。若煮饮之，并解诸毒。丹溪曰：味涩而生甘，醉饱后宜之。然性热，多食致上壅，不可不知也。其木作楫拨着鱼，鱼悉从水面浮出。物性相畏，又如是焉凡中河豚鱼毒者，用此煎汤饮下即解。

白果 一名银杏，俗呼鸭脚　三百二十八

在处俱产，树大而高。二更开花，三更结实。秋熟击落，壳白肉青。生食戟人喉，炒食味甘苦。少食堪点茶餍酒，多食则动风作痰。食满一千，令人少死。阴毒之果，不可不防。古方取其所能，仅治白浊获效。小儿勿食，极易发惊。

【点评】白果性善收涩，既能敛肺定喘，又可涩肠而缩小便。临证常用于治疗喘咳、带下、小便频数等症。凡有实邪者禁用。本品有毒，不可多服。

胡桃肉 三百二十九

味甘，气温。无毒。地土俱生，陕洛尤盛。株大叶厚，结实有

---

① 渴：底本作"泻"，据刘本改。

房。近冬采收，碎壳取肉。频食健身生发，兼补下元；多食动风生痰，且助肾火。烧擂细末，合松脂敷瘰疬易瘥。人拔白须，同胡粉纳孔中即黑。伤损和醇酒热服，石淋搀碎米煮尝。经脉堪通，血脉能润。食酸齿齼，细嚼立除。**外包青皮**压油，染髭涂发如漆。**树皮**亦止水痢，又染褐色尤奇。

卷之六

石 部

玉屑 三百三十

味甘，气平。一云味咸，气寒。无毒。为世珍宝，多产蓝田在长安东南。颜色五般，书传详载。黑者如纯漆，赤者如鸡冠，白类截肪，黄若蒸栗惟青玉无说。其质温润而泽，其音清越以长。叩之即鸣，自异群石。玉工雕琢，屑落如麻。凡入剂中，色贵纯白他色不用。研绝细免致淋壅一说饵玉当以消作水者为佳，研粉末，终使人淋壅，恶鹿角毋相和挼。解渴咽喉，除热胃脘。润心神明目，滋毛发灭瘢。助音声，定喘息。久服勿已，耐老轻身。○又有**玉泉**，乃玉泉液。仙室池中者为上此最难得，以法消成者亦佳玉可以乌米酒，或苦酒、地榆酒，消之为水。亦可葱浆水，消之为黏。一法玉屑一升，地榆草、稻米各一升，取白露二升，同置铜器中，煮米熟，玉屑化为水，绞取汁，名曰玉液，是玉精华，色甚明澈。疗百病尤妙，恶款冬须知。强骨柔筋，安魂定魄。长肌肉益气，耐寒暑延年。人临死灌下五斤，尸三年不致朽烂。○**玉井水**出有玉处所，常服者亦获寿长生。

谟按：先哲云玉之所以异于群石者，以其坚而有理，火刃不可伤为别耳，匪但质润而音清也。苟弗精知，则近似者甚多。如碔砆，亦可以杂也。书曰燕石入笥，卞氏长号，其以此夫。又云凡石韫玉，但夜将石映灯看之，内有红光，明如初出日者，便知有玉。卞和刖足，以不鉴也。其色五般，今惟青白者常有，黑者时有，黄赤者绝无。虽礼之六器，亦不能得其真，况其他乎！服饵之人，必须屏居山林。排弃嗜欲，方获效验。倘或酒色弗戒，反致发热，自投于死。盖玉禀纯阳之精，而酒色助火甚速。以火济火，安得不然。故《本经》注曰：若未深解节度，勿轻服之。

玛瑙三百三十一

味辛，气寒。无毒。出日本国，生玉石间。种有三般，红黑而白。布纹如缠丝者咸妙，砑木不见热者才真砑木热非真也。土人得之，碾为玩器。虽称重宝，亦入医方。辟恶精邪，熨目赤烂。○**琉璃**乃火成之物，赤目亦水浸熨之。○**玻璃**即水精珠，似玉极光莹者。安心明目，每著奇功。夜向太阴，可取真水。火精取火向太阳取之，用异名同。○又种**珊瑚**惟生海底。海舶沉铁网挂取，红润多枝柯参差。长大丈余，短小尺许。中多细孔，刺则汁流。以金投之为金浆，以玉投之为玉髓。得饮之者，可致长生。断枝研成粉霜，点目拂去麸翳。吹鼻塞衄，镇心止惊。仍治风痫，更主消渴。○**琅玕**亦海底生长，枝柯与珊瑚略同。舶者欲求，铁网必用。出水红润，久旋变青。枝击有金石声，剂用堪煮汁服。杀锡毒，畏惟鸡骨，号青珠古人以石之美者，多谓之珠。《广雅》谓琉璃、珊瑚皆为珠是也。宜得水银。主皮肤浸淫死肌，去身体瘑痒疮疥。除石淋且破恶血，起阴气可化为丹。○仍有**车渠**，形如蚌蛤。外多纹理，亦出海中。得者珍藏，不忝玉石。安神镇宅，解毒杀虫。《西域记》曰：重堂殿梁楹，皆以七宝饰之，此其一也。

丹砂三百三十二

味甘，气微寒。生饵无毒，炼服杀人。出辰州属湖广峦峒井中本境所出朱砂，多在猪獠峒、老鸦井得之，在井围青石壁内。土人欲觅，多聚干柴，纵火满井焚之，致壁迸裂，始见有石床如玉洁白。生砂块，似血鲜红。大类芙蓉头有四五两至十两一块者，小若羽箭簇俗呼箭头砂。其甚小者，平豆砂米砂。作墙壁明澈为优，成颗粒鹿簌略次。米砂下品，铁屑常多。磁石引除，染画充用。一云火井者，不如水井力胜水井有砂者，其水尽赤，每有烟霞郁蒸之气。新井者难及旧井色深。凡治病邪，惟取优等。磁钵擂细，清水淘匀。服饵无忧，效验自应。恶磁石，畏咸水。《经》云：丹砂象火，色赤主心。故能镇养心神，通调血脉。杀鬼祟精魅，扫疥瘘疮疡。止渴除烦，安魂定魄。方士甚重，常多买求。谓能点化飞升，每每烧炼不绝。○依法煅，以磁罐取**汞**，又名**水银**用磁罐二个，掘地成坎，深阔量可容二罐，先埋一罐于坎，四围用土筑稳实，内盛水满；仍一罐，入朱砂半满，上加敲碎瓦粒，剪铁线髻如月圆样一块，闭塞罐口，倒覆下罐之上，务令两口相对；弦缝盐泥封固。以熟炭火先文后武煅炼一炷香久，其砂尽出，水银流于下罐水内。复起上罐，检出皮壳，入新朱砂，固济再煅。每好砂一两，常煅出七八钱。低者仅五、六钱而已。盛以葫芦，免其走失。杀五金大毒，恶磁石同前。得铅则凝，得硫则结。得紫河车则伏。置金银铜铁于上则浮。并枣核研则散扬，并津唾研则毙虱。尸体灌之不朽，铜锡搓之则明。和大枫子研末，则杀疮虫；佐黄芩为丸，则绝胎孕方名断孕丸。匪专医药，亦入丹炉。皮壳名曰**天硫**，仙方谓之己土。倘修炼得法，可点铜成银。○**轻粉**系汞再升，加盐皂矾二物。质轻色白，故此为名其法水银一两，皂矾七钱。白盐五钱同研，微见星为度，放炊饼盆中按扁，以鸡翅扫圆如饼样，覆以乌盆。用炉灰罗过，水调封盆缝。盆底离火三寸许，用熟炭火煅之。火慢则渐加至半斤为度，以点线香三炷为度。提出候冷，用刀轻轻挑起乌盆仰放，拨去炉灰，勿令香落。鸡翅轻轻扫下盆底粉脚，任意扫净另放。又加皂矾、水银、白盐同研，复炼铁盆内饼上。或有升不起者，扫上面好者，亦和前再炼，以干湿得所为宜。干则入少水润之，又不可太湿。其盆底粗者去之，或留搭腊瘰①疥癣亦好。今市卖者，有烧凝水石，或石膏为粉以乱真。须烧火上走者，真也。其功惟治外科，所忌一切生血。○**银朱**亦汞烧就，时俗又唤心红。染画色最奇，杀虫虱亦验。庸医不晓，研为药衣。违误太深，伤害宁免。

---

① 腊瘰：疑是"瘌痢"，俗称瘌痢头。

谟按：汪石山曰：《经》云朱砂微寒，生饵无毒。伏火者，大毒杀人。水银乃火煅朱砂而成，何谓无毒？其性滑动，走而不守。气味俱阳，从可知矣。阳属热火。《经》云水银辛寒，似难凭据，又云有毒，得非谓以朱砂伏火而成之耶？故毒比朱砂尤甚。宜其蚀脑至尽，入肉百节拘挛也。又水银和入皂矾，再加火煅，飞着釜盖者，谓之水银粉，又名轻粉。此经煅而又煅，阳中之阳。更资皂矾燥烈，比之朱砂水银，尤为大毒燥烈之剂也。《经》云粉寒无毒，岂理也哉？近见世之淫夫淫妇，多生恶疮。始起阴股，不数日间，延及遍体，状似杨梅，因名曰杨梅疮，甚者传染。俗医以轻粉为君，佐以雄、砂、脑、麝等剂。或散或丸，服之虽效，愈而又发，发则又服。久久致手足挛曲，遂成痼疾。俗又名曰杨梅风。盖由药之燥热酷烈，耗其血液，筋失所养，以致是也。俗人不知由死于药，良可哀悯。

灵砂三百三十三

味甘，气温。无毒。系水银、硫黄二药，用水火煅炼成形其法：水银一两，硫黄六铢，先炒作青砂头，后入水火炉抽之，如束针绞者，成就也，又名二气丹。畏咸水勿加，恶磁石须避。止烦满，通血脉，安魂魄，养精神。杀鬼辟邪，益气明目。久服不老，轻身神仙。令人心灵，神明通畅。若饲猿猴鹦鹉，辄作人语不差。

云母三百三十四

味甘，气平。无毒。琅琊在彭城东北虽盛，庐山属南康府亦生。色有五般，白泽为贵。作片成层可拆，通透轻薄光明。沙土养之，月月生长。畏鮀①甲及东流水，忌羊血，恶徐长卿。以泽泻使宜，宗雷公制

---

① 鮀(tuó 驮)：古代一种生活在淡水中的吹沙小鱼。

妙每云母一斤，用小地胆草、紫背天葵、生甘草、地黄汁各一镒，入砂锅中，安云母于内，下天池水三镒，煮七日夜，勿令失度。其云母自然成碧玉，浆在锅底，却猛投天池水，以物搅之，浮而蜗涎者去之。如此三度淘了，取沉香一两，捣末，以天池水煎汤三升，分三度，再淘晒干用。不解节度，勿轻饵之。主身表死肌，如车船上，中风寒热；治赤白痢疾，及女妇人带下崩中。安五脏且益子精，除邪气能耐寒暑。遍身风痒，百计不瘥者，煅粉调水可服；诸类恶疮，一切作痛者，研末和油可敷。久服延年，轻身明目。○又**阳起石**，即云母根。惟畏菟丝，亦忌羊血，恶泽泻、菌桂，并蛇蜕、雷丸。佐使得桑螵蛸宜，明莹若野狼牙者胜有云头雨脚，及鹭鸶毛者尤佳。欲试紧慢，绝细研成。铺有釉盆中，照当午日下。盆面湿纸密掩，盆底文火微熏。升起粘纸者力洪，仍复在盆者力劣。治肾气乏绝，阴痿不举殊功，破血瘕积凝，腹痛难抵立效。去阴囊湿痒，驱子脏冷寒。

谟按：《本经》注云云母有五种，当举以向日详占视之，乃可分别。若阴地视，不见其杂色也。若五色具者，名云华。五色具而多青者，名云英，宜春服之；五色具而多赤者，名云朱，宜夏服之；五色具而多白者，名云液，宜秋服之；五色具而多黑者，名云母，宜冬服之；但有青黄二色者，名云砂，宜季夏服之；晶晶纯白者，名磷石，四季可服也。医方所用白泽者，正磷石是也。又云：他物埋土即朽，着火即焦，而五云纳猛火中，经时不焦，埋深阱内，虽久不腐，故能令人长生。服经十年，云气常覆其上。夫服其母，以致其子，亦理当然也。在古固此为言，但今之望寿，未闻一人服此者，盖因金石性悍，抑且修制节度，恐非文字可详。弗轻饵之，谨之至也。

禹余粮三百三十五

味甘，气寒。无毒。采从潞州属山西，如鹅卵。外壳重叠包裹，内黄细末一团。仿佛蒲黄，啮甚糁齿。得之火煅醋淬，复用磁钵重播。水澄汁清，勿留砂土。入药佐使宜牡丹皮。疗血闭瘕癥，赤白漏下；除寒热烦满，咳逆邪伤。久久饵之，轻身延寿。经曰：重可去怯①。禹余粮之重，乃为镇固剂也。○又**石中黄子**，乃余粮未成，藏诸壳中，摇则水响。《本经》注云：水已凝者为余粮，水未凝者为石中黄子也。亦堪久服，耐老轻身。○仍有**太乙余粮**，古方之中亦载。遍考诸说，俱未真知。或指水壳为然，是亦猜疑臆度。所云治病，与前小同。

紫白石英三百三十六

味甘、辛，气温。无毒。泰山山中，每每出产。色有五品，种有两般。但青赤黄，治疗少用。惟紫白者，服饵多求。钵贮捣成，水搅飞过。资长石为使，入心、肝、肺经紫者入心、肝二经，白者入肺经。畏附子扁青，恶黄连麦句麦句姜也。**紫石英**类水精明澈，似樗蒲达头。治妇人子户风寒，经十年不孕；疗男子寒热邪气，致咳逆异常。定惊悸且补心虚，填下焦尤安魂魄。又散痈肿，姜醋煎调。**白石英**二三寸长，手指般大。六面如削，白澈有光。治咳逆胸膈久寒，理消渴阴痿不足。益气除风痹，下气利小便。疗肺痿肺痈，止吐脓吐血。

石膏三百三十七

味辛、甘，气微寒。气味俱薄，体重而沉，降也，阴中阳也。无毒。青州并徐州多生，畏铁，恶莽草、巴豆。细理白泽为上，猛火煅软方灵。绝细研成，汤液任使。以鸡子为使，入肺、胃、三焦。辛能出汗、解肌，上行而理头痛；甘则缓脾、益气，生津以止渴消。故风邪伤阳，寒邪伤阴，总解肌表可愈，任胃热多食，胃热不食，惟泻胃

---

① 重可去怯：并非《本经》文，乃出自唐代陈藏器《本草拾遗》。

火能愈。仲景加白虎名身以前胃之经，胸者肺之室。邪在阳明，肺受火制，故用石膏辛寒，以清肺，所以号为白虎。易老云大寒剂，胃弱食不下者忌服，血虚身发热者禁尝比象白虎证，误服白虎汤者死，不可轻忽。单研末和醋为丸，治食积痰火殊验。胃脘痛甚，吞服立瘥。

谟按：丹溪云尝观药之命名，固有不可晓者。中间亦多意义，学者不可不察焉。如以色而名者，大黄、红花、白前、青黛、乌梅之类是也。以气而名者，木香、沉香、檀香、茴香、麝香之类是也。以质而名者，厚朴、干姜、茯苓、生熟地黄之类是也。以形而名者，人参、狗脊、乌喙、贝母、金铃子之类是也。以味而名者，甘草、苦参、龙胆草、淡竹叶、苦酒之类是也。以能而名者，百合、当归、升麻、防风、硝石之类是也。以时而名者，半夏、茵陈、冬葵、寅鸡、夏枯草之类是也。石膏火煅，研细醋调，封丹炉，其固密甚于石脂。苟非石膏，焉能为用。此兼质与能而得名，正与石脂同意。阎孝忠妄以方解石为石膏，况石膏味甘辛，本阳明经药，阳明主肌肉。其甘也，能缓脾益气，止渴去火；其辛也，能解肌出汗，上行至头。又入太阴，入手少阳。彼方解石，只体重质坚，性寒而已。求其所调有膏，可为三经之主者，安在哉！医欲责效，不亦难乎？

第一卷知母款后谟按宜参看。

【点评】石膏性寒凉，质重而降，长于清热降火，一般用于实证。若正气虚而有热者，可酌情配伍使用。由于石膏是矿物药，有效成分不易煎出，必须打碎先煎。此外，石膏内服宜生用，不宜煅用。煅石膏无清热作用，其性收敛，可作外科敛疮之用。

空青三百三十八

味甘、酸，气寒。无毒。出益州深山，生有铜处所。铜精熏则生空青，腹中空破有浆水倘得之，虽腹中空，取无浆汁者，将成个全壳埋地三五夜，自然生出。大若鸡蛋，畏惟菟丝。能化铜铁铅锡作金，济贫助富；专治赤肿青盲眼疾，去暗回明。**浆**为点眼仙丹，**壳**亦摩医要药。谚云：不怕人间多眼瞎，只愁世上无空青。此可征也。益肝气，养子精，利九窍，通血脉。○**曾青**气味颇似，所畏菟丝又同。但形若连珠，累累相缀，亦生于蜀益，求真极难。可立制砂汞成银，能竟除①目痛止泪。其余治体，仿佛如前。○**绿青**画者多求，有青白花纹，吐风痰甚速。○**白青**时不多见，似鱼目青碧俗谓鱼目青，不入画，治眼目亦灵。○**扁青**疗折跌痈肿金疮，令人有子。○**肤青**主蛊毒蛇菜诸毒，令人忹羸。

石胆即翠胆矾 三百三十九

味酸、苦、辛，气寒。有毒。真者出蒲州虞乡属山西，成块如鸡卵圆大。颜色青碧，不忝琉璃。击之纵横，解皆成叠。有铜坑内方有，亦可采煎炼成虽可煎炼，不胜自生者，尤珍贵。今市多以醋揉青矾假充，不可不细认尔。须研细末，才入医方。畏辛夷、白薇，及芫花、菌桂。水英为使。化铁成铜亦成金银。治鼠瘘恶疮并喉鹅毒，疗崩中下血及阴蚀疼。吐风痰除痫，杀虫蜃坚齿。

石硫黄 三百四十

味酸，气温、大热。有毒。乃矾石液，生泰山中。如鸡雏，初出壳者为真；以火熔，倾水浸过可饵。畏细辛飞廉铁，使曾青石亭脂。体系至阳之精，能化五金奇物。状兴阳道，若下焦虚冷、元气将绝者殊功；禁止寒泻，或脾胃衰微、垂命欲死者立效。中病便已，过剂不宜。塞痔血，杀疥虫，坚筋骨，除头秃。去心腹疹癖，却脚漆冷疼。

---

① 除：底本作"成"，据增补本改。

仍除格拒之寒，亦有将军之号。盖因功能破邪归正，返滞还清，挺出阳精，化阴魄而生魂也。

谟按：硫黄性热，每用治其格拒之寒。倘或此证兼有伏阳在内，须加阴药为佐才妙也。古方太白丹、来复丹，各有硝石之类，是皆至阳，佐以至阴，正合宜尔。若无伏阳，单患阴证，此又不必例拘，惟在用其阳药也。

第三卷大黄款后谟按宜参看。

【点评】石硫黄酸温有毒，内服必须审慎，以入丸散为限。本品可壮元阳，凡命门火衰而致阳痿滑泄可以此治之。阴虚阳亢者禁用。

雄黄 三百四十一

味苦、辛、甘，气平、寒。无毒。一云大温有毒。生武都煌煌①山阳，名曰雄也。得大块三五两，重价类金焉。嗅之臭气不闻，赤如鸡冠明澈，此为上品。擂细水飞，作散为丸，任凭酒服 炼服飞入人脑中。年深月久，轻身神仙。出路佩之，鬼神不近。有孕带者，转女成男。又可点红铜成金，甚为丹灶家所重 一说雄黄千年化为黄金。又云：雄黄以草药伏住者，炼成汁，胎色不移，若将制药成汁并添得者，上可服饵，中可点铜成金，下可变银成金也。坚顽作气 此名臭黄，不宜服饵，只治疮疡。辟精魅鬼邪，杀蛇虺蛊毒。去鼻中息肉，破骨绝筋；除鼠瘘痔疽，积聚疭癖。误中毒者，防己解之。

【点评】雄黄辛温有毒，功能燥湿杀虫。李时珍称之为治疮杀毒之要药。

---

① 武都煌煌：武都，作为地名始于先秦，现为甘肃省陇南市下辖市辖区。煌煌疑当作"敦煌"。

雌黄_{三百四十二}

味辛、甘，气平、寒。有毒。产武都山阴，故雌黄为誉。色与金子仿佛，因受金精熏蒸_{阴山出金故也}。甲错层层，又若云母。凡修制主疗，忌鸡犬妇人。倘误触之，则黑如铁。研成尘末，治外功多。入药最稀，服者宜审。去身面白驳①、一切恶疮，散皮肤死肌、诸般虫毒。辟邪去恶，并与雄同。怀孕佩身，转男成女。若以草药伏住，亦可点铜成银_{照前法，以草药伏住火，胎色不移。谓熔成汁者，点银成金，点铜成银}。

赤石脂_{三百四十三}

味甘、酸、辛，气温。无毒。多产泰山，无时收采。种有五色，实共一名。虽各补脏不同，总系收敛之剂。可以隔反，不必概言。形赤黏舌为良，火煅醋淬才研。畏芫花莫见，恶大黄松脂。凡百溃疡，收口长肉；但诸来血，止塞归经。养心气涩精，住泻痢除痛_{白者入大肠经，止泻尤妙}。

【点评】赤石脂功专收敛，体重性涩，适宜于泻痢便血、崩中带下、遗精滑泄、月经过多等诸症。

凝水石_{即寒水石} _{三百四十四}

味辛、甘，气寒。无毒。多生河间_{郡名}，亦产邯郸_{即赵郡}。有纵理横理不同，惟润泽清明为上。置水中与水一色，虽夏月亦凝为水，故此得凝水之名，必须研极细才用。服加姜汁，性恶地榆。却胃中热，

---

① 白驳：皮肤白色花斑，类似白癜风。

及五脏伏热齐驱；解巴豆毒，并丹石诸毒并压。伤寒劳复兼治，积聚邪热亦除。止烦闷喉颡渴消，去水肿小腹顽痹。

石钟乳 三百四十五

味甘，气温。无毒。始兴江陵，多生岩穴，阴处才有。溜汁结就，故以乳名。形类鹅管中空，又若蝉翼轻薄。色白净光润得此无问厚薄并佳。倘如枯骨死灰及黄赤二色，不任用，长六七寸余。收采无时，入水不沉。药汤者炼，须宗雷公每乳八两，用甘草、紫背天葵各二两，以水煮一伏时，漉出拭干，缓火焙之，捣筛，水飞过，晒干，复研万遍收用。节度或违，多生他变。所恶药有三品，牡丹、玄石、牡蒙。畏紫石英，使蛇床子。主咳逆止气，疗脚弱冷疼。安五脏，百节能通；下乳汁，九窍并利。解舌瘅渴数饮，补下焦虚遗精。益气强阴，通声明目。久服育子，不炼病淋。

谟按：丹溪云钟乳乃慓悍之剂，《经》云石药之气悍，仁哉言也。夫天生斯民养之以谷，及有病治之以药。谷则气和，可常食，不致厌；药则气偏，惟暂用，难久延。石药则又偏之甚者也。自唐以来，膏粱家多惑方士服饵，致长生之说，以石药体重气厚，可以延年。习以成俗，受此气悍之祸，莫之能救，哀哉！

【点评】石钟乳亦称钟乳石，因其质重中空，其气宣流，入肺可治肺虚寒咳，入肾可治阳痿，入胃可治乳汁不下。临床应用本品多以煅制入剂，煅后性温和，为温肺定喘之良药。

代赭石 三百四十六

味苦、甘，气寒。一云味甘气平。无毒。惟出代州属山西，多生山谷—说是代都城门下赤土。色赤如鸡冠有泽，佳者染爪甲不逾。或难得真，牡蛎可代。火煅醋淬七次，方研极细水飞。惟作散调，勿煎汤服。畏雄附_{天雄、附子}，使干姜。入少阳三焦，及厥阴肝脏。治女人赤沃崩漏带下，暨难产胎衣不来；疗小儿疳疾泻痢惊痫，并尿血遗溺不禁。却贼风蛊毒，杀鬼疰魅精。阴痿不起能扶，惊气入腹可愈。《圣济经》曰：怯者惊也。怯则气浮，重剂以镇之。代赭之重，以镇虚逆也。孕妇忌服，恐堕胎元。

【点评】代赭石为重镇之品，多用于心神不宁之惊痫，胃气上逆之呃逆、呕吐等症。

井泉石_{三百四十七}

气大寒。无毒。近道处处俱生_{饶阳郡者胜}，田野地内才有。穿地丈许，方可得之。形似土黄，方圆长短大小不等；内则坚实，外却作层重叠相交。收采无时，须研绝细。倘或不尔，令人病淋。解心脏热结最良，止肺经热嗽亦妙。得大黄、栀子，治眼睑暴发肿浮；得决明、菊花，疗眼疳骤生翳膜。总主诸热，别无所能。

花蕊石_{三百四十八}

极大坚重，出自陕州。颜色仿佛硫黄，黄中间有白点。因名花蕊，最难求真。得之煅研粉霜，治诸血证神效。男子以童便搀半酒和，女人以童便搀半醋调。多服体即疏通，瘀血渐化黄水。诚为劫药，果乃捷方。金疮血流，敷即合口。产后血晕，舐下立安。

【点评】花蕊石功专止血，既能止内溢之血，又能止外伤之血。因其质重性堕，故能下死胎落胞衣。

青礞石 三百四十九

颜色微绿，出自山东。欲辨假真，须依法制。敲碎小颗粒，贮倾银罐中。搀半焰硝 石二两，硝二两，盐泥固济。武火煅一炷香，取出色若雌黄。软脆易擂，方为不假。成末以水飞细，入药作散为丸。力能坠痰，滚痰丸必用；功亦消食，积食方常加。匪医小儿，亦治男妇。

滑石 三百五十

味甘，气大寒。性沉重，降也，阴也。无毒。所在多有，收采无时。细腻洁白者为佳，粗顽青黑者勿用。研细以水飞净，服下方得滑通。恶曾青，宜甘草。石韦为使，入足太阳。利九窍津液频生，行六腑积滞不阻。逐凝血而解烦渴，分水道以实大肠。消食毒补脾，泄上气降火。因此滑利，故加滑名。堕胎如神，妊娠忌服。

谟按：滑石治渴，非实能止渴也。资其利窍，渗去湿热，则脾气中和，而渴自止尔。假如天令湿淫太过，人患小便不利而渴，正宜用此以渗泄之，渴自不生。若或无湿，小便自利而渴者，则知内有燥热，燥宜滋润，苟误用服，是愈亡其津液，而渴反盛矣。宁不为犯禁乎！

【点评】滑石性寒滑利，既能清热利小便，治溲赤淋沥等症；亦能清热解暑，治暑湿证；还能外敷以治皮肤湿疹。

矾石 三百五十一

味酸，气寒。无毒，一云小毒。种颜色五般，地出产数处。初皆石，全凭炼就；其极精，无越晋州 属北直隶。畏麻黄，恶牡蛎，为使甘草，凡用俱同。○**白矾**治病证多能，生煅随重轻应变。并研细末，任作散丸。去息肉鼻窍中，除痼热骨髓内。劫喉痹，止目痛，禁便泻，塞齿疼。洗脱肛涩肠，敷脓疮收水。稀涎散，同皂荚研服，吐风痰通窍神方；蜡矾丸，和蜜蜡丸吞，平痈肿护膜要剂。久服损心肺伤骨，为医亦不可不防。○**黄矾**一名鸡矢矾理溃痈生肌，镀金家难缺一说投苦酒中涂铁，皆作铜色，但外变而内质不变也。○**黑矾**即皂矾涂皓发变黑，染皮者要多。○**绿矾**亦主疮科。○**紫矾**可制砂汞。○**绛矾**烧之赤色，《本经》但载虚名。○**金线矾**纹缕有金丝，治疮追毒。○**柳絮矾**轻虚如绵絮，止渴消痰。

磁石 三百五十二

味苦、咸。无毒。一云平、甘、温、涩。小毒。乃铁之母，惟有铁处则生。虽多海南，仅磁州属河南者进贡。能吸铁针铁物，若母见子相连。凡用拯疴，须依法制。火煅醋淬七次，罗细水飞数遭。务如灰尘，才可服饵。专杀铁毒，惟使柴胡。恶莽草、牡丹、石脂，为重而去怯之剂。除大热烦满，去周痹酸疼周痹谓痹随血脉上下，不能左右去者是也。绵裹治耳聋裹豆大塞耳中，口含生铁少许，觉内有风雨声即效，药和点目瞖音茂。强骨气，益肾脏，通关节，消痈疽。逐惊痫风邪，驱颈核喉痛。炼水旋饮，令人有娠。若误吞针入喉，急取系线服下。引上牵出，实亦妙方。○又**磁石毛**更功力胜。生石细孔上轻紫，研入醇酒内调吞。扫疮瘘以长肌肤，补绝伤而益阳道。止小便频数，开老眼光明。肾虚耳聋，每每取功。○**玄石**亦磁石一种，纯黑无孔者为然。力劣不能吸针，治体大同小异。

【点评】磁石质重色黑入肾，可治肾家诸病，如肾虚耳聋目昏，肾虚喘逆以及心肾不交之失眠等病症。

石蟹_{三百五十三}

味咸，气寒。无毒。似生蟹形状，出近海郡州。云是海蟹多年水浸相着，化而为石也。风潮飘出，人才得之。多夹粗石污泥，凡用去净摩细。清水飞过，佐药取功。点目中生瞖肿疼，解腹内中毒蛊胀。平痈扫疹_{用醋摩敷}，催生落胎。○**石蛇**盘曲似蛇，但无首尾内空，红紫着色，又如车螺，虽与石蟹类同，不知何物所化。以左盘者为善，解金石毒极良。○**石燕**气凉，亦与燕似。水煮汁服，治淋有功。妇人产难，两手各把一枚立验。病者消渴，同水牛鼻煮饮即瘥。○**石蚕**类蚕，用须摩细，破石淋血结，主金疮生肌。

无名异_{三百五十四}

味甘，气平。无毒。出大食国内_{今广州、宜州亦有}，生山谷石中。大者若弹丸，小者如楮栗_{又云：小者如墨石子}。颜色黑褐，嚼之饧甜。鸡血滴之，即化为水。专治金疮折损，用之以醋摩涂。去瘀止疼，生肌长肉。

　　谩按：海南人云有石无名异，绝难得。有草无名异，彼人不甚贵重。岂《本经》说者为石，而今所有者为草乎？

金屑_{三百五十五}

味甘，气平。有毒。一云性多寒。无毒。随处皆有，益州_{属四川，今改成都府}独多。收采不同，形色自异。**麸片金**淘水沙内，色却淡黄。**瓜子金**_{亦有颗块者}取山石间，色乃深赤。又说：西北金色浅，东南金色深，此又各土所宜尔。畏水银锡，误犯色变；得余甘子，相感体柔。

古方紫雪用之，盖假自然气也。名金加屑，义在摩成。或洗净金器水煎，或擂碎金箔汤服。生金末炼，切忌妄投。若毒中腹中，鹧鸪肉可解。除邪杀毒，却热驱烦。安魂魄，养心神，坚骨髓，和血脉。禁癫疾狂走，止惊悸风痫。幼科药作锭丸，必资此为衣饰。○**金石**能健肥肢体，驻颜壮阳。○**金浆**可长生神仙，延年益寿。○**金芽**亦如金色，烧淬去粗汁才宜。专疗瘴气传尸、风毒及鬼疰等疾_{孙思邈治此证，有大小金芽散。}○**金星石**有金星簇如麸片，出濠州_{属南直隶}。治肺损咳嗽吐红。

银屑_{三百五十六}

味辛，气平。有毒。多出宣饶坑中_{宣州属南直隶，饶州属江西。唐御史权万纪奏：宣、饶二州极有银坑，采甚利益。太宗曰：无所缺乏，何暇取乎。是知彼处有银也，}惟生银矿石内。文理粗错，类锡甚坚。此谓矿银，难竟入剂_{银在矿中，与铜相杂，必以铅煎炼，方成宝也。一说矿银尚蕴郁石内，气未敷畅，故言有毒。}所加屑字，义与金同，必用炼熟摩成，或取银箔调碎。为丸煎汁，凭证重轻。畏磁石并石亭脂，恶白锡及一切血。除谵语恍惚不睡，止热狂惊悸发痫。定志养神，镇心明目。安五脏，辟诸邪。并用服之，功胜紫雪。○**黄银**谓辟恶瑞物_{苏注云：作器辟恶瑞物也，}乃无稽谬言_{既堪作器，则非瑞物可知。}○**乌银**用硫黄烟熏，故变为黑色。○**银膏**合炼有法_{白锡、银箔、水银三物合者，}如膏凝成。专治心虚健忘，补齿缺落。○**银星石**有银星麸片，其治体并土产同前_{悉同金银石。}

铅_{三百五十七}

味甘。无毒。禀北方壬癸阴极之精，生蜀群平泽银坑之所。性濡而滑，色黑而缁。可点铜成银，须草伏成宝。入剂治疗，镇心安神。主鬼疰瘿瘤，止反胃呕哕。蛇蝎伤毒，灸熨尤奇。○熔出**铅灰**，能治瘰疬。○**铅霜**性冷，亦铅炼成其法：以铅杂水银十五分之一，合炼作片，置醋瓮中，密封，久成霜，又名铅白霜。能涂木瓜失酸，因体属金克木。止惊悸驱热，解酒毒消痰。疗胸膈闷烦，逐中风痰实。○**铅丹**制炒有法其法：铅一斤，土硫黄一两，硝石一两，先熔铅成汁，下醋点沸，时下小硫黄一块，续下硝石少许，沸定再点醋，依前下黄、硝少许，待硝沸尽，黄亦尽，炒为末成丹。其气味辛寒。一名黄丹，外科多用。先入水飞净砂土，后驾火炒变褐黄。煎膏敷金疮，生长肌肉住痛。入药治痫疾，收敛神气镇惊。除毒热脐挛，止翻胃吐逆。《经》云：涩可去脱[①]。○铅丹固气，而赤铜、白铜、黄铜、自然铜[②]处有铜所，形方圆不定，色青黄类铜，不从矿炼而成，故曰自然铜也。制宜火煅醋淬，末研绝细水飞。治跌损接骨续筋，疗折伤散血止痛。热酒调服，立建奇功。若非煅成，切勿误服。

谟按：丹溪云世以自然铜为接骨妙药，殊不知跌损之方，贵在补气、补血、补胃。俗工不明此理，惟图速效取钱。倘遇老弱之人，若服此新出火者，其火毒金毒相扇，又挟香热药之毒，虽有接伤之功，然燥散之祸，甚于刀剑。戒之！戒之！

生铁三百五十八

味辛，气微寒。无毒。出闽广，畏磁石。铸器皿堪用，拍片假弗能。凡入方剂拯疴，难作丸散正用。须煅过，粗赤汁淘净；复烧红，酒或水任煎。脱肛及熊虎咬伤，取汤日洗；被打致血凝骨节，用酒时尝。耳聋亦可服之，必塞磁石才效凡耳聋以生铁投酒日服，任绵裹磁石塞耳内，日一易，夜去之。○**熟铁**一名鍒铁，销拍可作诸般。煮汁下咽，坚肌耐痛。○**钢铁**以生熟杂炼，作刀磨锋刃易成。去胸膈痞积食停，主金疮烦满热中。○**铁落**乃烧赤砧上打落皮屑，煎服治诸疮毒

---

① 涩可去脱：并非《本经》文，乃出自唐代陈藏器《本草拾遗》。
② 赤铜、白铜、黄铜、自然铜：增补本、仁寿堂本等均缺。

气，燉在皮肤。○**铁精**煅灶中飞出如尘，紫色轻虚者为妙可摩莹铜器皿，亦堪染皂。入剂疗惊悸心神不足，小儿风痫证亦宜。○**铁浆**取铁浸水中，经夕自浮青沫，饮下解诸毒入腹，由虎蛇犬啮伤。主癫痫发狂，镇心气退热。○**铁锈**着湿即有，生铁上者才佳。蜘蛛等伤，醋摩敷愈；恶疮疥癣，油调涂瘥。○**铁华粉**气味咸平，系钢铁锻共作叶平面摩错净光。盐水洒投于醋瓮，埋阴处自然生衣。刮研成霜，能去百病。安心神，坚骨髓，强志力，却风邪。养血气延年，乌须发耐老。若为丸散，须和枣膏。○又有**针砂**，乃针家摩镟①细末，堪治黄胖，务酽醋浸透煮干。○**钥匙**治妇人血噤失音，姜醋尿煮服。○**刀刃**主蛇虺咬毒入腹，地浆水摩吞。○**锯**渍酒，治误吞竹木入喉。○**斧**淬酒，治妇人难产不下。○**秤锤拉铁**并去贼风，用之烧红，淬酒顿饮。

密陀僧三百五十九

味咸、辛，气平。有小毒。原产波斯胡国，其名盖本胡言。今各处铜银冶中，尽识明煎炼灰脚。故凡卖者，又谓灰坏。近道俱多，至贱易得。体坚重，如龙齿妙；凡击碎，有金色佳。绝细研成，多入膏药。禁久痢且治五痔，除白癜尤疗诸疮。

朴硝三百六十

味苦、辛、咸，气寒。降也，阴也。无毒，一云有毒丹溪云：《本经》言无毒，误也。能化七十二种石，不毒而能之乎？生益州山谷，有咸水之阳。初采其苗，淋水取汁。一煎成滓，乃名朴硝。色青白者为佳，兼黄赤

---

① 镟：意为"磋磨"。

者勿服_{黄者伤人，赤者杀人}。诸石药毒能化，六腑积聚堪驱。润燥粪推陈致新，消痈肿排脓散毒。却天行疫痢，破留血闭藏。伤寒发狂，停痰作痞，凡百实热，悉可泻除。又善堕胎，孕妇忌用。○**芒硝**因再煎炼，倾入盆内结芒。上有廉棱，名故改唤。甚消痰癖，更通月经。延发漆疮可敷，难产子胞可下。洗心肝明目，涤肠胃止疼。《经》云：热淫于内，治以咸寒，佐以苦寒。古方因之，每用大黄、芒硝，相须而为使也。○又称**英硝**者，因形与白石英相同。又曰**马牙硝**者，因形与马牙无异。实即芒硝一种，无过因形异名。《本经》各开，此则并附。○**硝石**在盆硝底结，烧之有火焰上腾。由质坚凝，特称石类。所恶须记三药：苦参、苦菜、曾青。总味辛能润燥，咸能软坚，苦能泻实。但力较前二硝略少缓尔。○仍两品尤妙，亦朴硝制成。冬天苎布袋满盛，挂檐端质渐变白，此**风化硝**，取轻而不降，乃膏粱家易化顽痰捷方。○腊月萝卜水同煮，露天底味竟去咸，号**玄明粉**。因阴中有阳，诚老弱人微驱虚热妙剂。临服之际，惟忌苦参。_{制玄明粉法：用朴硝十斤，水一桶，同入锅内溶化。掠去面上油腻，其水将细布并好纸滤去渣滓。仍用萝卜十斤，冬瓜五斤，豆腐三斤，俱切厚片，同硝水入锅内，煮沸六七次，捞去萝卜等物。又掠去油腻，将细布好纸再滤过，务令渣滓去净。然后放入瓦盆，置诸星月之下，自然生出硝芽片子。取出放于棹面上，任其风干。将原水又煎沸一次，入瓦盆内，令其再生。如是者数次，以水内无硝片为度。将前风干硝芽，用泥裹罐子，装盛按实，碎炭周围不走火气，如法煎炼。候水干尽，仍听罐内硝汁不响，复如法固封罐口，再加猛顶火，煅炼一昼夜，玄明粉成矣。待冷取出，着净地上，以新瓦盆一个覆之，以去火毒。后研为末，每斤加生熟甘草各一两，和匀。初服一钱，渐加三钱。四时服食，各有饮引。春养肝，川芎黄芪芍药汤下；夏养心，茯神汤下；四季养脾，人参白术汤下；秋养肺，茯苓桔梗汤下；冬养肾，肉苁蓉乌头汤下。朴硝咸物也。萝卜性温，与冬瓜、豆腐俱能夺咸味，用之修制，使去其咸，故曰阴中有阳药也。}

　　谟按：七硝气味相同，俱善消化驱逐。但朴硝力紧，芒硝、英硝、马牙硝力缓。硝石、风化硝、玄明粉，缓而又缓也。以之治病致用，病退即已。《本经》载能炼服补益，岂理也耶？若孕妇有可下证，用之必兼大黄引导，使之直入大肠，润燥泻热，子母均安。《经》曰"有故无殒，亦无殒也"，此之谓钦。

砒霜—名信 三百六十一

味苦、酸。有大毒。近铜山处俱有，信州井者独佳<small>信州属江西，其处有此井，宫中封禁甚严，井中有浊渌水，先绞水尽，才凿取之</small>。块大色黄，明澈不杂，此生砒者，谓之砒黄。置火上以器覆之，令砒烟上着凝结，累累垂下，如乳尖长，才名砒霜，入药方妙。所畏醋酽醋冷水，绿豆羊血四般。误中毒腹中，用一味即解。医方醋煮，亦杀毒焉。截疟除哮，膈上风痰可吐；溃坚摩积，腹内宿食能消。

蓬砂—名硼砂 三百六十二

味苦、辛，气温。无毒。出西戎者，色白味焦功迟；出南番者，色褐味和力速。大块妙，光莹良。同绿豆收藏，才形色不伐。治喉中肿痛要药，去膈上痰热捷方。含化咽津，缓以取效。又为焊药，可柔金银。

硇砂 三百六十三

味酸、苦、辛，气温。有毒。近边州郡俱有，西戎出者尤奇。形择如牙硝光明，水飞去土石重煮<small>水飞后，又水煮干用</small>。忌羊血勿食，畏浆水须防。因多烂肉之功，每为外科要剂。肿毒资破口去血，溃痈仗剔腐生肌。除翳膜，明双睛。柔金银为焊药。《本经》又云：生食之，化人心为血[1]。倘误中毒，急研绿豆汁解之。

谟按：经注云硇砂质禀阴石气，性含阳毒精。去秽益阳，功用甚

---

[1] 生食之，化人心为血：并非《本经》文，实为《药性论》所云。

著。故能消五金八石，而为五金贼也。飞炼有法：一飞为酸砂，二飞为伏翼，三飞为定精，色如鹅儿黄。若草伏住不碎，可转制得诸石药。亦能变铁，又能制铜。为大青大绿，修丹灶者当知。

食盐 三百六十四

味咸，气寒。无毒。为调馔之需，出近海之地。有池有井，汲水煎成。论形色，河东独佳；入药剂，漏芦为使。如欲单用，炒化汤中。堪洗下部䘌疮，能吐中焦痰癖。苏心腹卒痛，塞齿缝来红。驱蚯蚓毒伤，杀鬼蛊邪痒。少用接药入肾凡服补阴丸，宜盐汤送下，过多喜咳伤金。走血损筋，黑肤失色。司庖厨者，务用适宜。水肿咳嗽病人，须全禁忌勿服秋石丹可代用。○**戎盐**类石，出自西羌。一名青盐，煅白才妙。益气去气䘌，明目却目疼。止吐衄血可加，坚筋骨节堪入。○**卤咸**即碱音减，亦产河东。掘盐土淋水熬干，旋结块形如砖样。用之研细，能软积坚。主大热消渴狂烦，除多年癥瘕凝痛。去湿热，消痰癖，下蛊毒，柔肌肤。洗涤垢腻有功，浆糨房中必用。○**太阴玄精石**者，亦出积盐仓中。古云大卤之场则生阴精石是也。惟解县属山东者胜，似龟背者良。又名鬼精，无时收采。心腹积聚能逐，风冷邪气可除。理男子阴证伤寒，止妇人痼冷漏下。

诸水 三百六十五

禀天一气，居五行先。草木资以发生，黎民藉之养育。普天之下，惟水最多。大则为海、为江、为河，小则为潭、为溪、为涧。乡市有塘、有井，崖谷有溜、有泉。味甘辛咸淡自殊，性动静缓急亦异。用烹药饵，各有所宜。苟弗详知，安求效验。○有曰**长流水**者，与**千里水**同，取历科坎极多，来远流长之义，手足四末之疾，非此莫攻。○有曰**顺流水**者，与**朝东水**类，谓向东流不悖，直下无碍之名，大小二便滞留，用斯即利。○**逆流水**即回烂倒逆上流，堪吐上焦胸膈风痰，资易上涌。○**急流水**系峻滩急趋下水，可去下体腿胯湿痛，仗竟下行。○**井华水**汲在早晨，补阴虚，并清头目，盖缘天一真气，浮结水面而未开。○**山骨水**觅于长夏，退时疫，且却瘟黄，乃因夏至阴生，起从地底而极冷。○**半天河水**积诸竹木管中，即长桑君授扁鹊以上池之水是也。质极清洁而不浊，堪炼丹药，欲成仙者须求。○**菊英水**出于菊花多处，原陶靖节好植菊，而采英浸水是焉，气甚馨香而最甘，可烹茗芽，望延寿者宜啜属中有长寿源，其源多菊花，而流水四季皆菊花香，居民饮之，寿皆二三百岁。○**春雨水**立春日，以器迎接空中，气得春升而生发，中气不足，清气不升，及年壮未嗣人，煎服极妙。○**秋露水**秋分时，以物拂诸草上，性禀秋降而肃清，痨虫传尸，疳虫作胀，并年深染祟者，取饮最佳。○**腊雪水**瓮贮，掘地埋藏，性酷寒，治春夏时行疫毒。○**甘澜水**①器盛，以物扬跃，气柔缓，调冬月阴证伤寒。○**新汲水**井泉汲出，不经混杂为然不曾倾缸瓮者，养心神诚获奇效。○**无根水**一名潦水土凹音勘积留，不见流动者方是，扶脾胃果有神功。○仍有**地浆**，是人造者。挖地坎以水沃中，搅浊浑俄顷取服。恶毒能解，烦热能驱。枫上毒菌误食，笑不止者即安；山中毒菌误食，命几死者立效。

谟按：诸水虽分精详，医者未免忽略。投煎药饵，多失选求。殊不知，用药如用兵。兵之赴敌也，贵择地而屯营垒。苟弗得其地利，则兵练固精，不能望克敌之捷报。犹药之治病也，贵择水而煎汤液，若非合其水性，则药制虽妙，亦难收愈病之全功。此理势自然，不待辩而可明也。水之为用，宁不谨乎？又况人之养生，固云谷食为本，考诸先哲，每亦与水对言。有曰：水去则荣散，谷消则卫亡。有曰：水入于经，其血乃成。谷入于胃，脉道乃行。何独不离其水者，盖水

---

① 甘澜水：底本作"甘烂水"。

之于人，关系甚大。年岁之夭寿，形体之丰赢，悉由得夫水土之厚薄故尔。观今南北人物，则可验焉。仍有远行，不服水土成疾者，亦可概推矣。

伏龙肝 三百六十六

味辛，气温，无毒。即灶中对釜月下黄土，取年深色变褐者为良。醋调或蒜捣泥，涂消痈肿毒气。和水敷脐勤换，辟除时疫安胎。疗中风不语心烦，止崩中吐血咳逆。并有捣细，调水服之。○又百草霜，名**锅底墨**，血部要剂，因黑胜红。慎勿涂疮，入肉如印。○仍有**灶突黑**者，亦灶额上黑煤。曾载方书，总能止血。

东壁土 三百六十七

气温。无毒。惟取东壁陈土，因得晓日久烘或问曰：东壁土得晓日烘炙为优。南壁土亦午日常烘炙者，何弃而不取乎？答曰：《素问》云：少火之气壮，壮火之气衰。日者，太阳真火也。日初出，是少火。少则壮，故取之。及当午，壮火也。壮则衰，故不取。务择多年百年余者妙，研罗细末。扶脾益胃，以类相从脾胃属土故云。和白术炒成，专止注泻；同蚬壳研就，能敷痘疮。点翳侵目中，摩癣发身上。治春月寒热瘟疟，去下部痔瘘脱肛。○**故鞋底土**水吞，适他方不服水土者立效取自己穿者良。○**铸钟黄土**酒服，卒心痛，痒忤恶气者殊功。○**鼠壤土**主中风筋骨挛疼，日曝干用。○**燕窠土**胡燕者良。治风瘙瘾疹烧痒，水调湿敷。

石灰 三百六十八

味辛，气温。性烈。有毒。在处近山俱得，造窑烧石而成。种有精粗，用须选择。以水沃，热蒸解者力劣；置风吹，自裂解者力优。

能伏硫黄，堪去锡晕。凡使醋浸一宿，漉出待干研成。纳牛黄胆阴干，敷刀斧伤止血。和白糯米蒸透，点疣痣子去根。同诸灰淋汁熬膏，决痈肿破头开口。产妇阴不合，煎水洗即收。造酒味带酸，投少许便解。堕胎甚捷，辟虫尤灵。○又种炉内**冬灰**，系荻蒿藜蓺者。因冬寒不断其火，取性气烈过三时。入剂用之，得此为胜。熬膏蚀肉，专理外科。○**灶内热灰**，醋调作饼。心腹冷痛，频熨弥佳。○**百草灰**端午多收此日乘露采草一百种，阴干烧成。**两腋臭用治即止**井花水调灰成团，曝干。重烧令白，酽醋和为饼，两腋下紧紧夹之。当抽一身痛闷疮出即愈。以少水便洗之，不过三两度。

梁上尘一名乌龙尾　二百六十九

气平，微寒。无毒。须远烟火处所。务近堂殿中间。帚拂下旋收，筛罗过方用。中恶卒来鼻衄，流滴不已者殊功；伤寒阳毒发斑，烦渴倍常者立效仲景黑奴丸，用之即治此证。主腹内痛噎，消头上软疮。○又**老屋上尘煤**，治齿断肿出血。○**故茅屋上尘取**，多年咳嗽可除和石黄、款冬花、妇人月经衣带为末，以水和涂茅上，待干纳竹筒中烧，一头以口吸入咽下，无不瘥。

兽部

虎骨三百七十

味辛，气微热。无毒。各处山林俱有，色黄雄者为佳。务审非药箭中伤药箭射死者，不可入药。恐药毒浸溃骨血间，甚能害人，必得网捕杀死者方用，才取涂酥油炙脆。勿煎汤液，惟制散丸。所畏三药须知：蜀漆、蜀椒、磁石。用治风痹，乃因虎啸风从；用补膝酸，只缘虎走力健。○杀邪疰，止上焦惊悸，**头骨**宜求；坚筋骨，苏下体风痛，**胫骨**堪觅。**睛**收定魄。**牙**刮敷疽专主阴疮痘瘘。**须**去齿疼。**爪**辟恶魅。**膏**涂悍犬咬啮疮毒。**胆**主小儿疳痢惊痫。**威骨**在胁两傍虎威有骨如乙字，长一寸，破肉取之。尾端亦有，不如胁者，带之日添威势。**眼光**形如白石凡虎夜视，以一目放光，一目看物。猎人候而射之，弩箭才及，目光便随堕地。得之者，形如白石，得者夜可独行、憩卧。**皮毛**却邪，截疫疟甚验。**啖食肌肉**，益力止呕恶尤灵。**鼻**悬户上生男孕妇以虎鼻悬门户上，主生男，癫疾仍治。**屎**封疮口杀毒，鬼魅亦驱。**屎中骨**研如灰，火灼烂疮敷效。○**豹肉**酸平亦美，食之久则利人。种类繁，赤白匪同；形体小，猛捷尤甚。猎者网捕，亦或得之。安五脏，补绝伤，强筋力，壮胆志。**正月勿食**正月建寅，故忌食虎豹肉，犯则伤神。**脂**涂发即生，**鼻**辟邪立遣。**头骨**烧灰淋汁，沐头白屑尽除。**皮**用作裘，可御寒冷。

谟按：古人立虎潜丸，方中用虎胫骨一味，其理甚幽雅。盖虎金也，属阴；风木也，属阳。虎啸风从，乃木被金制，不得不然也。故凡脚膝拘挛、痛痪酸痛等证，用骨调治，即能追风定痛。此又阴出阳藏之义焉。况虎一身筋节力气，皆出前足胫中，因其性气俱藏。人每用之，所以名曰虎潜。今人用别骨者，则非虎潜之义也。

第十一卷龙骨款后所引《卫生宝鉴》宜参看。

象牙三百七十一

气平。无毒。出诸番国土，孕五岁始生。楚粤者色青，西竺者色白。朝廷蓄养，资守禁门。恶闻大声，知人曲直遇斗讼人，行立喝之，理直者则过，理曲者以鼻卷之，掷空数尺，以牙接而刺之，载《安南志》。牙生在口两边，下垂夹鼻。初解难竞取用，须假易真白术作假易之。凡入剂中，旧者尤胜旧牙梳及诸器皿并妙。刮屑末研细和水，治杂物铁刺如神。刺入喉中调饮，刺入肉里调敷。生煎服之，可通小便闭涩；烧灰饮下，又止小便过多。○**胆汁**不附于肝，随时而在四腿。春左夏右，前足才见。秋左冬右，后足可寻。搀乳点，目眦住疼；搀水箍，疮毒消肿。〇**肉**配十二辰属，易象由此立名《本经》又云：象一身具百兽肉。皆有分段，惟鼻是其本肉①。煮熟恣餐，令人体重宜少食。〇**齿**作屑汤下，诸痫疾易痊。〇**胸前小横骨**烧灰，酒服能浮水出没。**鼻**端有爪，锐可拈针。**蹄**底类犀，纹堪作带。耳后有**穴**。薄如鼓皮。一刺便毙，不可不识。

白马茎 三百七十二

味甘、咸，气平。无毒。各处俱有，云中者良。毛色诸般，纯白为胜。择嫩驹力盛，遇春季活收 老死取者不效。悬壁阴干，务周百日。用铜刀劈七片，拌羊血蒸三时。晒燥以粗布净揩 揩去上皮及干羊血，研细入苁蓉烂捣 各等分。蜜丸豆大，酒下空心。《药性论》尝云：房中术偏要，增益阴气，坚举阳茎。续绝脉，主中伤，长骨肉，令肥健。**肉**味辛苦、小毒。堪强腰脊长筋。但自死并毛色杂殊 白身黑头等类，或臂漏及蹄无夜眼、鞍下等肉，并弃勿餐。好肉食之，宜醇酒送下 无酒杀人。食多心闷，须清酒解除 酒浊反加。怀孕、患痢、生疮，禁勿沾口；生姜、仓米、苍耳，忌饵同时。谨慎无忧，误犯则病。〇**眼**去腹满疟疾，杀取方宜。〇**齿**主小儿惊痫，水摩顿饮。〇**鬃**烧灰，敷疮毒止血。〇**牙**烧灰，贴疗肿出根。**头骨**治男子嗜眠，能令常醒 宜作枕卧。**蹄甲**理妇人下白，立使不流 赤马蹄治赤带。**悬蹄**亦可煎汤，齿痛诚为要药。辟恶气鬼疰，兼通乳难，除瘿疣惊邪，且止血衄。**骨**刺人皮肤不治，**血**入人肌肉即亡。**心**主健忘。**肺**主寒热。**肝**有毒须弃，**乳**解渴宜求。**脂**柔五金不坚，**膏**涂秃发复出。**毛**疗惊痫曾验。**鬐**止崩带常灵。**屎名马通**，亦禁诸血。**尿溺**盛于铜器，可洗白秃头疮。男伏梁积疝殊功，女癥坚积聚极效。况推鳖瘕，亦解渴消。**绊绳**碎断浓煎，小儿诸痫并洗。

① 一身具百兽肉……惟鼻是其本肉：出自宋代《开宝本草》，非《本经》文。

牛黄 三百七十三

味苦，气平。有小毒。各处俱资耕耘，黄色牯者为美。有黄凝结，两眼血红。因内热气熏蒸，无时鸣吼饮水 亦好照水。急以盆盛栈外，引之欲饮不能。渴甚必自吐来，伺者喝迫便堕。此生黄者《衍义》云：喝迫而得者，乃名生黄，价类黄金。暗室阴干 忌见日月光，成于百日。轻虚重叠可揭，嗅气息微香 又等犁牛黄，坚而不香；状若鸡卵黄同，摩指甲竟透。凡遇卖者，亦此辨真。再有**角黄**、**心黄**、**肝胆黄**，各从所得为名。杀剖间，或亦有 今人得者，多系此黄。初如浆汁，取得便投水中，沾水乃硬如碎蒺藜，或皂角子是也。功力虽次，亦可代充。恶龙骨、龙胆、地黄，畏蜚蠊、牛膝、干漆。忌常山勿用，使人参相宜。惟入肝经，专除筋病。疗小儿诸痫惊吊，客忤口噤不开。治大人癫狂发痓，中风痰壅不语。除邪逐鬼，定魄安魂。更得牡丹、菖蒲，又能聪耳明目。孕妇忌服，因堕胎元。**牛角䚡**系角杪尖，用烧灰存性。磁钵内擂末绝细，调热酒下咽。治闭血瘀血作疼，血崩亦治，除赤带、白带下漏，冷痢兼除。吐衄诸般，用之总效。**水牛角**味苦冷，时疫头痛惟宜。**鼻**炙理口眼喎斜，贴好边牵正 斜左贴右，斜右贴左。作羹调乳汁短少，吞天晓润通。**肾**补肾气益精。**肝**助肝血明目。**肺**止咳逆。**心**主虚忘。**胆**益睛眸，兼滋口唇焦燥。**肉**养肌肉，能使中气发生。**小肠**、**大肠**、**广肠**并厚各肠，除肠风痔漏。**血脾**、**百叶**、**草肚**俱健脾胃，免饮积食伤。**牛茎**塞带漏结胎，**牛脑**却风痫止渴，**髓**益气以禁泄痢，又和地黄白蜜 各等分，熬成膏，平三焦安五脏，治瘦怯补中。**乳**养血而补虚羸，仍造**酪酥醍醐** 乳成酪，酪成酥，酥成醍醐。色黄白，甘脆爽口。《本经》云：牛酥尤胜羊酥。除肺痿，止吐衄，润毛发住嗽。**乳腐** 即乳饼利十二经脉，通大小便难。**悬蹄**去一切热风，止赤白漏下。**血**补身血枯涸。**齿**疗小儿牛痫。**耳中垢**可敷蛇伤。**口中涎**专主翻胃。小儿不能行步，**脐中毛**可煎尝。**鼻中本卷炼灰**

草卷烧之，**鼻下疮敷妙**。**口中龄**①草绞汁，喉中噎服佳。**溺饮消水肿如神**，从尿管利出。**尿熸涂鼠瘘最验**，愈灸疮尤奇。**黄犊脐屎**检来，烧擂细末，暴惊九窍血出，水服立瘥。○**败鼓皮**是牛皮者，勿吝收贮。诛蛊毒，为蛊胀部，绝妙神丹其方鼓皮广五寸，长一尺，蔷薇根五寸，如足拇指大。或云：是莨菪根，剉，以水一升，酒三升，熬二升，服之，当下蛊虫愈。

　　谟按：丹溪云牛，坤土也。黄，土之色也。以顺为性，而效法乎乾。以为功者，牡之用也。故凡暴发邪盛之病，诸肉皆忌，惟牛肉独不忌者，因其能补脾胃为胜尔。盖人身以脾胃为本，脾胃属土，此能补之，亦各从其类也。又独肝者，食之杀人，不可不识。

　　【点评】牛黄功能开窍豁痰定惊，清热解毒，适宜于中风痰厥、热病神昏、惊痫癫狂等症。牛黄用于中风，宜于中脏腑阶段，而非中经络阶段。因本品清热解毒之力强，尤其适宜于咽喉口舌肿痛腐烂者。

驴屎三百七十四

　　处处有，河南多。似马类耳长，逢五更嘶叫。庞本骏，故称曰蹇，色弗一，只取其乌。背能负重趱程，屎堪入药拯病。不拘干湿，惟用合宜。熨风肿瘘疮，主癥癖反胃。牙痛立止，水肿专医。**牝驴屎**治燥水殊功。**驳**②**驴屎**治湿水神效以指画体成字迹者，知内为燥。水不成字迹者，知内为湿水也。一服五合，并记勿差。**屎汁**理心腹卒疼，并痓忤当觅。**尿溺**浸蜘蛛咬毒，及噎隔宜求。**头**熬汁渐尝，解缠久消渴。**骨**煮汤频浴，去历节痛风。**毛**炒黄多渍酒吞，诸头风悉逐。**皮**熬胶亦和酒饮，各风毒咸驱又治鼻洪、吐血、崩中、带下、血痢、疫疟等证。**脂**疗多般，只宜生

---

① 龄(chī 吃)：牛反刍。
② 驳(fù 付)：雄性。

用。和生椒末捣，绵裹塞耳，俾积年聋证转聪；同乌梅肉丸，水送下喉，令多年疟疾竟截。拌盐敷愈疮疥，挼酒服退癫狂。**肉**性微寒，啖食宜少。虽解心烦而安心气，防发痼疾以动风淫。**乳**性冷利味甘，诚疗小儿诸恙。除天吊客忤，止赤痢惊痫。蜒蚰入两耳中，用之灌入即化，又尾下**轴垢**治疟发无期。水洗汁一杯，面和作两饼如烧饼样熟者。未发前先食其一，至发时再食辏完。物虽甚微，功亦屡奏。

阿胶三百七十五

味甘、辛，气平，微温。味薄气厚，升也，阳也。无毒。汲东阿井水东阿县属山东兖州府，井在城北，用纯黑驴皮诸胶多系牛皮熬成，惟此用驴皮耳；鹿角一片后加，文火渐进熬成。设官监禁，最难得真。凡觅拯疴，不可不试。真者质脆音翠易断，明澈如冰；假者质软难敲，枯黯似墨。制之宜剉薄片，蛤粉和炒成珠。入剂不煎，研末调化药煎熟时，倾净渣滓，将末投内，自然烊化。使山药，畏大黄。入太阴肺经，及肝肾二脏。风淫木旺，遍疼延肢体能驱；火盛金虚，久咳唾脓血即补；养血止吐衄崩带，益气扶羸瘦劳伤；利便闭，调猪苓汤吞；禁胎漏，加四物汤服；定喘促，同款冬紫菀；止泻痢，和蜜蜡黄连。安胎养肝，坚骨滋肾。

谟按：煎胶用皮，取其发散皮肤外也。匪特此胶为然，诸胶牛皮熬煮，亦皆能之，仍择乌色。如用乌鸡子、乌蛇之类，物虽治风，然更取其乌黑属水，盖以制其热则生风之义。东阿井水，乃系济水所注。性急下趋，清而且重。用之煎煮，搅浊澄清。服之者，能去浊污，以及逆上痰也。

猪肤三百七十六

味甘，气微寒。无毒。猪养甚多，择健猪中，遍身纯黑色者才妙。肤论弗一，系猪时，附皮薄黑肤者为真。先哲尝言：浅肤之义，《礼韵疏》曰：肤革外薄皮，肤内厚皮，亦指此也。《汤液》云：猪为水畜之流猪之性能水，牧猪之所必择本草之交，故曰水畜也，其气必先入肾。少阴客热，惟此解之。仲景制猪肤汤，深义盖本诸此。加白蜜润燥除烦，和白粉益气断痢。劫出**猪卵**，即双睾丸，却小儿惊悸癫痫，驱大人鬼疰蛊毒。疗五癃挛缩，治寒热贲豚。**四蹄**主伤挞溃疡，更下乳汁。**悬蹄**去悬痈内蚀，仍理痔疮。**心**托心气镇惊。**脾**主脾伤除热。**肺**食多补肺，且治肺咳连声，得火麻仁尤良，若共白花菜煮尝，紧防滞气。**唇**食多损阳，亦治肺胀喘急，欲炼缯绢帛洁净，必用合膏。**胆中汁**纳谷道通便，解伤寒热渴。**心内血**初剖猪腹取出时，勿沾水，切开得之**丸**诸药养血安神丸必用，禁邪梦纷纭。**舌**煮浓汤，益元阳健脾进食。**肝**炙燥热，纳阴户，止痒引虫不次纳入则虫俱引出，而痒自止也。**肾**止腰疼，古方煨肾散可睹。**肚**扶胃弱，新刊莲肚丸须知。**肉**多食令人虚肥，动风动痰亦速，仍闭血脉，损筋骨，勿谓无伤。**乳**频进使人润泽，生精生血可知，更禁猪痫，除天吊脐风撮口尤验诚为有益。**乳头**煮啖却鬼毒，及寒热五癃。**牙齿**烧灰镇惊风，并蛇虫伤齿。**肪膏**利血脉，解风热润肺。**脂油**悦皮肤，敷疮疥杀虫。**脑髓**治头疮脑鸣，**鬐膏**涂发落鬓秃。**大肠脏**捣连壳丸内黄连酒煮十两，枳壳麸炒四两，以大肠脏七寸，入水浸糯米于内，蒸烂捣为丸，能消内痔益肠。**脊骨髓**入补阴丸中，可助真阴生髓。**血**补中风眩晕，贲豚暴气、海外瘴气齐驱。**屎**消中湿肿黄，天行疫毒，腹胀蛊毒并解。**耳中垢**亦有验，能敷虫啮蛇伤。**猪窠草**止小儿客忤夜啼，安席下勿令母见。**焊猪汤**理产妇血刺心痛，饮腹内何惧证危。

谟按：猪饲养甚多，盖图生息繁、食物寡、容易长大，人啖食弗厌，乃嗜脂膏盛，筋膜少不胜滑肥。《本经》款中，戒勿多食。是又有所据也。丹溪云猪肉惟补气，补气即补阳。人身中阳常有余，阴常不足。凡患虚损证者，俱属阴虚，谓多食肉能补。是犹以火济火，反助有余，愈损不足，安能保长寿哉？何者？肉性本热，入胃则热便作，热作则痰生，痰生则气不升降。诸证之至，岂有已耶！予每见患外感者食之，证愈增剧。患疟者食之，寒热复来。患金疮食之，血液衰涸。肥人多食，动风发痰。瘦人多食，助火作热。是皆助其有余之邪，而犯不戒之龇也。孔子曰：肉虽多，不使胜食气。圣人亦此戒人，岂无意软？

野猪黄 三百七十七

味辛、甘，气平。无毒。种虽山畜，形类家猪。但毛褐口露撩牙，腹小足奔长步为异尔。凡及三岁，胆内有黄。状与枣核相侔，得之摩水可服。疗小儿客忤天吊，疳胀亦驱；主大人鬼疰癫痫，金疮总愈。**膏**和酒立通乳汁，服十朝可供三四婴孩。**肉**作羹 雌者肉美，峻补肌肤，食半月令人一身虚胖。**齿**去蛇虫咬毒立效，烧研服之。**胆**除烦热邪气殊功，取汁咽下。**脂油**悦颜色，并敷风肿疥癣，通乳亦能 冬月陈者妙。**外肾**止带崩，仍治血痢肠风，须烧存性 研细调米饮下。○**毫猪**号为刚鬣，其种自孕而生 故曰厥体兼资，自为牝牡者是也。颈上如笈大毫，白而端黑 长七八寸，入肉处仅二三分，中间白处常隐而不见，但见其黑端耳。怒则激去射物，恃此为能。人以出类奇之，故借毫取名也。**肉**多膏，味亦甘美，煮作馔食勿过餐。能利大便，仍发风气。**肚**诚要药，医者宜求。烘燥烧灰，和肚屎共研作末。分匀调酒，每空心顿服二钱。能驱酒疸目黄，专消水肿腹胀。热胀易效，冷胀难瘳。盖此猪日食苦参，致屎性大冷故尔。○**江猪**产于江内，味酸性，气平、温。捕者得来，**肉**堪作馎 入口略有腥气，慎勿多啖，体重难当。**肚**和五味煮浓，取汁顿饮，亦健脾胃，进食仍补虚羸。

熊脂 三百七十八

味甘，气微寒，一云微温。无毒。出雍洛河东，及怀卫山谷。形肥盛类豕状貌亦与豕同，性轻捷过猿。暖日向高木攀援，见人反颠倒投下。寒冬入深穴藏蛰，充饥舐自掌为餐。其性恶盐，食之即死。寿经五百岁，能化狐狸。猎游欲得之，须发弩箭。但资治病，宜制精详。**脂**如玉在熊当心，一名熊白或云腹中肪，他处脂通共为是。釜中炼，去净革滓，务加生椒雷公云：每脂一斤，入生椒十四粒，炼毕去净脂革滓并椒，磁罐贮收，纸封待用腊月得者堪留。去头疡白秃及面奸疱，主风痹不仁并筋挛急。肠胃积聚堪却，肢体羸瘦能肥。久服强志强心，且令不饥不老。但有痼疾，不宜食之，食则终身不能除矣。○**胆**味极苦，不附于肝。春头上，夏移腹中，秋足左，冬迁足右。依四时搜检，悬风际阴干。块凝明亮如胶，性恶地黄防己。遇卖者真伪难别，研试水优劣使知。取尘先封水皮，将末继投尘上。尘竟两边分裂，末则一线迅行如练不散。此品极优，须研绝细。任为丸散，勿用煎汤。治男妇时气热蒸，变为黄疸；疗小儿风痰壅塞，发出惊痫。驱五疳杀虫，敷恶疮散毒。痔病久发不愈，涂之立见奇功。**肉**无毒味甘，腌腊可食如常法调和作之。主积聚寒热痼疾，却筋骨麻痹风邪。○**掌**乃珍馐，臑之难熟，得酒醋水三件同煮。久则膜①胀，大如皮球。主治之能，风寒堪御。**血**主小儿客忤。**膏**理历节风疼。**脑髓**作油搽头，亦去白秃风屑。止头旋发落，除耳聋耳鸣。

　　谟按：熊一身味之美者，积聚于掌。观其冬蛰不食，饥惟自舐，则可见矣。无怪世人贵重以为珍馐。孟子亦曰：舍鱼而取熊掌。非美之极，肯此云乎？但所治病，仅御风寒，余别无一载者。悦口之易，却疾之难，于此亦可征也。

鹿茸三百七十九

味甘、咸，又云苦、辛，气温。无毒。山林俱各有生，捕获亦堪

---

① 膜：底本作"尰"，据增补本改。

驯养。小者名鹿，大者名麋。茸欲取，待角将生时；绳先系，致血不耗散。阴干多臭，火干才宜。小若紫茄_{名茄茸}，恐血气嫩未全具；坚如朽木，是血气反老衰残_{二者俱未美}。必得如琥珀红润者为佳，仍择似马鞍歧矮者益善。见勿嗅气_{茸中有小白虫，防入鼻也}，制急燎毛_{烈焰中急燎之，防伤茸也}。破开涂真酥油，炙脆候黄褐色。入剂研细，任合散丸。益气滋阴，扶肢体羸瘦立效；强志坚齿，止腰膝酸痛殊功。破留血隐隐作疼，逐虚劳洒洒如疟。治女人崩中漏血，疗小儿寒热惊痫。塞溺血泄精，散石淋痈肿。骨热可退，疽痒能驱。**角**乃味咸气温，取之须按时令。冬至一阳生而麋角解，夏至一阴生而鹿角除。鹿补阴多，而得阴气。错①屑以蜜淹宿，火熬干复捣筛。逐鬼辟邪，轻身益气。续绝伤，强筋骨，消痈肿，愈恶疮。止妇人梦与鬼交，令病者招实鬼话_{凡妇人被鬼昏迷，不肯招实者，水调末服，即自言也}。其角锯断，堪熬**白胶**_{用新角成对者，以锯寸截，流水内浸三日，刷净腥秽。汲河水入砂罐中，投角于内，每角一罐，加楮实子、桑白皮、黄蜡各一两，同煮，以桑叶塞罐口，勿令走气，炭火猛煮三日，如水耗荐添熟汤，直待角烂如熟羊，捐得酥软则止。将角取起，其汁以绵滤净，再入砂锅中，慢火熬稠，碗盛风吹冷，凝成胶入药}。畏大黄，得火妙。止痛立安胎孕，益气大补虚羸。疗跌扑损伤，治吐衄崩带。熬过角晒复研，又名**鹿角白霜**。主治虽同，功力略缓。**髓**壮阳而填骨髓，同地黄、白蜜熬膏。**肾**补中以滋肾元，任作酒煮粥两用。**肉**强五脏益力，贴口㖞僻如神_{切生肉片，右患贴左，左患贴右，正则去之}。煮食之依时按令_{九月后正月前可食，余外不可食也}。**骨**下膈气安胎，杀鬼精物立应，服不厌，耐老延年。**头肉**解消渴上焦，**蹄肉**止风痛下踝。**筋**续绝伤劳损，**脂**主痈肿死肌。**血**调血脉止腰疼，酒调生服，**齿**理鼠瘘攻疮毒，水摩湿涂。○又种**麋茸**，系鹿大者。功力尤胜，医者须知。取分优劣同前，制造丸散依式。但性热具，专补阳多。《本经》亦云：麋茸补阳性热，鹿茸补阴性温②，略此

---

① 错：磨，锉。
② 麋茸补阳性热，鹿茸补阴性温：此语并非引自《本经》。

差耳。骨软可健，茎痿能扶。**麋脂**性畏大黄，近阴令阴不痿《本经》云：不可近阴，令痿①。此大错误。因多淫性，故易举兴。主风寒湿痹筋挛，理肿痛恶毒肌死。仍通腠理，更滑皮肤。**角**熬犹胜白胶，因力较鹿更紧。添精髓，缓腰膝，益血脉，悦颜容。浆水中研烂如泥，敷面皮不皱，醇酒内取末调饮，入心脘止疼。**骨**煎汁饮，除虚劳。**肉**作铺啖，益中气。

谟按：苏东坡云补阳以鹿角为胜，补阴以麋角为胜。盖鹿阳兽，多在山，夏至鹿角解，从阳退之象；麋阴兽，多在泽，冬至麋角解，从阴退之象。阴阳相反如此。故曰：鹿茸利补阳，麋茸利补阴。今麋鹿不分，但云麋胜鹿，鹿胜麋，殆疏失矣。又有刺麋鹿血以代茸。云茸亦血耳，尤大误也。麋鹿角自生至坚，无两月久。大者二十余斤，其坚如石。凡骨角之类，生长无速于此。虽草木之易生者，亦无能及之。此骨之至强者，所以能补骨血、坚阳道、强骨髓，岂可与血为比哉？据东坡此言，似甚有高见。但指两角所补，较前经意大违。《本经》言鹿补阴，麋补阳，以二至日节气所进者为云。东坡言鹿补阳，麋补阴，以二至日节气所退者为象。故读者不免启两端之疑，犹必求归一之说也。愚尝忖度，阳刚而有余，阴柔而不足。麋鹿无过同一类者，麋体大而刚强，非有余属阳乎？鹿体小而柔弱，非不足属阴乎？正犹男人气体多刚大，女人气体多柔小是也。阳能补阳，阴能补阴，此理自然不可易者。今东坡引多在山、多在泽，而为阳兽阴兽之分。执此为是，则猪亦水畜，当为阴兽，丹溪何言其肉专补阳，谆谆以为阴虚者戒耶？凡摄生家，欲资两角分补者，须宗《本经》之文，以为万世准的也。又按：《淮南子》曰孕妇见兔而子缺唇，见麋而子四目。物有自然，而似不然者。麋有四目，其二夜目也。古谓目下有窍，夜能视物者是尔。

---

① 不可近阴，令痿：此语引自《别录》，并非《本经》文。

【点评】鹿茸为鹿角初长成时的嫩角，精血充盈；若长大便角化。故鹿茸、鹿角虽同出一物但功效不同。鹿茸长于温补精血，而鹿角补益之力不足，偏于行血消肿。鹿角熬成胶即鹿角胶，为崩漏失血即精血不足之要药。

犀角三百八十

味苦、酸、咸，一云辛、甘，气寒。无毒。黔蜀虽生，南海为上。首类猪，顶仅一角或云犀有二角。一在额上者，为兕犀。一在鼻上者，为胡帽犀。牯犀亦有之，但一角者居多；腹若牛，足每三蹄。其皮一孔三毛，色黑好食棘叶。有水陆水犀、陆犀系各种类，分贵贱悉以粟纹犀数种俱有粟纹，乃取纹之精粗以为贵贱也。**通天犀角**独优，纹现百物才是其犀胎时见天上物命过并形于角，故云通天，欲验于月下，以水盆映则知通天矣。此犀日饮浊水，恶照影形；海人设法捕求，沿插栈木。犀来往椅木少憩，木折损犀亦倒地。足直前足直不能屈难竟起走，捕者由是获擒。取角售人，为世至宝。置米中鸡骇亦名骇鸡犀，挂檐际乌惊。缚足过涧水自开，簪髻晓行露不惹。饮馔毒能试投内白沫束起则有毒，否则无毒也，屋舍尘可除昔石保吉官陈州，悉毁旧廨，欲新之，见风尘辄自分去，人以怪疑不知，腰系辟尘犀带也。毁照莫测深潭，尽见水底怪物见晋《温峤传》。造器者煮熟弗效，采新者性烈方灵。错屑锯杪尖，纸裹怀中先抱沾人气则易捣，故曰人气粉犀。治病选黑色，择肌粗皱润光。使松脂，经入阳明。恶雷丸，尤忌盐酱诸角俱忌。杀钩吻鸩羽蛇毒、山瘴溪毒，百毒皆除；辟尸疰鬼疰恶邪、狐魅精邪，诸邪尽遣。伤寒温疫，能解热烦；疮肿痈疽，专破脓血；镇肝明目，安心定神；孕妇忌之，因消胎气。**牯犀角**有小毒，多作撒豆斑纹。为带系腰，色深炫目。化肿痈脓血成水，退时热烦闷发狂。风毒竟驱，心神亦镇。邪精鬼魅，悉却难侵。**犕犀角**乃甚良，斑白分明细腻。因纹不杂，又谓斑犀。造器虽堪，克药不及。**鼻角**治病为上，气味无毒，大寒。攻心下瞀瞁①热烦，除肠中赤白泄痢。中恶中毒俱治，风痫风肿总医。**肉味甘温，功劣于角**。啖过多腹易烦胀 麝香少许和水，吞之即解，入山林路不失迷。疗诸蛇咬伤及血痢痔瘘，驱海外瘴气并蛊疰精邪。

谟按：丹溪云：犀角属阳，其性走散，比诸角尤甚。习俗痘疮后，多用以散余毒。若无余毒，或血虚，或有燥热发者用之，祸不旋踵。又云鹿取茸，犀取尖，以力之精锐在是，匪此为然。诸角取尖，俱相同也。

第一卷升麻款后谟按宜参看。

【点评】犀角苦酸咸寒，功能清热凉血解毒，适宜于邪入血分之惊狂、谵妄、吐衄等症，皆恃为要药。

羖羊角 羖音牯　三百八十一

味咸、苦，气温、微寒。无毒。近道各处俱生，陕西河东独盛。种多白色，惟充庖厨。药宜青羖，乃获效验。其或独生一角，又等白身黑头。有毒中藏，全禁勿啖。卤莽误犯，即生肠痈。膏粱之家，不可不识。**角**取勿先中湿，湿则有毒损人。锯杪尖烧灰，务令存性；调热酒吞服，使宜菟丝。止血调荣，安神益卫。却惊悸、解蛊毒，禁冷泻、杀疥虫。治小儿发热痫邪，疗妇人产后余痛。取百节中结气，逐两眼内青盲。山瘴溪毒并祛，虎狼蛇虺齐辟。**肉甘大热，专补形骸**。主劳伤脏气虚寒，理风疰肌肉黄瘦。开胃且止吐食，益肾不致痿阳。孕妇及水肿暴来，禁勿入口；骨蒸并疟疾方愈，忌莫沾唇。倘煮入酱和之，生癞仍发痼疾 谚云羊不酱，由此也。又**筋膜中珠子**，食亦令人癫痫。**蹄肉**虽微，补水甚捷。水肿啖者，百不一瘳。**头**凉治痨热骨蒸，及风疰疫病，发寒宜禁，发热宜飧。**脂**润去游风黑䵟，并疰病传尸，入金

---

① 瞀瞁(mào sào 茂臊)：烦恼，愁闷。

可柔，入铜可软。**肾**益肾，理精枯阳败，同乳粉极灵羊肾一个煮熟，和炼成乳粉五钱，空腹食极效。**心**补心，主忧恚气疼，有孔者勿食有毒杀人。**肝**疗肝风虚热，致眼泪凝眵。**肺**治肺虚咳痰，及小便频数。**胫骨**固牙齿疏豁易动，青盐略加即固牙散。**脊骨**匡腰脊转侧不能，蒜薤微入。**齿**烧灰，逐小儿羊痫寒热。**皮**作臛，疏大人脚膝虚风。**胆**解蛊毒殊功，开青盲明目。**肚**敛虚汗速效，补虚怯健脾。**血**取生饮下喉，砒毒、硫黄毒并解。**毛**用醋炒裹脚，踝痛转筋痛齐除。**骨髓**煮酒尝，滋阴虚，血脉可利。**脑髓**和酒服，迷心窍中风便来。挤**乳**汁润心肺，解消渴，补寒冷虚乏。造**酪酥**益五脏，利肠胃，疗口舌疮疡。**屎**曝烧烟，亦堪两用。熏疮却痔瘘诸疮热毒，熏鼻去中恶心腹刺疼。

谟按：十剂云补可以去弱，人参、羊肉之属是也。夫人参补气在中，羊肉补形在表。补之名虽一，补之实则殊。凡患虚羸之人，当分用之，不可泥一等也。

羚羊角_{三百八十二}

味咸、苦，气寒。无毒。形类羊，色青颇大，角多节，劲锐犹长_{甚坚劲，长一二尺，节密蹙蹙旋绕。}种生川蜀山林，夜宿角挂树上。猎犬追捕，亦多获之。虏人常以货钱，州郡亦每充贡。入药拯病，锯角取尖。认弯蹙处，有挂痕深入者才真。听人耳边，似响声微出者尤妙_{如节疏无挂痕者，听无声者，并山羊、山驴角亦往往磨成痕迹，欺人谋利，不可不察。}或捣末，少加蜜服；或错屑，共投水煎。专走肝经，因性属木；尝加紫雪_{仲景伤寒方名，}为味苦寒。解伤寒寒热在于肌肤，散温风注毒伏于骨肉。安心气，除魇寐惊梦狂越；泽邪气，辟蛊毒恶鬼不祥。退小儿卒热发搐惊痫，驱产妇败血冲心烦闷。去恶血注下，治食噎不通。明目益气轻身，强阴健筋坚骨。**肉**和五味子同炒投酒，能逐中风证筋骨急强。南人食之，免致蛇啮。

【点评】紫雪为著名传统名方，羚羊角为方中主药。此方并非典出《伤寒杂病论》。东晋葛洪《肘后备急方》始载，有其名，而无功能主治。唐代苏敬收入《脚气方》，又被唐代孙思邈和王焘分别录入《千金翼方》和《外台秘要》。传至宋代，《太平惠民和剂局方》等皆有收录，但与前代紫雪相较，增加滑石一味，药物剂量多有变化。至清代《温病条辨》，更名为紫雪丹，流传至今，以北京同仁堂紫雪散最负盛名。全方16味，以水牛角浓缩粉代替犀角，黄金舍弃不用，为清热开窍、止痉安神治疗急症的有效良方。

牡狗阴茎 三百八十三

味咸，气平。无毒。大者狗唤，小者犬称。煮唑尚色黄，入药取毛白。六月上伏，将茎刮收，文火烘干，方不臭腐。专助房术，又名狗精。坚举男子阳茎，两三时不痿；禁止妇人带漏，十二疾咸瘳。**胆汁**敷痂疡恶疮，目疼可点两眦。**热血**治发狂癫疾，鬼击可涂遍身。**脑**主头风，并息肉塞鼻。**齿**疗客忤，及风痱盈肌。**心**主忧恚气除邪。**肾**理产劳热如疟。**肝**驱痢下刮痛，调稀粥任加酱与盐。**乳**点眼久青盲，择狗雏，未开目即取狗雏目开，其疾即愈。**顶骨**止诸疮血出，**悬蹄**通两乳汁流。**肉**味咸酸，性稍温热。安五脏，益气力，壮阳道，补绝伤。同蒜食损人，若炙食作渴。孕妇入口，生子缺唇。九月下咽，伤神损气。阴虚火动，尤甚禁之。**骨**煮粥补虚，令妇人结孕。**颔下骨**去惊痫抽搐，**屎中骨**禁寒热往来。**屎**曝烧灰，涂瘰疬止痒；猪脂调末，敷疔肿拔根。

谟按：丹溪云人身之虚，皆阴虚也。阴虚则阳必亢，用此为补，宁不助火以添病耶？世俗言其大治虚损，似指阳虚议治，殊不知悉属阴虚。若阳果虚损，死甚不难。虽有敏者，亦难措手，岂此之能补乎。今人每每信之，而啖之多者，是皆泥乎习俗之说也。

狐阴茎 三百八十四

味甘，气微寒。有毒。江南虽生，京洛尤盛。形类黄狗，尾大鼻尖。心多疑，渡河冰辄听；口善媚，礼北斗而灵。能为妖魅迷人，由古淫妇所化。其名阿紫，至今自称。猎犬追寻，亦能捕获。医方所用，雄者为佳。刮取阴茎，烘研酒下。主妇人绝产阴痒，治小儿卵肿阴癞。**肉**无毒气温，任煮炙日食。愈疮疥，补虚羸，却惊痫，驱蛊毒。去五脏积冷邪气，除精神恍惚乱言。**胆**主暴亡，温水微研灌入。**肝**治风疾，烧灰以酒调吞。**五脏及肠**疗蛊毒，兼疗牛疫。**头尾并粪**辟邪恶，且辟春瘟。**脐下皮毛**纯白色作冬裘，轻柔难得狐白裘即此，非一狐可能。**口中涎液**合媚药，交接易成以小口罐盛肉，置狐所常经处，狐见肉欲啖，爪不能入，徘徊不舍，涎皆入罐中，故得取为媚药。○又种名貍，是亦狐类。但狐口锐尾大，其貍口方身文。此种甚多，须知选择。如猫斑文者劣，似虎斑文者优。入方剂取**骨**，炙研水调，治诸疰毒气，在皮刺痛。去游风恶毒，止心气走疼。同雄麝雄黄、麝香丸，治痔瘘效。**头骨**治鲠，为散下咽。**肌肉**疗诸疰亦宜。**阴茎**通月水诚验。**屎**主寒热瘟疟，收宜五月端阳。

麝香 三百八十五

味辛，气温。无毒。陕西各山谷俱生，文州诸蛮中尤盛。形类獐略小，香结脐近阴。凡脐闭满之时，自将蹄尖剔出。所落之处，草木焦黄。一名遗香，性甚辛烈。人若捡得，价同明珠。蛇蜕包藏，香弥不泄。日常啖蛇为食，是则又相使焉。市家但得脐囊，每研荔核搀卖。当门子粒，亦系造成。欲的实求真，必亲目见剖。勿近火日，瓷钵细擂。辟蛇虺，诛蛔虫，蛊疰痫痉总却；杀鬼精，驱疫瘴，胀急痞满咸消。催生堕胎，通关利窍。除恍惚惊怖，镇心安神；疗痈肿疮疽，蚀脓逐血。吐风痰不梦寐魇寐，点目疾去翳膜泪眵。**肉**似獐肉微腥，食之不畏蛇毒。惟忌葫蒜，亦宜知之。

【**点评**】麝香芳香走窜，开通闭塞，功能开窍醒神，适宜于中风痰厥、昏迷、惊痫等症。麝香入膏药，敷贴患处，亦取其通毛窍、开经络、透肌骨而达消肿止痛之功。

獭肝三百八十六

味甘，有毒。一云平、咸，微热。无毒。一云惟肝性温，余皆性寒。一名水狗，多产江湖。常居深水食鱼，亦登大木憩息。故附兽列，谷捕不难。性偏嗜猫，先画板诱引，待来聚玩，觑用网诛擒。**肝**与诸畜大殊，逐月生出一叶。十二数满，渐落复生。凡欲得真，必须见剖。或炙熟旋啖，或烧末酒调。瘅病傅尸，一门相染者悉效；产劳发热，三时虚汗者殊功。上气咳嗽堪除，鬼毒瘟疠能遣。崔氏方尝疗蛊疫，仲景剂每治冷劳。却鱼鲠喉中，消水胀腹内。**肉**主时行瘟疫及牛马病，煮汁灌良。**骨**止呕哕恶心并鱼骨鲠，烧灰调下。**肾**煨熟啖益男子。**髓**为膏敷灭瘢痕。**胆汁**点目睛，即止痛剔除翳膜，谓分杯中之酒，诚系讹传，但涂杯唇，可使高一分酒势。**皮毛**饰领袖北方人多用饰毳①服领袖，善辟邪遮御风寒，云拭眼睫之霾，未为异事，惟穿身上，不沾受半点灰尘。**足爪**颈下爬之，亦去鱼鲠甚验。手足皲裂，煎服更良。

---

① 毳：鸟兽的细毛。

腽肭脐<small>三百八十七</small>

味咸，气大热。无毒。惟生东海傍，俗疑海狗肾。状类肾囊干缩，仍两睾丸粘联。或又指形体，系兽系鱼。俱未据的见，立言立说，由此真伪莫别，只凭试验才知。投睡熟犬边，犬或惊狂跳起；置寒冻水内，水因温暖不冰<small>得此验者真也</small>。酒渍透炙干，气馨香勿嗅。擂成细末，任合散丸。疗疰癖尩羸，并脾胃劳极；破宿血结聚，及腰膝寒酸。辟鬼气禁梦与鬼交，逐魅邪止睡被魅魇。除冷积，益元阳。坚举阳管不衰，诚助房术取乐。

陵鲤甲<small>三百八十八</small>

气微寒。有毒。深山大谷俱有，身短尾大类鼍。从陵为穴居于陵，加鲤因鳞色若鲤。俗医不知字义，竟以穿山甲称。水陆并能，食蚁有法<small>在岸，则开鳞不动如死，从蚁入，满紧闭，投水中复开，蚁自浮出，荐而食之</small>。入药用甲锉碎，少和蛤粉炒黄<small>去粉用</small>。主五邪鬼魅，惊啼悲伤；疗蚁瘘恶疮，疥癣痔漏。或研细酒水调服，或烧灰脂油拌敷。同木通、自然铜捣末酒调，治吹奶肿痛；同猬皮、豆蔻仁为末汤下，止气痔来脓。又能破暑结之疟邪，总因穿经络于荣分。

猬皮<small>三百八十九</small>

味苦，气平。无毒。一云味甘，有小毒。形赋与猫<small>音湍</small>狁<small>音屯</small>相类，生养各山谷，短足慢行；人见则头足便缩，圆辊^①如栗房，攒毛

---

① 辊（gǔn 滚）：圆柱形能旋转的东西，形容滚圆之状。

外刺。捕者欲执，溺之即开。取**皮毛**烧灰，调热酒吞下。所畏二药，桔梗、麦门。主五痔血流大肠，理诸疝痛引小腹。治胃逆开胃气殊功，塞鼻䘌消鼻痔立效。腹胀痛可止，阴肿痛能祛。**肉**啖之易肥，仍理中，令人能食。**骨**食之则瘦，更缩筋，致足难伸。**脂**注耳窍久聋。**胆**治鹰食成病。

兔头骨 三百九十

味甘，气平。无毒。深林空谷，处处有之。孕视月光结成，子从口内①吐出。性狡善走，目瞭极圆。寿历千年，毛变白色。此得金气全具，用入药剂最佳。**头骨**卜妊娠，癫疾头眩痛可止。**头皮**敷鼠瘘，鬼疰皮刺痛能祛。**肉**味辛平，为食上品。春夏全忌，秋冬啖宜。主湿痹热蒸，压丹石燥发。补中益气，止渴健脾。孕妇戒勿下咽，生子缺唇屡验。**肝**除目暗。**膏**通耳聋。**脑**涂皲裂冻疮。**毛**敷臭烂痘疮。**屎**曝亦堪煎汁。○**玩月砂**素传名，疗痘生眼内成疮，痔发肠头下血，并可服之。**皮**晒连毛烧灰，擂细调均热酒，理产后胞衣不下，余血抢心几危，须急饮也。

---

① 内：底本作"肉"，据增补本改。

禽 部

丹雄鸡 三百九十一

味甘，气微温，一云微寒。无毒。各处虽多，为馔堪用。朝鲜国名者妙，入药宜求。性动风，患筋挛切忌；味助火 助肝火及助湿中之火，病骨热须防。合水鸡食作遁尸，和鱼汁食成心瘕。凡资食疗，不可不知。补虚温中，通神健脉。止血除血漏，杀毒辟不祥。**头**杀鬼疰魅精 东门上者尤良。**肝**补肾虚肝损。**脑**刺血，点飞丝眼免害。**粪**淬酒 炒黑，淬之治白虎风止疼。○**白雄鸡**味略辛酸小差，饲三年能为鬼神役使。疗狂邪下气，止消渴调中。仍利小便，更压丹毒。**距**①主妇人难产。**脑**禁小儿惊痫。○**乌雄鸡**微温，补中止痛，疗折伤痈肿，杀鬼安胎。**冠血**滴自缢人口中，按胸中回暖即活。**热血**浸马咬人患处，及蹉折骨痛俱苏。**肪**去耳聋。**心**除邪梦。**肠**烘燥止溺，**肝左翅**起阴。**胆汁**敷月蚀耳疮，眼目昏暗。**胁血**涂白癜风痒，沥阳浸淫。剥取**脌胵黄皮** 即肫里黄皮，一名鸡内金，性寒亦去烦热。男子溺遗精泄，赤白痢者并调；女人漏下崩中，赤白沃者总禁。**尾**烧灰封皮肉出刺。**翮**烧灰下闭血调经。**屎白**微寒，自古多用。仲景治转筋作散 有鸡屎白散，治转筋入腹。《素问》消鼓胀载名 有云治以鸡矢醴，矢与屎同，主亡津液渴消，解伤风寒寒热。破

---

① 距：雄鸡爪子后面突出像脚趾的部分。

石淋，利小水，止遗溺，灭瘢痕。○**黄雌鸡**益气壮阳，主伤中渴消，安五脏禁痢止泄，疗劳劣遗尿。续绝伤，健脾胃。子绝哺者，肉食杀人。蓄养之家，亦当谨记。**鸡卵**煮啖，镇心止惊。益气渐开喉音<small>生啖亦妙，讴唱者多用之。</small>去风尤安胎孕。**黄白混捣**<small>同鲭鱼枕捣之</small>，琥珀堪为。拾芥不能，谋利则可。**卵生**<small>未煮熟者</small>渍醋令坏，敷面疣皯生光。**卵黄**和乱发同煎，自消作水。用服主小儿惊热下痢，痰搐百病齐驱；用敷去小儿火热疮疡，头癞漆疮并扫。**卵白**拌酽醋少许，调蜜亦奇。醋者通产后瘀血闭疼，胎衣不下更饮；蜜者去身外热毒欲发，目热赤肿须搽。**壳内白衣**名凤凰退。得麻黄、紫菀和服，散久咳结气如神。○**黑雌鸡**养血安胎，治痈疽排脓通瘀。主风寒湿痹，补产后虚羸。哺者勿尝，杀人亦速。**卵**啖，补真阴不足，止产血来勤。**衣**<small>亦壳内衣</small>研点瞖障侵睛，理伤寒劳复。**窠中草**禁儿夜哭，安席下勿令母知。

谟按：鸡之种类最多，古今方书常用，并以毛色分其劣优。丹雄者取冠血并头，黄雌者称卵白及卵。其心、肝、胆、血、肠、肪、翮、翅、肫胵黄皮及屎等类，悉取乌雄者为优焉。夫乌与黑同，黑乃水色。丹溪曰鸡属土，有金与木火，则所禀者惟少水耳。今得毛色之乌，是五行具全，不致偏胜。用之治病，宁不为优？古人取义，实在于此。然常五更鸣者，盖巽为鸡，巽位属于东方，五更阳升，必从此位，鸡感其气，故亦声鸣。又阳主动，鸡初鸣两翅先拍，则可知矣。

雉肉<small>三百九十二</small>

味酸，气微寒，无毒。一云平、温，微毒。南北山野俱有，雌雄毛色不同，声作鸡鸣，实系鸡属。吕后名雉，故高祖字以野鸡也。其飞不高，若矢直往。百步即堕，因以雉名。今船车中，取尾插其竿头，亦如快速之如矢尔。庖厨堪用，益少损多。九十月间，食之有补。五脏气逆喘息不止，及消渴小便多者殊功；肠胃气虚下痢无度，兼禁口大孔痛者立效。更主诸瘘，尤为要方。余月食之，生疮发痔。一说雉是离禽，明旺于火，丙午日遇，切忌沾唇。合胡桃肉食，发头风心疼；合荞麦面食，生蛔虫腹痛。菌蕈木耳同食，发痔下血难休。自死者足爪不伸，若食之杀人倾刻。久食渐瘦，痼疾复兴。**卵**煮同葱，食之方妙。○**锦鸡**与丹雄鸡类，尾长尺余。毛羽具红黄色多，有圆斑点。嗉藏肉绶，晴则外舒。见者不明，咸谓吐锦。煮食香美适口，且令聪明。养观文彩动人，更禳火疫。○**鹖鸡**黄黑，上党多生。《禽经》篇中，称为毅鸟谓鹖毅鸟也，鸥信鸟也。因能猛气健斗，斗死不离。至今武人头盔常着其尾。多食男健，且补虚赢。○**英鸡**体热无毛，吃碎石英所致。人食肥健润泽，补足阳道而然。惟出泽州，得之亦易。○**竹鸡**形小尾短即山菌子，江东极多。○**山鸡**形小尾长。并可网罗，为馔餍酒；食多中毒，急嚼生姜。盖此二鸟常食半夏苗叶，故此可解也。

白鸭屎三百九十三

性寒。无毒。干者勿用，新者捡来。解结缚殊功，散蓄热立效。腹中五金燥毒，诸石药毒，并绞浓汁饮之；身上作肿恶疮，作痒热疮，悉调鸡清敷上。蚯蚓咬啮，亦堪拓消。**肉**性微寒，补虚最胜。葛可久用治劳怯，白凤膏曾载方书。利小便，消水肿胀满；和脏腑，退卒热惊痫。择白毛黑嘴为佳，忌乌龟鳖肉同食。头绿者亦堪入药，目白者有毒杀人。**血**调酒频吞，解诸毒极验。**头**作丸旋服古方有鸭头丸，治水肿亦灵。**卵**寒去热于心胸，食多渐软其脚膝。爱婴儿者，不可不知。

野鸭肉三百九十四

味甘，气凉。无毒。形类家鸭，翅能远飞。江北多生，冬月可食霜降后立春前食胜家鸭。虽冷而不动气，去热而能愈疮小疮久不愈者，多食即瘥。消食积，和胃轻身；退水肿，补虚益力。除恶疮痔，驱热毒风。同食切忌三般：胡桃、豆豉、木耳。○又甚小者，**刀鸭**呼之。味亦甘凉，食之补益。

谟按：野鸭与家鸭有相似者，有全别者。尸子曰野鸭为凫，家鸭为鹜，鹜音木，质木故也。鹜性木，不能飞翔，如庶人守耕稼而已。故周官庶人执鹜，即此观之，则鹜为家鸭明矣。寇氏《衍义》引王勃云"落霞与孤鹜齐飞"乃以鹜为野鸭，殊不知词人模写景象，托物启兴而已，难以泥其形迹。况下条雁肪，《本经》亦以鹜名。此指雁未可知，若据此而以，鹜为野鸭，则凫又当为何鸭耶？

白鹅膏 三百九十五

味甘，气微寒。无毒。近水乡村多养，可辟溪毒，依山屋舍，但蓄即禁蛇虫谓辟溪毒禁蛇虫者，未必能食之，盖以威相制耳。夜能提更，犹堪镇宅。○**苍鹅**多食虫有毒，发诸疮疥，除射工最灵。○**白鹅**不食虫性寒，解五脏热，止消渴极效。凡资食疗，惟白为宜。两耳卒聋，**膏灌**下通窍；一身粗涩，**脂敷**上润肥。**尾**与**毛**俱辟射工，仍烧灰，治卒噎须记。**肉**和**卵**并补脏腑，但食多发痼疾尤防。误吞稻刺塞喉，求**涎**旋咽；忽染溪毒着体，觅**血**遍涂。蛇虫啮伤，粪可敷愈。

雁肪 三百九十六

味甘，气平。无毒。多宿芦洲，亦居草渚。小曰雁，大曰鸿《本经》条中又名鹜，恐差。长幼行序不紊，寒投南，热投北，阴阳升降预知。常得气之中和，人故用为礼币。一取其信，二则尚其和也。世人因之，不忍杀食。或谓天厌，道家谬言。入药觅肪，冬取才妙。六月七月，食之伤神。合豆黄为丸，能补劳瘦；单炼泸调酒_{酒一杯调肪一匙}，空_{心服}，专逐风挛。多服长毛发生须，久服壮筋骨助气。**膏**亦长发，用和泔水洗头_{亦治耳聋}。**毛**可驱痫，取与小儿带佩_{自落者妙}。一说喉下白毛治惊痫尤效。

白鸽肉_{三百九十七}

味咸，气平。无毒。鸽系鸠类，翔集屋间。毛色品第最多，雌雄相配不混。人家畜养，孳育极繁。欲肉充庖，以水浸死。解诸般药毒，除久患疥疮。**屎**收曝干，炒黄捣末。治驴马患疥不已，和草料日逐饲之。

燕屎_{三百九十八}

味辛，气平。有毒。种有两般，用宜细认。○胸紫赤而轻小者名**越燕**，入剂不宜；胸斑黑而声大者名**胡燕**，治病方效。春夏则巢屋舍梁楣而孳育，秋冬乃入树孔土穴以蛰藏。作窠喜长，堪容匹绢。**屎**积地上，依时采收。治久疟最灵，临发日搅酒一升，捧两手，取气渐熏鼻中，疟即禁止。驱蛊毒尤验，空心时炒香三合，丸独蒜_{独蒜捣烂丸之}，用汤竟送腹内，蛊立泄除。杀鬼疰而逐不祥，破五癃以利小水。**肉**捣敷痔，亦能出虫。杀则不宜，死者方可。○**窠**取哺雏处所，作汤可浴小儿。悉逐惊痫，尽除疮疥。

雀卵_{三百九十九}

味酸，气温。无毒。多生古屋栱内，依时可以取收。和蛇床子为丸，用房室中取乐。温酒送下，专益丈夫。扶阴痿易致坚强，补阴衰常能固闭。**脑髓**治双耳聋塞，仍敷冻疮。**头血**点双目雀盲，使夜见物。**肉**大温热，益气壮阳。暖腰膝有功，损妊娠忌食。○其雄雀粪，名**白丁香**。两头尖者真，端午取之妙。甘草汤浸一宿，曝干研细收藏。决肌表软疖转痛，涂之即溃；疗目内努肉血膜，点上立瘥。去癥痕伏梁，烂痃癖积块。齿痛通用，屡试有灵。

虫鱼部

伏翼 四百

味咸，气平。无毒。一云微热，有毒。原名蝙蝠，古寺多生。昼伏夜飞，改称伏翼。雌雄交感，胎孕成形。因头重，集则倒悬；能伏气，冬月不食。形大一斤者为美，色白如雪者更优 因能伏气故多寿而白，人服之亦期寿之同也。灰色甚多，未可服食。夏月张获，制宗雷公。去胁爪外毛，留嘴脚肉翅。醇酒浸宿，漉起阴干。绞黄精汁旋涂，架文火上烘燥。任研丸散，每服酒吞。为使药加苋实、营实，逐五淋而利水道。明双目以拨翳云。久服延年无忧，令人喜乐媚好。目血点眼，夜视有光。○又**夜明砂**，即所泄粪。烧灰酒服，下胎孕已死腹中；炒过酒调，治瘰疬延生颈上。捣散少拌饭食，又治小儿无辜。

蛤蚧 四百一

味咸，气平。有小毒。一云无毒。岭南山中有，城墙树底多。首类虾蟆，背如蚕子。尾长身短，颜色土黄。一雌一雄，自以名唤。行走无异蝘蜓，时常护惜尾稍。见欲取之，辄自啮断。采须全具，入药方灵。制宗雷公，去头足鳞鬣；雌雄并用，以酥炙研成。

倘或鬻诸市家，务预口含少许。奔走百步，不喘方真。主肺虚声咳无休，治肺痿血咯不已。传尸劳疰悉逐，着体邪魅咸祛。仍通月经，更利水道。

【点评】蛤蚧味咸性温，功能补肺纳肾，既可温肺气治咳嗽，又能纳肾气而收喘逆。

牡鼠四百二

气微温。无毒。种类至多，昼匿夜出。性善盗窃，故称耗虫。取入医方，惟择雄者。生捣罯踒折伤，能续筋骨；煎膏敷汤火烂，善灭瘢痕。主小儿哺露成疳，熬酒旋饮；补大人骨蒸劳瘦，作羹时尝以黄泥裹烧熟，去骨和五味汁作羹食之。膏脂疗疮疡，汤火延灼者尤妙；脊骨长牙齿，多年不生者愈佳。胆汁点目生光，耳聋可滴才死胆便消故难得。足尾堕胎易出，难产宜求。肝杵涂针折肉中，及箭镞刀刃，在诸隐处作痛。粪煎理小儿癎疾，并伤寒劳复，阴阳易证几危。

蝼蛄四百三

味咸，气寒。无毒。一云有毒。穴土居，立夏出。翅短不能飞远，声鸣只在夜间。《月令》谓蝼蝈鸣者，即此是也。俗云土狗，因类狗形。得之文火炙黄，研成细末入药。治十种水肿立效，分上下左右取功。左令左肿消，右使右肿退，上消上体，下退下焦。又云：从腰以后利通，为下二便要药；从腰以前敛涩，为止二便捷方。若拔刺肉中，多取脑敷上。仍治口疮乳毒，以酒擂服堪瘳。虚人戒勿用之，因其性急故也。

石蜜 四百四

味甘，气平、微温。无毒。大小成群，居止弗一。江南地湿，多附木石间；江北地燥，悉入土穴内。○人家作称收养，亦结房垒于中。日逐交飞，采花酿汁，久久和熟凡蜂作蜜，必须人小便以酿诸花，乃得和熟似饴。一说以匽潴之水注之蜡房而后蜜成，故谓蜡者蜜之跖也，是谓**蜜糖**。三年一取者气味浓，一年一取者气味薄。故《本经》以石蜜优，家蜜劣也。入药炼熟，滴水成珠炼法详载总论款中。益气补中，润燥解毒。养脾胃，却瘾瘲，止肠癖，除口疮。心腹卒痛即驱，五脏不足俱补。补阴丸用，取甘缓难化，可达下焦；点眼膏挼，因百花酿成，能生神气。蜜导通大便久闭，蜜浆解虚热骤生。食多亦生诸风，七月忌食生蜜。○**蜜蜡**味淡天下之味莫甜于蜜，莫淡于蜡。厚于此者必薄于彼，理自然也，煎蜜得之。陈则色黄，新则色白。《本经》条中，只言白蜡，不言黄蜡者，盖用蜜宜陈，用蜡宜新也一说蜡熔纳中水，十数过即白，乃蜡之精英，故入药胜。《本经》所取，亦或在此。益气止泻痢，补中续绝伤。溶裹大黄丸，膈寒凉脾胃无损，嚼为断谷药，度荒歉肠胃不饥。

露蜂房 四百五

味苦、咸，气平。无毒。各处山中，多营树上。七月七日，收取阴干。去外包裹粗皮，用内房垒炙燥。恶芩芍牡蛎，及干姜丹参。主癫疾蛊毒鬼精，治惊痫瘈疭寒热。蜂毒乳毒并解，赤痢白痢总除。水煎汁服治齿疼，酒调灰服主阴痿。瘰疬作孔，研和猪脂涂瘥；痈肿不消，磨以酽醋敷效。热病后毒气熏目，可煎水频频洗之。

蚱蝉四百六

味咸、甘，气寒。无毒。夏秋林内，处处有鸣。收取蒸干，勿令蠹蚀。治产妇胎衣不下，通乳堕胎；主小儿惊痫夜啼，驱邪逐热。○**蝉蜕**系脱换薄壳，翅足须除，去翳膜侵睛、努肉满眦，眼科内诚奇。○**蝉花**乃状类花冠，生壳顶上，止天吊瘛疭、心悸怔忡，幼科中果效。

五灵脂四百七

味甘，气平。无毒。出河东郡州，系寒号虫粪。状类铁，多夹砂石；淘以酒，专治女科。行血宜生，止血须炒。通经闭，及治经行不止；去心疼，并疗血气刺疼。驱血痢肠风，逐心腹冷气。定产妇血晕，除小儿疳蛔。

斑蝥①四百八

味、辛，一云味咸，气寒。有大毒。远近处俱有，七八月方生。伙集交飞，常在豌豆花上；乌腹尖喙，甲多黄黑斑纹。网张取，纳瓶内阴干；去翅足，同粳米炒熟。生者误服，吐泻难当。恶曾青、豆花，畏丹参、巴豆。治寒热鬼疰蛊毒，疗鼠瘘疥癣恶疮。去疽蚀死肌，除石癃血积。堕胎溃肉，孕妇忌之。

蜗牛四百九

味、咸，气寒。有小毒。末春雨霁，多生池泽草间，盛夏日炎；

---

① 斑蝥：底本作"斑猫"，现规范为"斑蝥"，故改。

自悬树木叶下蜗悬叶下，往往升高，涎沫既尽，随即枯死。头有四角，故以牛名。背负壳而行，行则头角并出。遇物惊便缩，缩乃首尾俱藏藏入壳中。剂择圆大者取功，制宜火炒过杀毒。主贼风口眼僻，治惊痫筋脉拘挛。收脱肛，止消渴。婴儿方内，每每擅名。**壳**治疳最灵。**涎**止渴亦效。○**蛞蝓**亦系蜗类，气味并与前同。背壳无，头角二，谓即蜗之老者，老则壳蜕而然。据物理难明，但主治无异。○**蜓蚰**如钗股大，色近正黄，足生若蜈蚣多，背无负壳。好油脂，延入人耳窍，故名此，乃使人紧防。《本经》注云菖蒲去蚤虱，来蜓蚰，亦其气芬芳所召尔。

蝎四百十

味、甘、辛。有毒。陕西江北俱多，青州出者独胜。蝎前谓螫，蝎后谓虿。**雄蝎**螫人，一处作痛。**雌蝎**螫者，诸处牵疼。但涂蜗牛，毒即解散蜗常食蝎故也。手浸冷水，痛亦消弥。今市家收取无时，先日曝逼甚热渴。饲青泥满腹，向烈火炙亡。令色赤容易售人，致体重又多谋利。拯病入剂，悉以土除。用全用梢，并复炒褐。凭煎汤液，任合散丸。疗小儿风痫，手足抽掣，驱大人风中，口眼㖞斜。却风痰耳聋，解风毒瘾疹。

蜘蛛四百十一

气微寒。有毒。品类极多，在处俱有。能牵丝网，巧不如蚕。凡入医方，须知选择。网布檐角者妙，腹大黑色者佳。收取无时，制服凭证。大人狐疝、偏痛睾丸，或时上下者，宜研散调；小儿大腹、丁奚①行步，三年蹉蹶者，须煨熟啖②。久疟寒热可断，干呕霍乱能驱。

---

① 丁奚：小儿羸弱之病，症见手足极细、瘦弱露骨、脐突胸陷等。
② 啖：底本作"喊"，据增补本改。

蛇虺咬、捣汁涂，蜈蚣咬、用活吸。疗肿作膏敷退，瘰核溃酒饮消。○**丝网**疗健忘，又能使人巧。七夕取食，方获奇功。系瘤赘烂消，缠痔瘘脱落此用花蜘蛛缠尤妙。

木虻四百十二

味苦，气平、微寒。有毒。见啖牛马，腹有血者为良；收取阴干，去净翅足炒用。逐瘀血血闭，寒热酸惭①；止两目赤疼，眦伤泪出。○**蜚虻**亦能飞者，其形大似蜜蜂。气味不殊，麻黄单恶。通血脉九窍喉痹，破积血癥瘕痞坚。寒热亦驱，瘀血更逐。

白僵蚕四百十三

味咸、辛，气平。升也，阴中阳也。属火，有土与木，得金气僵而不化。无毒。一说性温，有小毒。在人家蚕箔中，取僵直自死者。勿令中湿，犯则弃之湿中有毒故勿用。务择白色成条，炒去丝绵及子。恶茯苓、萆薢，暨桔梗、桑蛸桑螵蛸。逐风湿殊功，口噤失音者必用。拔疔毒极效，肿突几危者急敷为末敷之。主小儿惊痫夜啼，治妇人崩中赤白。止阴痒，去三虫。灭黑黚及诸疮瘢痕，面色令好；散风痰并结滞痰块，喉痹使用丹溪云：治喉痹取其火中清化之气，以从治相火散浊逆结滞之痰耳。驱分娩罢余疼，解伤寒后阴易。○茧内变化，名**原蚕蛾**，气温味咸，略有小毒。盖原释再字，乃重养晚蚕。入药务择雄蛾，以其敏于生育。折去翅足，微火炒黄。合散为丸，随宜使用。强阴道阴痿必用，交接不倦；益精气，禁固难来。敷诸疮灭瘢，止尿血暖肾。○**蚕沙**即屎，其性亦温。治湿痹瘾疹瘫风，主肠鸣热中消渴。○又有**蚕退**，用

---

① 惭：《集韵》谓"心怯也"。

宜烧灰。多治血风，甚益女妇。止带漏崩中，赤白痢疾；除肠风下血，吐衄鼻洪。疗肿取灰敷，牙疳加麝贴。牙宣灰擦龈上，口疮灰敷患间。又治邪祟风癫，灰调酒下立愈。《本经》又曰：近世医家多用蚕退纸是初出蚕壳在纸上者。东方诸医惟用蚕蜕皮此蚕欲老眠起所蜕皮也。二用较之，东人为正。须微炒过，堪入散丸。○蚕茧烧研酒调，立使肿痈透孔。一茧一孔，功同茅针。若煎汤液服之，杀虫止泻立效。○缲丝汤瓮贮，埋土内年深。消渴病来，急宜取饮。引清气上朝口舌，降相火下泄膀胱，因属火有金之用故也。

桑螵蛸 四百十四

味咸、甘，气平。无毒。系螳螂所生，逢荆棘俱有。独取桑树者入药，欲得桑津气引经桑皮善行水，故能引达胃经，如不得真者，加桑白皮佐之。二三月中，方可收采。曝干复炙当中破开炙之，免泄大肠。畏旋覆花，宜白龙骨。主女人血闭腰痛，治男子虚损肾衰。益精强阴，补中除疝。止精泄而愈白浊，通淋闭以利小便。又禁小便自遗，故《本经》注云：凡梦遗方中不可缺也。俗谓禁尿宲，亦指此焉。

【点评】桑螵蛸功能补肝肾，益精气，壮阳固精，适宜于眩晕健忘、阳痿早泄、小便不禁、女子腰酸带下等症。

蜈蚣 四百十五

味辛，气温，有毒。墙壁多藏，各处俱有。端午收者美，赤头足者良。入药慢火炙黄，去净头足研末。啖蛇虺虫鱼恶毒，杀鬼物蛊疰精邪。去瘀血、堕胎，逐积聚、除疟。鸡性好食，人若中其毒者，以乌鸡粪水调涂之。又畏蛞蝓、蜒蚰，触之即死，亦可取敷其毒也。

白颈蚯蚓 四百十六

味咸，气寒，属土与水。无毒。一云大寒。小毒。颈白系老者，应候常鸣；穴居在泉壤，各处俱有。取须盐水洗净，用或生炙随宜。治温病大热狂言，疗伤寒伏热谵语。并用捣烂绞汁，井水调下立瘥。小水不通，亦捣汁饮。蛊毒卒中，须浸酒吞。主蛇瘕、杀蛔虫；理肾风、消脚气。又疗黄疸，行湿如神。人或被其咬伤，盐水浸之即解。屎封悍犬咬毒，仍出犬毛殊功。

蟾蜍 俗称癞虾蟆 四百十七

味辛，气凉，属土与水。微毒。状同虾蟆，形独胖大 又呼石胖。背多痱磊黑癞，腹有八字丹书。不解声鸣，不能跳跃。行极迟缓，得此才真。卑湿处生，阴雨时出。五月五日，收取阴干。东行者良，炮制过用。治小儿洞泻下痢，炙研水调吞之；疗大人跌扑损伤，活捣泥烂罯上。风淫生癣，烧灰和猪脂敷；瘟疫发斑，取汁搀井水服。煨熟唉，杀疳蚀成癖 小儿疳瘦成癖几危者，取蟾蜍去头、皮、脏腑，以桑叶包裹，外加厚纸再包，火内煨熟，日唉二只，十余日全愈。若口渴咽梨汁解之；作脍食，驱犬咬发狂。一切鼠瘘恶疮，末敷亦自消释。肪涂玉，软滑易截 如肪得不多，取肥者剉，煎膏涂之，刻亦如蜡。凡玉器奇巧者，固雕琢工多，非此肪及昆，吾刀不能刻也。脑点眼，明澈胜常。粪取状如槟榔，敷诸疮毒亦验 蟾食百虫，故亦杀诸毒也。○眉间白汁，乃名蟾酥，刺取之时，先防射目 沾之即瞎。针穿桑叶遮隔，连刺凭射叶间。拌豆粉晒干，为外科要药。搀膏和散，去毒如神。○一种虾蟆，腹大身小，背有黑点，呷呷声鸣，跳接百虫，举动极急。与蟾蜍自别，故名立亦殊。《本经》云虾蟆一名蟾蜍误矣。主邪气破坚血可用，解结热贴痈肿当求。○仍有数名，亦各品类。形纯青嘴尖者名青鼅音蛙，杀痨虫尸疰。背拖黄腹细者名**金线蛙**，退时疫瘟黄病患面赤、项颈大者名虾蟆瘟，服此极效，曾活数人，并捣汁水调，须空腹顿饮。○长肱背绿者名**石鸭**，大腹脊青者名**水鸡**。二煮烹之，味最爽口。浙东闽蜀，俱为珍馐。疳瘦能调，虚损亦补。尤宜产妇，女科当知。○又**蝌蚪**，系虾蟆子。初曳肠，水除草上，如索缴缠；渐见点，日逐黑深，似豆磊粒。春来水暖，鸣以聒之，乃谓聒其子也。书云鳖影抱虾蟆，声抱者是焉。始出色黑头圆，有尾无足。稍大足生尾脱，聚伙成群。俗呼虾蟆黏，亦入方药用。子正黑，多取合桑椹染须，永不皓白详载桑根白皮条中；形已成，烂捣为火疮敷药，绝无瘢痕。其**卵**得之，亦主明目。

白花蛇四百十八

味甘、咸，气温。有毒。虽有黔土，惟取蕲州。头长小角锋，尾生佛指甲。项绕真珠白点，背缠方胜花纹。因而得名，观之犹异。诸蛇鼻生向下，此独鼻向上生一名塞鼻蛇。诸蛇死闭眼睛，是则眼开如活。舒蕲连界上杀获，两眼则一闭一开。验此可辨伪真，据理诚难解悟。性毒善螫人足，中者辄自断之。补养已痊，木接代步。又常入人屋壁，腥臭气如烂瓜。人忽闻之，即忙辟逐。得者火上顿爆，务令透干；去净头尾骨皮，渍酒旋饮。止风痛甚速，性窜而然；去风毒弥佳，力倍故尔功力倍于诸蛇。癫麻风、白癜风、髭眉脱落、鼻柱瘑坏者急求，鹤膝风、鸡距风、筋爪拘挛、肌肉消蚀者速觅。诸药力莫及者，悉能引达成功。○**乌蛇**气味甘平，性善而不啮物。色黑如漆，背有三棱如剑脊者尤良，尾细尖长能穿百钱者妙，眼光不陷。主治功力略缓，种生各处甚多。依前制勿差，任为丸浸酒。若熬膏药，头尾多加。治诸风皮肤不仁，散瘾疹身体瘙痒。○**金蛇**身作金色，照日有光。多产宾澄州中，仅长尺许。炙黄煮汁可服，中金药毒能驱。○又种**银蛇**，亦解银毒。

○**蛇蜕**畏酒磁石，择端午日才收。去翳膜、明澈双睛，止呕逆、辟除诸恶。疗大人肠痔蛊毒，治小儿瘛疭惊痫。又火熬之，亦敷疮疹。

龟甲四百十九

味咸、甘，气平。有毒。一云属金，有水，阴中阳也。无毒。深泽阴山，处处俱有。得神龟甲为上神龟产水中，底甲当心前，有一处四方透明，如琥珀色者是也，分阴阳用才灵头方、壳圆、脚短者为阳龟；形长、头尖、脚长者为阴龟。阴人用阳，阳人用阴，今医不复分别。杀死煮脱者力微，自死肉败者力猛。只取底板，悉去旁弦。精制择真酥油，或用猪脂醇酒。荐涂荐炙，直待脆黄。杵细末作丸，十二月忌食犯则损命。畏狗胆，恶沙参。专补阴衰，借性气引达诸药；善滋肾损，仗功力复足真元。漏下崩带并驱，癥瘕痎疟咸却。伤寒劳复、或肌体寒热欲死者殊功，腰背酸疼及手足重弱难举者易效。治小儿囟门不合，理女子湿痒阴疮。逐瘀血积凝，续筋骨断绝。因其性灵于物，方家多用补心。久服轻身，益气资智。**肉**煮啖，除风痹身肿瘴气，及蹉折并奇；又酿酒，主风痛拘挛缓急，并瘫痪皆妙。作成羹臛，尤补虚羸。**血**涂脱肛缩肠。**溺**止久嗽断疟滴耳中，治耳聋亦验。溺最难得，采时置雄龟于磁盘中，以镜照之，龟见影往往淫发而失溺，急以物收。又法：以纸炷①火上炙热以点其尻，亦致失溺，然不及镜照快也。**头骨**可带入水，**身骨**堪带入山，并令不迷，未为无益。余多种类，亦各有能。○**千岁灵龟**五色全具，额端骨起似角，剔甲食最延年。○**秦龟**产秦地山中，大小无定，甲服主湿痹体重，四肢挛蜷。○**鸯龟**一名呷蛇龟。腥臭食蛇，陆地常有，身狭尾长色黑，大木能登。取肉捣糜，惟敷蛇咬。○**蟕**音兹**蠵**音夷乃山龟极大，人立背上，可负而行。其甲系黄色通明，俗谓龟筒，堪为器皿。毒箭伤闷绝，刺血饮立痊。○**疟龟**

---

① 炷：底本作"炷"，据增补本改。

一名鹗龟高山石下生，嘴如鹗鸟，能治老疟无时发，烧灰汤调。服下二钱，微利而止。○**绿毛龟**蕲州出产，浮水面，绿毛鲜明。包缚额端，能禁邪疟。收藏书笥，堪辟蠹虫。

谟按：方药用败龟板者，乃龟死深山之中，形肉烂渗甲内，人或捡拾，因有此名。奈何《本经》款下注系卜师钻灼者为是？取名漏天机，则甚误矣。夫龟禀北方阴气而生，为阴中至阴之物，大能补阴而治阴血不足。是以下焦滋补丸药，多用为君。惟此败者，血肉渗尽，性气具全。匪特补足真元，抑且引达诸药。空腹吞服，反掌成功。故诸明医方中，但用此味，不书曰龟板，而特曰败龟板者，盖亦真知功力健捷，使人必求得之而弗略也。若以钻灼过为然，不过枣核作炷，烧灸焦燥而已，较生者何殊？用治病何益？又何取义？特加败字谆谆以示人耶！

鳖甲四百二十

味咸，气平。无毒。深潭生，岳州属湖广胜。池塘亦蓄，守鱼不飞。色绿、七两为佳大者有毒，杀人，裙多、九肋益妙。煮脱效少，生剔性全。制宗雷公，去裙并助。治劳热渍童便，摩坚积渍酽醋。周昼夜文火炙脆，入石臼杵细成霜。所恶须知，理石矾石。散疟癖癥瘕，及息肉阴蚀痔疽；除劳瘦骨蒸，并温疟往来寒热。愈肠痈消肿，下瘀血堕胎。**肉味颇甘**，其性极冷常居水底故也。项下有软骨如鳖，须预捡除，食虽凉血热补阴，不可过度因性冷宜少食。患癥瘕勿食，防证反增肉主聚，甲主散，故食肉反增，食甲能散也；怀妊娠食之，生子项短。合鸡肉食成瘕，合鸡子食杀人。合苋菜食，鳖瘕即生。合芥子食，恶疾骤发。形状异者尤毒，得之深阱急埋三足者、赤足者，腹下有十字、王字、五字形者，头足不缩者，独目者，目凹陷者，俱有毒，不可食。腹下红，有蛇纹者是蛇变，尤大毒，急埋深阱，免又害于后人也。误食过喉，蓝汁可解。**头烧灰存性，收脱**

肛如神头血涂脱肛亦效。**卵**盐淹煮吞，补阴虚亦验。**膏**涂拔发孔内，永使绝根，眼睫倒毛签人，可资除害。○又有**鼋甲**，系鳖极大者别名《本经》注云：鳖最大者为鼋，其甲一、二丈许，老者亦能为魅。常在长江，每至两岸上曝腹。渔夫伺便、接竹掣之，难竟反身、为人所制。主治功力与鳖甲同。**膏**涂铁火烧便明，摩风疮恶疮易愈。**肉**微温煮食亦补，杀蛊毒药毒更佳。**卵**如鸡子正圆，一产二三百个。盐淹可食，任煮不凝。

【点评】龟甲与鳖甲均能清热潜阳，但龟甲偏于入心肾而养阴补血，以治骨蒸劳热、遗精、带下、崩漏等属阴血亏虚者；鳖甲主入肝脾血分，善于入络搜邪，破瘀散结，可治癥瘕疟母、经闭等症。因二者功用相近，临床常配伍使用。

螃蟹四百二十一

味咸，气寒①—云凉。有毒。生陂泽中，穴于沮洳，遇八九月出食稻芒秋熟时，尽出田内，各持一穗以朝其魁，然后从其所之昼夜爵沸至长江而奔，自江转海，其形益大，或谓持稻以输海神也。行旁横，有八跪二螯八足，壳黄褐；现十二星，点微红如鲤之三十六鳞，大小相类。腹虚实，应月盛衰；种雌雄，在脐大小雌者脐圆而大，雄者脐尖而小。渔人捕取，霜后益佳未经霜取者有毒，不可食。酒糟醉死藏留，馔品亦为珍味凡取食，忌见灯火，犯则发烧易坏。散血解结，益气养筋。除胸热闷烦，去面肿呙僻。愈漆疮化漆成水仙方以化漆水服之长生，续筋骨使筋即连足中、髓壳中黄并脑碎之，微熬，纳筋断处即连。风疾人食之，其病复发；怀孕妇食下，令子横生。炉内烧烟，可集群鼠。形状异者，有毒中藏其足斑、目赤、独螯、独目或两目相向、腹下有毛、腹中有骨、六足四足者，并有大毒，不可食。倘误入喉，未免被害。豉蒜冬瓜黑豆，煎汁并可解除。**爪**主破胞堕胎，亦通产后血闭。余种主治，各

---

① 寒：增补本作"凉"。

有所长。○蟛蟹壳阔多黄，两螯最锐，行大人风气亦宜。○蝤音由蜂音谋蟹壳扁极大，两螯无毛，去小儿痞气堪用。○蟛蜞蟹略小，食多吐利损人。○蟛螖音越蟹至微，膏涂湿癣杀毒不宜食。○拥剑蟹者，大小两螯。大螯待斗常伸，小螯供食每缩，亦有毒蓄，不宜食之。○虾味甘，气平，小毒。河涧俱生，善游好跃，其字从假，盖以水母假之而动也。活则色绿，煮熟鲜红。为馔不宜食多，发疮动风甚验。小儿及鸡犬勿食，误犯则脚屈难行。捣生者如泥，敷赤白游肿。口疮齿䘌，过宿尽消。又种无须，腹下通黑。煮之色白，并有毒藏。急弃沟渠，庶免害及。虾鲊乃热饭拌造，同食忌鸡肉须知。○大红虾出自海中，身肥大、须长丈许史晋滕修不信，其后有至东海者，记取须长四丈四尺，封而寄之。土人捕获，烈日曝十。壳厚用作酒杯，须劲截为策杖。非得善价，不轻贸人。主治忌宜，同前弗异。○海马种亦虾属，二三寸长，雌雄相对不离，色则黄褐。首类马仍系虾身，背有纹仿佛竹节。布网水面，每每得之。下胎易来，果难产圣药临产时带于身傍，或烧末酒服并效；兴阳不痿，诚取乐春方。○蛇音槎。又作蛇，一名水母，樗蒲鱼形如白沫濛濛，东海多生，大小不等。无腹而头眼藏闭，倚虾为目，游水如飞。虾见人忽惊，蛇随则沉没。故曰：虾动蛇沉。又曰：水母目虾是也。调味作馔，姜醋务加。主妇人生产劳损血凝，治小儿风疾火熛丹毒。

珍珠 四百二十二

气寒。无毒。老蚌生者蚌即珠母，惟老者生多，小者少有，出廉州海岛大池属广东，海中有州岛，岛上有池谓之珠池。人疑其底与海通，池水乃淡，此不可测也。刺史掌之，督珠户岁采充贡。圆大寸围为上，光莹不暗才优。得此售人，价值难估。欲穿孔眼，非金刚钻不能；求入医方，惟新完者可用。瓷钵极研，薄绢重筛。为丸镇心神，敷面润颜色。作散点目去膜，绵裹塞耳除聋。小儿惊热风痫，和药作锭摩服。尤堪止渴，亦能坠痰。○**蚌肉**味甘，作脯可食。功惟醒酒，去热驱烦。○又**石决明**，出南海内。单片不生对合，光耀无忝真珠。由此得名，眼科专用。或疑珠母，此大差违。气味寒咸，择七孔九孔方取又名九孔螺，十孔以上者不佳；面裹煨熟，将皮外粗黑尽摩。捣细末、务如粉霜，开青盲、兼除翳障渍水洗眼亦妙。**肉**采供馔，干可久留。远行馈人，并为珍味。

蛤蜊四百二十三

性冷。无毒。川泽俱生，似蚌略小。壳圆而薄，白腹紫唇。《月令》云：雉入大水为蜃，乃后车螯，雀入大水为蛤，即此是也。**肉**煮食，润五脏止消渴，解酒毒，开胃殊功。**壳**研末，主老癖，化顽痰，消血块，去热立效。并与丹石相反，凡服丹石人误食，令腹结痛，切宜戒之。○**车螯**以蜃名，系蛤至大者。春夏吐气，俨若楼台，变态顷刻多端，土人称为海市。有**肉**可荐，有珠可穿。壳可嵌饰屏风凡器俱可嵌饰，灰可堙圹墙壁亦可为粉饰面。**甲壳**入药治疮疖肿毒弥佳。火煅两遭，以醋淬捣末极细。甘草对和酒送下咽，又以醋调敷于毒处。○**蚬**音显小色黑，多在泥沙。每候风雨作时，以壳为翅飞起。**肉**取洗净，糟煮服良。解酒毒、湿毒、面黄，去热气、时气、目赤。开胃脘压丹石，下乳汁利小便。生浸取汁盆盛，频洗疗疮尤效。消渴饮下，亦能解除。多食勿宜，发嗽消肾。**烂壳**烧白灰水饮，主反胃吐食，除塞膈积痰。**陈壳**杵细末汤吞，止邪梦失精，治阴疮下痢。

文蛤四百二十四

味苦、咸，气平、寒。无毒。系新蛤壳未烂，临东海岸可收。斑紫形尖，表多文彩。金名文蛤，贵之之辞。仲景伤寒方中，曾用研为散末有文蛤散。利水为咸走肾，坠痰因咸软坚。驱胁急腰疼，除喉咳胁痹。收涩崩中带下，消平鼠瘘痔疮。走马疳，蚀口鼻将危，和腊猪脂为膏敷贴；癫疝气，引小肠吊痛，同香附末姜汁调吞。○**海蛤**乃烂壳混杂泥沙，被风涛打磨砻砺，廉棱都尽，碨块不匀。小者如细麻，大者若棋子。宜火煅作散，勿和剂煎汤。利膀胱大小二肠，消水肿胀满；降胸胁逆壅邪气，定喘息咳痰。阴痿可坚，喉渴堪止。○**海石**即海蛤，异名同类，○**海粉**又海石，火煅研成。总因咸软坚之名，但治顽痰块必用。

谟按：丹溪曰海粉即海石，热痰能降，湿痰能燥，结痰能软，顽痰能消。宜为散丸，勿煎汤液。又治带下，云无海石，以蛤粉亦可。可见海石、蛤粉明是二物。寇氏《衍义》又以海石功用，尽注蛤粉条下，则海石、蛤粉虽是二物，亦可相通为治也。又云：蛤粉乃烧蛤蜊壳为之。今考《本经》海蛤条下诸注，并指海蛤即海石。夫海蛤而谓之海石者，盖海蛤非有肉之蛤，乃蛤壳也。壳在海中，久被风涛砻砺，廉棱消尽。其所存者，无复形质光莹，碨块杂于泥沙，有似碎石，故曰海石。炼治为粉，故曰海粉。其蛤粉乃烧蛤蜊壳而成。盖蛤蜊人所常食，其壳多而易取。海石必须临海淘沙收之，其功稍难。舍难就易，比比皆然。是以蛤粉多，海石少，不可必得，故思其次，乃云如无海石，以蛤粉亦可。然蛤粉之新，终不及海石之陈。正如烂蚬蚌壳亦有所主，与生自不同尔。

牡蛎—名蛎蛤　四百二十五

味咸，气平、微寒。无毒。系咸水结成，居海旁不动天生万物皆有牝牡，惟蛎是咸水结成块，然不动阴阳之道何从而生？经言牡者，非指为雄，正犹牡丹之牡同一义也。小乃磈磑①，大则崭岩始生小如拳石，四面渐长，一二丈者如山崭岩。口向上如房相连，肉藏中随房渐长每一房有蛎肉一块，肉之大小随房渐长。海

---

①　磈磑：高低不平的石头。

潮辄至，房口悉开。涌入小虫，合以克腹。海人欲取其肉，凿房火迫得之以锥凿房，用烈火迫开，方得挑取其肉。入药拯疴，除甲并口。采胐胐如粉之处，得左顾大者尤良左顾之说诸注不同。一云取蛎向南视之，口斜向东者是。一云头尖者是。俱无证据，惟大者为上品。火煅微红，杵罗细末。宜蛇床、牛膝、甘远甘草、远志，恶吴茱、麻黄、辛夷。入少阴肾经，以贝母为使。能软积癖，总因味咸。茶清引，消结核疬；柴胡引，去胁下硬。同大黄泻热，燉肿即平；同熟苄益精，尿遗可禁。麻黄根共作散，敛阴汗如神。川杜仲共煎汤，固盗汗立效。髓疽日深嗜卧，泽泻和剂频调。又单末蜜丸水吞，令面光时气不染。摩宿血，消老痰。闭塞鬼交精遗，收涩气虚带下。**肉炙令沸，去壳食佳。海族之中，亦为上品。美颜色，细肌肤，补虚劳，调血气。若和姜醋生啖，酒后烦渴亦驱。**

瓦垄子①四百二十六

味咸，气温。无毒。生海水中，即蚶子壳。状类瓦屋，故名瓦垄。大如人拳者力优，小若栗子者力少。火煅淬酽醋三度，研细筛密绢两遭。务赛粉霜，才入药剂。消妇人血块立效，虽癥瘕并消；逐男子痰癖殊功，凡积聚悉逐。**肉藏壳内，为世所珍。醒酒固宜，却病亦用。主心腹冷气，治腰脊冷风。益血驻颜，健胃消食。凡啖须饭压下，不尔令人口干。**

贝子四百二十七

味咸，气平。有毒。一名贝齿，亦产海涯。背紫黑，蜗壳略同；腹洁白，鱼齿近似。画者每用砑纸，婴儿常带压惊俗又呼压惊螺。上古珍之，以为宝货，故贿赂贡赋赏赐。凡属于货者，字皆从贝，意有在

---

① 瓦垄子：即瓦楞子。

矣。至今云南犹作钱用，盖亦不违古也。医家入药，制法须知：醋蜜等分和蒸，清酒淘净研末。解肌散结热，利水消肿浮。去男妇赤目生翳无休，点上即愈；除孩子疳蚀吐乳不止，服下立安。鬼疰善驱，蛊毒并解。

田螺四百二十八

性冷。无毒。生水田中，及湖渎岸侧；如桃李大，类蜗牛尖长。色则青黄，采于夏秋。浊酒煮熟，挑肉食之。利大小便，消浮肿甚捷；去脏腑热，压丹石尤良。仍治脚气上冲，小腹急硬；更驱肝热上拥，两目赤疼。醒酒殊功，止渴立效。烂壳多取，烧末汤吞。主反胃胃寒，涩遗精精滑。卒暴心痛，服下即除。○又大海螺，汁亦明目。

水蛭即马蟥蟓 四百二十九

味咸、苦，气平、微寒。有毒。入药取水中小者，其性畏石灰与盐。烈日曝极干，剉细炒黄色。倘若制非精细，入腹生子为殃，故凡用之，极宜谨慎。活者堪吮肿毒恶血，取名蟥针载外科书；炒者能去积瘀坚痕，立方抵当仲景伤寒方有抵当汤、抵当丸。治折伤、利水道、通月信、堕妊娠。加麝香酒调，下蓄血神效。盖苦走血，咸胜血故尔。

龙骨四百三十

味甘，气微寒，阳也。无毒。河东多，崖穴有。指脱者当时臆度语，云死者。《本经》的实辞经云：死龙处，采无时。雄龙骨狭而纹粗，雌龙骨广而纹细。五色具全上品，白中黄乃次之。黑者极低，检除勿用。舐竟粘舌不假，煅脆研细方精。仍水飞淘，免着肠胃。畏椒漆蜀椒、干漆、理石，宜牛黄、人参。闭涩滑泻大肠，收敛浮越正气。止肠风来血，及妇人带下崩中；塞梦寐泄精，并小儿惊痫风热。辟鬼疰精物，除肠痈内疽。固虚汗，缩小便，散坚结，消癥瘕。经云涩可去脱①，此之谓钦。**龙齿**<small>形小强，有齿状</small>定心安魂，男妇邪梦纷纭者急服。**龙角**<small>形强而实，世所种有</small>却惊退热，小儿痰盛发搐者宜求。**龙涎**<small>吐出涎沫，深泽多有</small>可制香。**龙脑**<small>甚肥软</small>能断痢。**龙遗沥**粘水傍木枝，类蒲槌状而灰色。**紫梢花**又别号，为阴冷无孕仙丹。**龙胞胎**出蜀中山涧，如干鱼鳞而腥臊，景天瓦松同煎，系经闭不通要药。

谟按：罗氏云龙春分登天，秋分潜渊，物之至灵者也。世俗画龙有三停九似之说。三停者，谓自首至膊、膊至腰、腰至尾，三停也。九似者，谓角似鹿、头似马、眼似鬼、项似蛇、腹似蜃、鳞似鱼、爪似鹰、掌似虎、耳似牛也。头上有物如博山，名尺木。龙无尺木，不能升天。其性粗猛，畏铁，爱珠玉、空青，而嗜烧燕肉，故尝食燕者，不可渡海。又言畏楝<small>音练</small>叶、五色线，故汉以五色线合楝叶缚之。古有豢龙氏，徒能知其欲恶，而节制之尔。嘘气成云，以蔽身体，人不可见。其声如戛铜盘，液能发众香。龙火与人火相反，得湿而焰，遇水乃燔。以火逐之，则燔息而焰灭矣。

《卫生宝鉴》曰龙齿安魂，虎睛定魄，此各言其类也。东方苍龙，木也，属肝，藏魂；西方白虎，金也，属肺，藏魄。龙能变化，故魂游不定；虎能专静，故魄止能守。是以魄不宁者，宜治以虎睛；魂飞扬者，宜治以龙齿。万物有成理而不说，亦在夫人达之而已矣。

鲤鱼<small>四百三十一</small>

味甘，气平。无毒，一云有小毒。系至阴物，生深泽中。种类有

---

① 涩可去脱：非《本经》文，乃《本草拾遗》所论十剂内容。

三，黄白及赤兖州谓赤鲤为玄驹，白鲤为白骥，黄鲤为黄骓，皆取马名，以仙人所乘也。形质虽大小不等，首尾并三十六鳞。阴极阳复之征，故能神变飞越江湖渔者尝云：每获此鱼虽止三十六鳞，即无三十六斤，只缘飞化之早，不及诸鱼之长大也。修治须去黑血及脊背上两筋有毒故也。或砍碎和米粉煮羹，或切片同蒜薤作脍，或烧灰末，或煮糜汤。随病所宜，依方应用。消水肿脚满下气，大腹肿满亦佳；治怀孕身肿安胎，黄疸消渴尤妙。驱冷气痃癖气块，横阙伏梁；止下痢肠澼来红，咳逆喘嗽。天行病后忌食再发即死，腹有宿瘕禁尝。若服天门冬，切勿过口颊，其性相犯故也误食中毒，浮萍可解。鱼子食，忌同猪肝。鱼鲊食，忌同豆藿。胆性寒苦，又治眼科。去赤瘅①令风热不侵，退青盲使神水渐复。耳聋可滴，疮㱿②堪涂。久服不厌其多，强悍且益志气。骨烧灰主阴蚀。脑煮粥除暴聋。齿疗石淋。皮主瘾疹。血涂身表丹毒。肠治腹内疮痍。脂理小儿惊痫。鳞止产妇腹痛。○鳀鱼状似鲤鲩③，但背正青，其种多出南方，可取作鲊。治脚气验，去湿痹灵。忌葵藿葫荽，切不宜同啖。若服二术，亦戒沾唇。胆取汁滴眼中，眼痛即愈。阴干腊月收干咽津喉内，喉痹立苏。头中枕蒸令气通。日曝干可充琥珀。心腹痛亦治，酒器皿堪为。眼睛收之，主能夜视。○鲈鱼香美，张翰尝思。和肠胃，益肾骨肝筋。○鲥鱼甘肥，进贡每用。补虚劳，发疳疾痼疾。○鲟鱼发诸药毒，造鲊尤不益人。大人食致心腹卒疼，小儿食结癥瘕发嗽。服丹石人食，血热疮作；同干笋煮食，瘫痪风生。子杀腹内小虫，且令肢体肥泽。

鲫鱼四百三十二

味甘，气温。无毒。池泽多生，在处俱有。色黑体促，肚大脊

---

① 瘅：肿胀。
② 㱿：底本作"掀"，据增补本改。
③ 鲩：《纲目》作"鲩"，指草鱼。

隆。原由稷米化成，故肚尚有米色，名因此得。小而耐寒，过半斤者方良，犯天门冬须记。同芥菜食，成水肿；同砂糖食，成疳虫。雉肉猪肝，尤勿共食。春二三月，切忌食头。煎用猪脂，大肠痈治效；烧以酱汁，诸恶疮涂痊。合莼为羹，理胃弱食饮不下，和中补虚；拌面作鲙，主肠澼水谷不调，禁痢止泻。纳食盐烧末，塞牙齿蛀疼；酿白矾烧灰，涩肠风血痢夏痢宜用，冬则不治。**头**末服，除咳逆。**骨**灰敷，去蟹疮。**子**益肝调中，食，忌同猪肉。

谟按：丹溪云诸鱼皆属火，惟鲫鱼属土，故能入阳明，而有调胃实肠之功。若食多者，亦未尝不起火也。又云诸鱼无一息之停，故动风及动痰火。

鳗鲡鱼四百三十三

味甘，气寒。有毒。清水河生为美，五色纹具尤佳。二斤以上忌沾唇，一斤以下宜餍口。犹甚毒者，水行昂头。倘误食之，为害亦速。务审精细，才剖烹调。杀诸虫，压诸草石药毒；调五脏，除五痔瘘疮疡。去皮肤风疹瘙痒如虫行；逐腰背风湿浸淫若水洗。男子骨蒸痨瘵及脚气久患者，常食有功；妇人产户虫疮并崩漏不断者，多食最效。**骨**收箱笼，可辟衣鱼，夏月烧烟，又除诸害。熏房中蚊蠓化水，熏床底虱蚤绝踪。毡毯熏之，蛀虫自死。竹木熏过，蛀虫不生。○**鳝鱼**味甘大温，五月端午日方取，功专补中益气，妇人产前疾善调。散湿风，去狐臭。凡中其毒，食蟹解之，盖鳝畏蟹故也。**头**主咽喉消渴。**血**涂口眼㖞斜左患涂右，右患涂左。用**穿鱼绳**煎汤，治竹木屑入眼。沃洗未已，屑却外流。

乌贼鱼四百三十四

味酸，气平。无毒。性恶及蔹附子白及、白蔹、黑附子，出惟近海郡州。昔秦王东游，弃算囊所化。今种类生育，犹仿佛同形。口生腹下似囊，须长口旁若带口傍两须若带而长，风波稍急以须络石为缆，故又名缆鱼。腹中血并胆汁，又如墨黑甚多。每见大鱼及人，吐黑混水自卫。人反认熟，得以网张。肉啖亦佳，益气强志。且通经闭，兼疗黑枯。○骨名**海螵蛸**，医科切要药。轻脆而白，堪镂作钿。择上纹直顺者才真上纹横者，沙鱼骨也，煮卤水三伏时莫缺。仍烧地坎藏闭，务过昼夜研罗。作散调膏，拯病任使。主女子漏下赤白、经汁血闭、阴蚀肿疼，治妇人寒热癥瘕、惊气入脐、环腹疼痛。去目睛浮翳，收疮口腐脓。**腹中黑酽**醋摩浓，虫心痛，顿服即愈。写契略淡，过岁全无。土人借贷骗钱，每每用此书契。为客商者，不可不知。

【点评】《本经》载海螵蛸既治崩漏又治经闭，似乎海螵蛸有能止能通的作用。其实海螵蛸所治之崩漏乃因伤肝肾，冲任之气不固所致，血枯之经闭则由肝伤血亏而致，二者并不矛盾。

河豚鱼 四百三十五

味甘，气温。有大毒。江淮河海俱生，率以冬至后出。中孚卦象，此鱼应之，故解易信及豚鱼是也。状类蝌蚪，体短尾尖。背黑而上有黄纹，腹白而目能开闭。内无胆，外无腮。触物辄嗔，胀腹球大。翻浮水面，又名嗔鱼。肉味虽珍，肝子极毒。大鱼及獭，并无敢吞。得之须如法烹调去肝及子，水洗血净。移釜洁净处，盖密煮之。忌沾灰尘，杀人尤验，宜焚橄榄木荻草煮佳，勿用炱煤。不尔则中毒卒殁。谚云：舍命吃河豚。善于养生，宁谨慎入口也。毒中初觉，急嚼芦根，或以橄榄水煎，满饮浓汤可解。亦治小恙，曾载《本经》，理腰脚，去疝瘕杀虫，补虚羸，去湿气消肿①。○**江㹠**如㹠形状，出没鼻中为声。舟人候之，知大风雨。渔网得获，取脂燃灯。用摩病及樗博②即明，照读书及纺绩即暗。俗言懒妇所化，是亦未必为然。

人部

紫河车四百三十六

味甘，气大温。无毒。产初者良，勿嫌妇瘦；产多者次，务择妇肥。男病觅女胎有功，女病求男胎获效。一说不必拘泥，随得俱可补人。入急水中，洗净筋膜。或新瓦烘皱成块新瓦二片，仰覆盖盛，铁线扎牢，盐泥固密，低驾垆③上，文火烘之，时或倒颠，免致焦黑，从辰至申，自渐干皱成块也，或密甗蒸烂杵膏小甗栟④密，蒸一昼夜才得糜烂，杵膏。块者可久留，研末入剂；膏者须即用，搀蜜为丸。余药所宜，凭证加减。疗诸虚百损，痨瘵传尸；治五劳七伤，骨蒸潮热。喉咳音哑，体瘦发枯。吐衄来红，并堪制服。得多煮食煮熟食，与猪肚味同，滋补尤佳。又益妇人，俾育胎孕。○罐贮埋于地内，年深自化清泉。此名**河车水**也。驱天行时疫狂言，去小儿丹疹热毒。

谟按：紫河车即胞衣也。儿孕胞内，脐系于胞，胞系母腰，受母之荫。父精母血，相合生成，真元气之所钟也。然名河车者，盖以天地之先，阴阳之祖；乾坤之橐籥⑤，铅汞之匡廓；胚胎将兆，九九数足；儿则载而乘之，故取象而立名也。紫者，红黑相杂色也。红属火

---

① 理腰脚……去湿气消肿：此段内容引自《开宝本草》，但表述已做调整。
② 樗博：古代的一种赌博游戏。
③ 垆(lú 卢)：一种小口的盛酒瓦器。
④ 栟：底本似作"朗"字，据增补本改。密集排列之意。
⑤ 橐籥(tuó yuè 驮月)：喻指造化、化育。

为阳，黑属水为阴，谓其阴阳两气，并具而不杂尔。稽诸古方，又曰混沌皮，又曰混元母。所加混字，抑非与紫同一意乎？是则河车虽成后天之形，实禀先天之气。入药拯济，诚夺化工。不惟病者荐得苏生，弱妇服之，亦易结孕。此又本所自出，以类相从，正如哺鸡而用卵也。即今医方，竟名大造丸，明以生育。拟天玄妙，无可及矣。

人乳汁 四百三十七

味甘，气平、寒。无毒。择妇体盛，及初产者，汁浓取蒸饭间，竟结块者力胜。如常口吮，易图近功。多得晒干，堪备远用。欲使流行经络，务加醇酒调吞。四物汤搀，共补精血；四君子入，同益元阳。肌瘦皮黄、毛发焦槁者，速觅；筋挛骨痿、肠胃秘涩者，当求。健四肢，荣五脏，明眼目，悦颜容。安养神魂，滑利关格。

谟按：妇人之血，下降为月经，上升成乳汁。乳汁断，月经通；乳汁行，月经闭。异名同类，人所共知。《经》云：目得血则视，耳得血能听，手得血能摄，掌得血能握，足得血能步，脏得血能液，腑得血能气。是则人身所养，无不资血流通。动作过多，不免衰涸。补血之药，世用地黄、当归。殊不知草木之流，乃得天地偏气。用治血病，力固有余；用补血衰，力犹未及。何如人乳频服，以类相从，如灯添油，立见光亮。匪但血补无亏，且病因血成者，亦由之调养滋达而自愈也。然血属阴，其性极冷，凡脏寒者，略宜慎之。

发髲 四百三十八

味苦，气温、小寒。无毒。髲本发根，宜用陈久。烧灰存性，入剂汤调。一名血余，补阴甚捷。口吐血、鼻流血、血闷、血晕、血痢、血淋，服之即止；燕口疮、豌豆疮、伤风、风痉、惊热、惊痫，得此易痊。通关格五癃，利小便水道。○初剃**胎发**，血之嫩苗。老景得之，甚补衰涸。○**乱发**常人落者，色黑润泽为良。烧制同前，血证亦用。止赤白痢，通大小便。或误吞发绕喉，取自己发灰调送下。倘破伤风入脑，加何首乌末酒沃灌苏。又和诸药熬膏，可贴痈疽消肿。○篦下头垢，名**百齿霜**，为丸，治淋闭不通，及伤寒劳复；调膏，疗吞咽酸水，并百魅鬼邪。竹木刺在肉中，津和涂即出_{飞丝眼点，两眦立效}；卒中酒毒蕈毒，酒化服渐安_{乳痈初起，酒服亦效}。○剪**髭须**烧灰，敷痈疮亦愈。○**男阴毛**若含口咽汁，蛇蛟毒不入腹伤人。

人牙齿_{四百三十九}

求小儿落者，烧研末用，热酒调吞。能托豌豆陷疮，堪驱虫毒邪气。○**人齿垽**和黑虱共研，出箭头、破痈肿可涂。○**人津沫**取平明之时，涂瘰①疬、消焮肿亦验。

人粪_{四百四十}

味苦，气寒。疗肿口开，**新粪**敷一日根烂。○伤寒热毒，**干粪**_{烧存性研}水清饮患除。○古传**粪清**，常宜备用。制造如式，效难速臻。择厕不杂污浊者为佳，按时须在寒冬月方妙。竹箩搁②盆上，棕皮铺箩中。加厚纸数层，入新土五寸。粪浇于土，汁淋在盆。新瓮贮盛，粗碗覆盖。盐泥重固，埋地年深。取出自如清泉，闻嗅则无秽气。治天行时热弥善，疗阴虚燥热尤良。凡百疮可驱，一切毒并解_{一法截淡竹削去青皮，浸粪中，取渗汁服}。○又**地清**_{一时造者}，择阴地净黄土中，作五六寸小坑，入二三匙粪末_{干粪研细}；汲新水搅浊_{如造地浆相同}，待顷刻澄

---

① 瘰：底本脱，据增补本补。
② 搁：底本作"阁"，据增补本改。

清。饮勿极意过多，亦解大热狂渴。○**人中黄**性冷，丹溪方每加。截竹削青，两头留节。上开窍，入甘草片填满；复塞窍，加桐油灰固封。立冬日投厕，交春前取起。竖有风无日阴处，过十朝半月破开。取甘草晒干，治疫毒任用一法冬月以竹一段，刮去青。留底一节，余节打通。纳入甘草于中，以木塞上窍。将留节一头插粪内，一月取出晒干，用浸久者愈佳。○**新生小儿粪**若得，患疮蚀息肉能除亦能除面印字。○捞起**粪蛆**，迎急流水漂净，贮以秽桶，剖癞虾蟆喂肥洗净秽桶两只，将漂过蛆倒在一只内，复以稻草作把，引蛆升上，移抖另一只中，则不洁粗细，俱去尽矣。剖癞虾蟆投内，二日使之肥满。烈日曝蒸，盖密即死。文火烘燥，研细任留。和白术作散汤调，治小儿疳胀神效。○**蛔虫**亦从粪出，其性大寒。大者洗净断之，取汁流滴。多年赤眼点入即瘥。《经》云：盐能消蛔，功同蚯蚓。

人溺四百四十一

气凉。无毒。童男者用，彻清者良。头尾剪除，降火最速。或搀药同服，或单味竟吞。劳热咳嗽能驱，鼻洪吐衄堪止。治扑损瘀血作痛，和酒立可消除；疗产后败血攻心，温饮则能压下。难产胎衣不出，煎同姜葱；毒蛇猘犬咬伤，热淋患处。○又**轮回酒**，乃自己尿。若蠲诸积倒仓，全仗荡涤肠胃。暴发赤眼，亦可洗明。○积垢在漩桶中，入药称**人中白**。澄底白者，瓦上烧灰须置于风露下，二三年者始可用之。去传尸劳热殊功，止肺痿唾血立效。○**秋石丹**炼务待秋时。聚童溺多着缸盛，用秋露须以布取清晨露水盛降之时，用布二三匹铺禾草梢上一宿①，即时湿透搅入盆内收之，石膏水飞细末，桑枝刀削直条。四者办齐，如法炼就每溺一缸，投石膏末七钱，桑条搅混二次。过半刻许，其精英渐沉于底，清液自浮于上，候其澄定，将液倾流。再以别溺满搀如前，投末混搅，倾上留底，俱勿差违。待溺搀完，清液倾尽，方入秋露水一桶于内，亦以桑条搅之。水静即倾，如此数度，淬秽洗涤，碱味咸除。

---

① 宿：底本作"㝉"，字书无此字，据增补本改。

制毕，重纸封面，灰渗晒干成块坚凝，囵囵取起。其英精之轻清者，自浮结面上，质白。原石膏末并余滓之重浊者，并沉聚底下，质缁而黯。面者留用，底者刮遗。制度如期，灵性完具。入药拯济，诚养丹田。若复入罐固封，文火煅炼半刻，色虽白甚，性却变温，终不及晒者优也。谓之秋石，名实相符。然阴阳分炼略殊，由男女所属不一。阴炼者，为男属阳。孤阳不生，必取童女真阴男病取女溺炼，即采阴补阳之法；阳炼者，谓女属阴，独阴不成，务求童男纯阳女病求男溺炼，亦以阳配阴之方。采彼有余，补我不足，两无偏胜，才得生成。《内经》曰一阴一阳之谓道，偏阴偏阳之谓疾，实窃此竟尔。或作散服，或为丸吞古方以枣肉捣丸，温酒送下。滋肾水，返本还元，养丹田归根复命。安和五脏，润泽三焦。消咳逆稠痰，退骨蒸邪热。积块软坚堪用，鼓胀代盐可尝。明目清心，延年益寿[1]。

谟按：秋石丹务聚童溺炼之，取无淫欲外侵，真元内守故也。投石膏，欲易澄清而精英即结；搅秋露，资兼肃杀而邪秽不容。古人立名，实本此义。然制炼分阴阳为二，采补使男女俱同。此又妙合《内经》，玄通《周易》。所加丹字，示乃仙成。故人部中每称乳汁、河车并斯三者，均为接命之至宝也。奈何世医未得真授，四时妄为。溺虽求诸男人，无问年之老幼。阴阳采补懵然罔知，秋露石膏纤毫蔑有，但加皂荚，入水搅澄。或向日干，指为阴炼；或用火煅，阳炼为云。卤莽虽成，玄妙尽失，于道何合，于名何符？只可谋利欺人，安能应病获效？《语》曰：名不正则言不顺，言不顺则事不成。理势必然，不待忖料而后识也。

天灵盖 俗呼灵山柴　四百四十二

味咸，气平。无毒。此死人顶骨十字解者，乃天生盖压一身之骨成，名曰天灵盖也。皂荚汤洗净，酥油涂炙黄，少加麝香，研细入

---

① 延年益寿：底本至此而终。今据增补本补"谟按：秋石丹务聚童溺炼之……不待材料而后识也"一节，及天灵盖、浣裈汁、人精、阴毛、故尸枕诸条，以便阅读。

药。疗久发温疟寒热，治传尸痨瘵骨蒸，托黑陷痘疮，辟昏迷鬼疰。○又烧死尸灰烬，亦主魇魅梦多，取置枕中，是夜即止。

谟按：《别说》云《神农本经》人部惟有发髲一条，余皆出后世医家，或禁术之流，增补奇怪之论列，非仁人之用心也。世称孙思邈有大功于世，谓以杀命治命，尚有阴责，况于是焉。近见用治传尸病证，未有一效者，信《本经》不用未为害也。残忍伤神，又不急于取效，苟有可易，仁者宜当尽心。语云非此不可，是不得已，须择年深尘泥所渍朽者为良，以其绝尸气也。

浣裈汁 四百四十三

亦为医药，解毒箭，并治伤寒。女劳复当求，阴阳易取效。○妇人裈裆剪下，惟对阴处才灵。得童男女力强，治阴阳易证效速。烧灰存性，研末汤调。女患阴易求男，男患阳易觅女。其候小便赤涩，服之便得利通。○又月经布烧灰，解药箭毒神验。中伤几死，服即回生。霍乱困笃，童女月经布，带血烧灰，酒服方寸匕。月经水治女劳复，并解箭毒。

人精 四百四十四

涂金疮血出，和鹰屎灭瘢。

阴毛 四百四十五

妇人阴毛，主五淋及阴阳易病；男子阴毛，主蛇咬令毒不入腹以口含二十条咽汁吞下。横生逆产，用夫毛二七茎，烧研，猪脂油和，为丸豆大吞之。

故尸枕<small>四百四十六</small>

取自冢中，用水煮服。能除三病，俱获全功。治尸疰沉滞身间，顿服，则魂气飞越。疗石蛔坚癖腹内，必须以鬼物遣驰。仍理邪气入肝经，故致眼疼见魑魅。无他药可却，亦使此钩除。

谟按：三病不同，皆用死人枕而瘥，何也？夫尸疰者，鬼气也。伏而未起，令人沉滞，得此治之，使魂气飞越，不复附体，而自瘥矣。石蛔者，医疗既癖，蛔虫转坚，世间药俱不能遣，所以须鬼物驱之，然后乃散。又邪气入肝，故使眼眊见鬼，须即鬼物以钩之，乃可除也。

药名索引